W0351458

Ilchi Lee

Gehirnatmung

Ilchi Lee

Gehirnatmung

Wie ihr Gehirn kreativer, friedfertiger und produktiver wird

Aus dem Englischen übersetzt von
Stephan Schuhmacher

arbor
Arbor Verlag GmbH
Freiamt im Schwarzwald

Titel der amerikanischen Originalausgabe:
Brain Respiration – Making Your Brain Creative, Peaceful, and Productive

1. Auflage 2008

Lektorat: Dr. Richard Reschika
Gestaltung: Anke Brodersen
Druck und Bindung: Westermann, Zwickau
Dieses Buch wurde auf Altpapier gedruckt und ist alterungsbeständig.

Weitere Informationen über unser Umweltengagement
finden Sie unter www.arbor-verlag.de/umwelt.

www.arbor-verlag.de

ISBN 978-3-936855-72-2

Inhalt

Bevor Sie Gehirnatmung üben

Übungen der Gehirnatmung

Die Meditation der Gehirnatmung

Anhang

Vorwort

Sind Sie Herr über Ihr eigenes Gehirn?

Ich schlafe täglich nur drei bis vier Stunden und bin fast den ganzen Tag aktiv. Während der letzten zwei Jahrzehnte habe ich auf diese Weise gelebt. Die Leute fragen mich oft, was denn das Geheimnis meiner Ausdauer sei. Und ich habe tatsächlich ein Geheimnis, eine Möglichkeit, meinen Körper wieder mit Energie aufzuladen und mich schnell von Müdigkeit zu erholen.

Ich bediene mich meines Atems.

Stellen Sie sich vor, Sie atmeten so langsam und sanft, dass nicht einmal ein einzelner Baumwollfaden, den man unter Ihre Nase hielte, flattern würde. Mit Hilfe einer solchen Atmung ist es möglich, mit der kosmischen Energie in Austausch zu treten und in einem Zustand des Nicht-Bewusstseins[1] zu tiefen Einsichten zu gelangen oder mit der zugrunde liegenden Wirklichkeit des Lebens zu verschmelzen.

Atem ist Leben. Sie können eine Woche oder länger ohne Essen überleben, aber Sie werden wahrscheinlich sterben, wenn sie bloß für fünf Minuten aufhören zu atmen. Der Stillstand der Atmung zeigt an, dass kein Leben mehr vorhanden ist. In einem gewissen Sinne ist der Atem das Leben selbst. Und

1 Die Begriffe „Bewusstsein" oder „Bewusstheit" sind nicht nur in der spirituellen Szene des Westens solch heilige Kühe, dass es vielen Menschen hier schwer fällt, das fernöstliche Konzept des „Nicht-Bewusstseins" zu verstehen. Gemeint ist damit keineswegs eine Bewusstlosigkeit oder ein Zustand dumpfer Unbewusstheit, sondern ein nicht-dualer Zustand, in dem es keine Trennung von Subjekt und Objekt mehr gibt und damit auch kein Ich-Bewusstsein, das sich eines von ihm getrennten Gegenstands „bewusst" wäre. (Anm. d. Übers.)

dennoch fahren wir fort, die Wahrheit des Lebens anderswo zu suchen. Wie ich entdeckt habe, liegt die Wirklichkeit des Lebens im Atem. Erleuchtung liegt im Atem. Ich habe die vergangenen zwanzig Jahre daran gearbeitet, die schlichte Wahrheit zu verbreiten, dass Leben, Erleuchtung und Wahrheit alle in einem einzigen Atemzug enthalten sind.

Warum lege ich dann so viel Wert auf die „Gehirnatmung" oder das „Atmen des Gehirns"? Einfach deshalb, weil wir Menschen allein durch den Gebrauch unseres Gehirns wahrnehmen, Informationen verarbeiten und letztlich die Wirklichkeit erzeugen können, in der wir leben. Wenn wir für das Individuum ein besseres Leben und für die Menschheit als Ganze eine bessere Welt erschaffen wollen, ist das Gehirn der Schlüssel. Nichts, was ein menschliches Wesen tut, wird ohne das Gehirn getan. Das Schicksal eines Menschen ist abhängig von der Qualität der Information in seinem Gehirn. Und das Geschick einer Organisation beruht darauf, welche Information die operationalen Prinzipien dieser Organisation beherrscht. Das Gehirn ist also außerordentlich wichtig.

Ich stelle den Menschen oft folgende Frage: „Besitzen Sie Ihr eigenes Gehirn eigentlich wirklich?" Das heißt nichts anderes als: „Sind Sie Herr über Ihr eigenes Leben?" Wie können Sie zum Herrn über Ihr Gehirn werden? Der rechtmäßige Herrscher über unser Gehirn ist unser Wahres Selbst. Wenn unsere Seele erwacht, dann können wir unser Wahres Selbst erkennen und den Prozess einleiten, durch den wir uns unser Gehirn wieder aneignen. Wir können zum stolzen Besitzer unseres ganz eigenen „integrierten Gehirns" werden. Was ist ein integriertes Gehirn? Ein integriertes Gehirn ist ein kreatives, friedfertiges und produktives Gehirn. Eine Person mit einem integrierten Gehirn besitzt die Fähigkeit, Situationen klar zu erkennen und Einsicht und Intuition zu verwenden, um ein besseres individuelles Leben sowie eine harmonischere Welt für andere zu schaffen.

Mir ist bereits vor langer Zeit klar geworden, dass Erleuchtung kein spirituelles Luftschloss ist. Sie ist ein Prozess, durch den Sie echte Veränderungen in Ihrem Gehirn herbeiführen, die sie letztlich zu einer Meisterschaft über Ihr eigenes Gehirn führen. Dementsprechend habe ich viele Jahre darauf verwendet, ein einfaches, aber wirksames System zu entwickeln, das viele

Menschen dazu führen soll, die gleiche erleuchtende Erfahrung zu machen, die mir zuteil wurde, indem sie einfach nur ihr von Gott gegebenes Gehirn benutzen. Das Resultat war die *Gehirnatmung*. Gehirnatmung ist sowohl eine Lebensphilosophie, die auf dem Gehirn basiert (Hirnphilosophie), als auch eine Praxis zur Entwicklung der Fähigkeiten unseres eigenen Gehirns. Basierend auf dieser Hirnphilosophie verhilft uns die Gehirnatmung dazu, unser Selbstgewahrsein zu erweitern und zu Meistern über unser Gehirn zu werden, so dass wir es kreativ, friedfertig und produktiv einsetzen können.

Das letzte Ziel der Gehirnatmung besteht darin, Frieden herbeizuführen. Durch die Gehirnatmung haben schon viele Menschen ihre Seele erweckt, um zu erkennen, dass es in dieser Welt nichts Wichtigeres gibt, als nach Frieden zu streben. Ihnen ist klar geworden, dass materialistische Zielsetzungen die Seele von ihrem instinktiven Streben nach Frieden ablenken können. Der Friede, den ich meine, ist kein individueller Friede, sondern Friede für die Gemeinschaft, die Gesellschaft, für Nationen und für die Welt. Ich habe ein ganzes Buch mit dem Titel *Peaceology* („Friedenslehre") geschrieben, in dem eine Philosophie des Friedens dargelegt wird. In diesem Buch habe ich die Bedeutung der individuellen spirituellen Reise für die Herbeiführung eines gerechten und dauerhaften Friedens untersucht. Ich habe die Gehirnatmung als ein pädagogisches Schulungssystem kreiert, das die Erfahrung der Wirklichkeit inneren Friedens erleichtern soll.

Seit *Gehirnatmung* im Jahre 1997 zum ersten Mal veröffentlicht wurde, war es Thema vieler akademischer Studien und Publikationen. Es hat sich gezeigt, dass Gehirnatmung den Grad der Konzentration erhöht, den durch Stress erhöhten Hormonspiegel absenkt und bei Kindern die außersinnliche Wahrnehmungsfähigkeit entwickelt. Kürzlich hat eine Doktorandin von der angesehenen Nationaluniversität von Seoul für ihre Forschungen über die Auswirkung der Gehirnatmung auf die Erziehung von Kindern einen Doktortitel erhalten. In den Vereinigten Staaten haben viele Grundschulen und weiterführende Schulen die Gehirnatmung in ihren Lehrplan aufgenommen. Ein im Jahre 1990 gegründetes und von der koreanischen Regierung gefördertes Forschungsinstitut, das „Koreanische Gehirnforschungs-Institut", untersucht zurzeit die Gehirnatmung und bestätigt ihre Resultate. Diese Ausgabe von *Gehirnatmung* enthält die Resultate der Forschungen der letzten fünf Jahre.

Ich hoffe, dass die Philosophie der Friedenslehre und die in *Gehirnatmung* beschriebenen Praktiken so viele Menschen wie möglich erreichen werden, damit sie nicht nur ihr individuelles Leben verbessern können, sondern auch ein Fundament für eine harmonische Zivilisation legen können. Ich hoffe ebenfalls, dass die Leser dieses Buches sich das Wissen aneignen und den Mut aufbringen werden, die notwendig sind, um zu Meistern über ihr eigenes kreatives, friedfertiges und produktives Gehirn zu werden, so dass sie zu Schöpfern einer gesunden, friedlichen und strahlenden Zukunft für die gesamte Menschheit werden können.

Ilchi Lee

Was ist Gehirnatmung?

Theorie
Teil 1

Die Gehirnatmung basiert auf dem Prinzip
von Himmel-Erde-Mensch

Chun-Ji-In

Der Atem
und die Drei Körper des Menschen

Wir alle kennen bereits die Wörter „Gehirn" und „Atmung". Aber Sie mögen sich fragen, was in aller Welt denn Gehirnatmung bedeuten soll. Was also meine ich mit Gehirnatmung, wo wir es doch gewohnt sind, dass Atmung eine Sache der Nase und der Lunge ist? Kann das Gehirn tatsächlich atmen, oder ist dies nur irgendein metaphysisches Konzept?

Um die Gehirnatmung verstehen zu können, müssen Sie zuerst einmal verstehen, was die drei verschiedenen Weisen des Atmens sind. Durch die Nase Luft in die Lunge einzuziehen, ist das, was wir im konventionellen Sinne unter Atmen verstehen. Doch Atmen oder Atmung ist mehr als das. Wir können drei Arten der Atmung unterscheiden, je nachdem, von welchem Seinszustand wir sprechen. Bei allem Existierenden kann man drei Ebenen unterscheiden: die Welt der materiellen Form, die Welt der Energie und die Welt des Geistes. So besteht auch unser Körper aus einem physischen, einem energetischen und einem spirituellen Körper oder Geistkörper.

Wenn wir eine Computer-Analogie verwenden, dann ist der physische Körper die Hardware, und die Software, die die Hardware kontrolliert und die durch sie funktioniert, ist der Geistkörper. Wir können allerdings keinen Computer benutzen, wenn wir nur die Hardware und die Software haben. Wir brauchen noch etwas anderes, nämlich die Elektrizität, die Hardware und Software miteinander verbindet und es ihnen möglich macht, durch ihre Wechselwirkung zu funktionieren. Man kann die Elektrizität mit dem Energiekörper vergleichen.

Den physischen Körper können wir mit unseren fünf Sinnen, mit Berührung, Riechen, Sehen, Hören und Schmecken wahrnehmen. Doch den zweiten Körper, den Energiekörper, können wir nicht „berühren" – aber wir können ihn fühlen. Wenn sich unser Körper und Geist in einem entspannten Zustand befinden und unser Geist wach ist, dann können wir tatsächlich das Netzwerk von Energien im ganzen Körper spüren. Dieses energetische Netzwerk durchzieht unseren Körper und lässt sich mit einer speziellen Technik, die Kirlian-Fotografie genannt wird, fotografieren. Menschen mit hoch entwickelter Wahrnehmungsfähigkeit können diese Energie mit dem bloßen Auge beobachten.

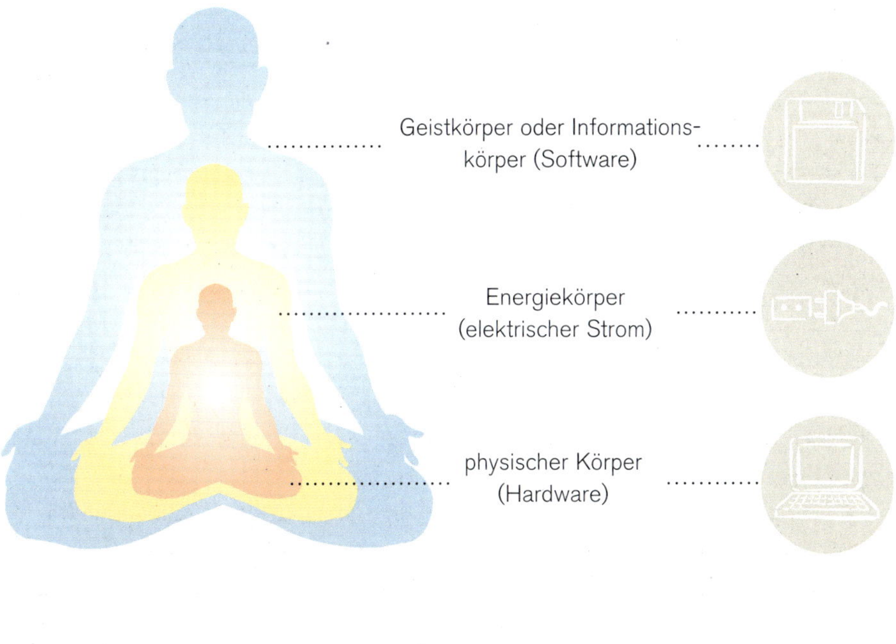

Vergleich der Drei Körper des Menschen mit einem Computersystem

Der dritte Körper oder Geistkörper ist der Informationskörper. Wir können die Information selbst weder sehen noch berühren. Was wir mit unseren Sinnen wahrnehmen, ist nur das Medium, das als Informationsträger dient. Im Kontext der Gehirnatmung bezieht sich der Begriff „Information“ nicht nur auf das Wissen und die Daten, die wir durch Bücher, Zeitungen, Fernsehen oder das Internet erhalten. Hier hat Information eine weit umfassendere Bedeutung. Genauso wie das Faktenwissen, das wir gewöhnlich als Information bezeichnen, gehören dazu Erinnerungen, Gedanken, Vorstellungen, Ideen und Wünsche. Der Geist selbst ist Information in einem breiteren, kosmischen Sinn. Körperliche Empfindungen, mentale und emotionale Aktivität sowie spirituelle Erfahrungen, das alles kann man als Information ansehen. In der Tat ist alles, was wir in diesem Leben erfahren, Information. Und man könnte sagen, dass das Leben in einem physischen Körper ein Prozess des Sammelns von Information ist, die die Seele auf ihrer Reise zur Vollendung benutzt.

Die meisten von uns sind der Ansicht, dass wir durch unseren physischen Körper definiert sind. In Wirklichkeit bilden unser physischer Körper, Energiekörper und Geistkörper zusammengenommen ein multidimensionales organisches lebendes Gebilde. Die Energie fungiert als Bindeglied, das den physischen und den Geistkörper miteinander verbindet. Der Geistkörper ist der Meister sowohl des physischen Körpers als auch des Energiekörpers.

Gehirnatmung für den physischen Körper

Wir wissen alle über die Grundlagen der physischen Atmung Bescheid. Wir atmen Sauerstoff ein und atmen Kohlendioxyd aus. Durch diesen Gasaustausch produzieren wir die lebenswichtige Energie und scheiden Nebenprodukte unseres Stoffwechsels aus. Auf der körperlichen Ebene läuft die Atmung ab, ohne dass wir uns dessen bewusst sind. Müssten wir uns jeden Atemzugs, den wir nehmen, bewusst sein und müssten wir aktiv am Vorgang des Atmens beteiligt sein, dann bliebe uns wenig Zeit, uns noch um anderes zu kümmern.

Im mechanischen Sinne geschieht Atmen weitgehend in der Lunge. Doch im chemischen und physiologischen Sinne findet Atmung in unserem gesamten Körper oder, genau genommen, in jeder einzelnen Zelle unseres Körpers statt. Wenn wir sagen, dass wir mit der Lunge atmen, so trifft das

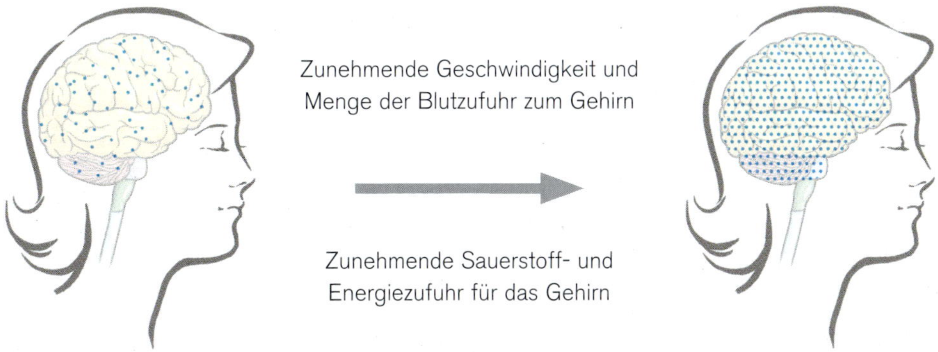

Gehirnatmung für den physischen Körper

nur auf eine mechanische Erklärung der Atmung zu. Was die wichtigsten Funktionen unseres Organismus′ angeht, ist es unser ganzer Körper, der atmet. Und unsere Gehirnzellen reagieren ganz besonders empfindlich auf die Sauerstoffzufuhr durch das Atmen.

Auch wenn das Gehirn nur etwa zwei Prozent unserer gesamten Körpermasse ausmacht, braucht es doch fünfzehn Prozent des Blutes und zwanzig bis fünfundzwanzig Prozent des Sauerstoffs im Körper. Wird die Blutzufuhr zum Gehirn für fünfzehn Sekunden blockiert, so führt das zur Bewusstlosigkeit. Wird die Blutzufuhr für mehr als vier Minuten unterbrochen, kommt es zu irreparablen Gehirnschäden.

Gehirnatmung ist deshalb keineswegs nur eine Metapher. Sie ist notwendig und real. Wenn wir die Gehirnatmung üben, so führt das zu einer Verstärkung des Blutzuflusses zum Gehirn und der Versorgung des Gehirns mit Blut. Das hat wiederum eine bessere Sauerstoffaufnahme und Energieeffizienz zur Folge. Die Gehirnatmung wird, mit anderen Worten gesagt, auf der physischen Ebene tatsächlich Ihr Gehirn stimulieren und verjüngen.

Gehirnatmung für den Energiekörper

Mit aufgeweckten und sensibilisierten Sinnen ist es möglich, einen Blick auf die Welt der Energie, die jenseits der Welt der Form liegt, zu erhaschen. Energie ist die letzte Wirklichkeit des Universums. Vom winzigsten Sandkorn bis zum größten Stern – alles im Kosmos befindet sich in einem Zustand andauernder Schwingung. Selbst die Dinge, die solide zu sein scheinen, sind nur vorübergehende Verdichtungen von Energie zu Form. Auf der grundlegendsten Ebene sind die Gebirge, Ozeane und alles, was dazwischen liegt, nichts als Energie.

Diese Welt der Energie, die in Asien oft als „Ki" (bzw. Ch'i oder Qi) bezeichnet wird, wird heute auch mit modernen naturwissenschaftlichen Techniken erforscht. Es wird wohl noch eine Weile dauern, bis man die Existenz der Ki-Energie wirklich „beweisen" und die Resultate der Öffentlichkeit präsentieren kann, aber wir brauchen nicht bis dahin zu warten, um diese Energie, die so konkret erfahrbar ist, nutzen zu können.

Ki ist eine ganz direkte Lebenserfahrung und nicht nur ein Gegenstand naturwissenschaftlicher Forschung. Jedermann kann die Kraft der Ki-Energie zu jeder Zeit und an jedem Ort nutzen. Alles, was dazu nötig ist, sind die richtige Konzentration und eine erhöhte Sensibilität. Alle Menschen sind mit der Fähigkeit geboren, die Ki-Energie zu spüren. Wir haben diese Fähigkeit nur deshalb verloren, weil es uns an Gewahrsein und Übung mangelt. Die Sensibilität für die Ki-Energie ist die Sensibilität für das Leben selbst. Die uns angeborene Sensibilität für Energie wieder zu aktivieren ist dem Wiedererlernen des Radfahrens oder Schwimmens vergleichbar, nachdem man diese Aktivitäten lange Zeit nicht mehr ausgeübt hat – man hat sie niemals ganz verlernt.

Meridiane und der Fluss des Ki

Das Universum ist von sich ständig bewegender, vibrierender Lebensenergie erfüllt. Unser Körper besitzt Tore, durch die wir die Leben schenkende Energie des Universums atmen können. Diese Tore, *Hyuls* genannt, werden in der Akupunktur und der östlichen Medizin benutzt. Stellen Sie sich einfach vor, Sie hätten in Ihrem Körper vom Scheitel bis zur Sohle winzige unsichtbare Öffnungen. Energie-Atmung ist der Prozess, bei dem wir durch diese winzigen Löcher frische Energie aufnehmen und stagnierende und ermüdete Energie ausatmen. Während die Atmung mit der Lunge ein Gasaustausch ist, ist die Energie-Atmung buchstäblich ein Austausch von Lebensenergie. Gehirnatmung ist der Prozess des *bewussten* Atmens durch das Meridiansystem des Körpers. Sie macht es Ihnen möglich, sich auf den Austausch von Energie in Ihrem Gehirn zu konzentrieren und so den Zufluss von frischer Energie zu verstärken und das Ausstoßen von stagnierender, verbrauchter Energie zu fördern.

Wenn Ihnen Mund und Nase verstopft werden, hört die Atmung auf. Wenn Ihre Meridiane verstopft sind, hört der Fluss des Ki auf. Ebenso, wie Sie ein Erstickungsgefühl in der Brust verspüren, wenn Ihre Atmung beeinträchtigt ist, haben Sie ein stickiges Gefühl im ganzen Körper, wenn der Fluss des Ki blockiert ist. Jemand, der noch kein bewusstes Gewahrsein des Fließens der Energie besitzt, mag sich psychisch blockiert fühlen oder das Gefühl haben, dass etwas auf seinem Herzen lastet, wenn der Energiefluss blockiert ist. Besitzt man bewusste Sensibilität für den Fluss der Energie, dann kann es sein, dass man spürt, in welchen Bereichen des Körpers der Energieaustausch behindert ist. Ein solcher Mensch wird in der Lage sein, den energetischen Zustand seines Körpers anhand von Farbe, Geruch, Temperatur und anderen messbaren Faktoren zu diagnostizieren.

Wird die Blockade des Energieflusses chronisch, dann ist es wahrscheinlich, dass die nicht aus dem Körper ausgeschiedene stagnierende Energie zu einer Quelle von Unwohlsein und Krankheit wird, welche schließlich körperlichen Ausdruck finden. Von einem energetischen Standpunkt gesehen, ist das Vorhandensein einer Krankheit ein Hinweis darauf, dass der Körper von

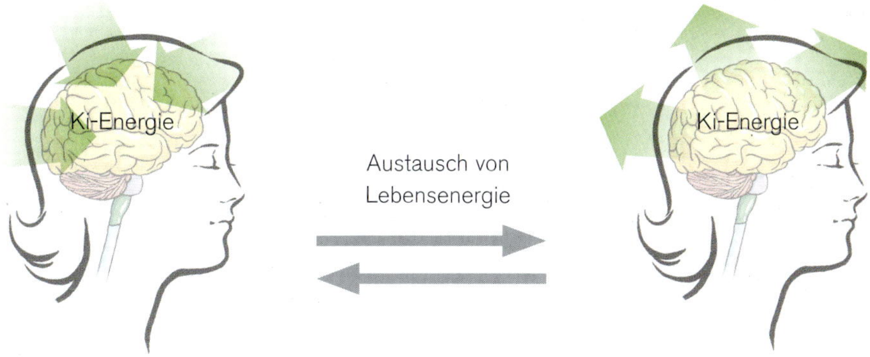

Gehirnatmung für den Energiekörper

dem Fluss der Lebensenergie im Universum abgeschnitten ist. Ist man eingetaucht in den Ozean brodelnder universaler Energie und verbindet Körper und Geist mit deren ständigem Fließen, dann kann man nicht krank werden, selbst wenn man es möchte. Im Verlauf der Schulung in der Gehirnatmung lernen wir, bewusst eine Verbindung zur kosmischen Energie herzustellen, sie aufrechtzuerhalten und zu nutzen.

Gehirnatmung ist „bewusstes" Atmen für das Gehirn

Während die physische Atmung ohne jede bewusste Anstrengung unsererseits automatisch abläuft, ist Konzentration notwendig, um die Energie-Atmung durchzuführen. Energie existiert überall. Ohne Energie wäre das Leben selbst unmöglich. Wenn Sie die Energie normalerweise nicht spüren können, liegt das daran, dass Ihr Gehirn nicht wach und aufmerksam genug ist, um die Schwingungen des Energiefeldes, das Sie umgibt, zu spüren.

Da die meisten Menschen in einer anstrengenden Welt schnell wechselnder äußerer Reize und flüchtiger Gedanken leben, können sie die Energie nicht fühlen, die unter der Geräuschkulisse der fünf Sinne vorhanden ist.

Das ist so, als sei man sich der tiefen Gewässer, die unter der aufgewühlten Oberfläche des Ozeans vorhanden sind, nicht bewusst und glaubte, die Wellen seien die ganze Wirklichkeit des Ozeans.

Man kann die Energie nur in einem Zustand der bewussten Entspannung fühlen, wenn die Gehirnwellen nicht allzu aktiv sind. Eine der Techniken zur Beruhigung der Gehirnwellen, die in der Gehirnatmung benutzt werden, ist die Konzentration auf den Atem. Wird man der Atmung mit ihrem Rhythmus von Einatmen und Ausatmen gewahr, dann kann man diesem Rhythmus in eine tiefere Welt der entspannten Sammlung folgen. An diesem Punkt werden Sie dann auch in der Lage sein, die Empfindung des Energiefeldes, das Sie umgibt, zu fühlen. Diese *„Energie-Atmung"* erzeugt durch den Gebrauch von Konzentration bewusst eine Bewegung von Energie. Mit ihr werden Sie in die Lage versetzt, die Menge des Energieflusses und dessen Ausrichtung zu kontrollieren.

Gehirnatmung für den Geistkörper

Die bewusste Kontrolle des Energieflusses durch den Körper ist ein Aspekt der Gehirnatmung. Ein anderer kritischer Aspekt der Gehirnatmung ist das Einwirken auf den Fluss der Informationen, die in das Gehirn einströmen und aus ihm ausfließen. Die Gehirnatmung umfasst deshalb sowohl „Energieatmung" als auch „Informationsatmung". Der bewusste Austausch von in das Bewusstsein eintretender und aus ihm ausgehender Informationen ist das, was Gehirnatmung in einem spirituellen Kontext bedeutet.

Die physische Atmung ist durch den Gasaustausch in der Lunge definiert. Das Gehirn ist der Ort im menschlichen Körper, wo die „Informationsatmung" durch einen Austausch von Informationen stattfindet. Das Gehirn ist das Organ, das Informationen empfängt, sie aufzeichnet und verarbeitet. So wie es verschiedene Grade der Luftqualität gibt, kann man auch Informationen als entweder gesund oder schädlich einstufen. So wie Sie krank werden können, wenn Sie verschmutzte Luft einatmen oder wenn der Fluss der Energie durch die Meridiane blockiert wird, kann es Sie auch negativ beeinflussen, wenn Sie schädliche Informationen aufnehmen. Dies führt zu einer Krankheit des Geistes. Negative und destruktive Informationen schwächen den Geistkörper. Sich gut um sein Gehirn zu kümmern bedeutet deshalb, dass Sie die volle Kontrolle über den Prozess der Auswahl, der Beurteilung und der Kommunikation der Informationen in Ihrem Gehirn übernehmen.

Drei Eigenschaften eines leistungsfähigen Gehirns

Wir leben eingetaucht in ein Meer von Informationen. Es ist schwer, in einem Ozean aus Salzwasser auch nur ein oder zwei Tropfen frischen Wassers oder guter und hilfreicher Informationen zu finden. Es zu versuchen wäre ein ermüdendes und letztlich müßiges Unterfangen. Darum lassen Sie uns einmal für einen Moment unsere Vorgehensweise ändern. Wäre es nicht großartig, wenn wir es so einrichten könnten, dass die wenigen Tropfen guter Information *uns* finden und nicht umgekehrt? Unsere Hauptquelle von Informationen ist die Kommunikation mit anderen Menschen. Deshalb ist die erste Vorbedingung für das Empfangen guter, produktiver Informationen, dass wir gute Beziehungen zu anderen aufbauen. In dieser Hinsicht sind Höflichkeit und ein Lächeln hervorragende Hilfsmittel zum Sammeln von Informationen. Ein offenes Herz, Sensibilität für die Bedürfnisse anderer, ein entspanntes und natürliches Lächeln und eine vertrauenswürdige und unerschütterliche Präsenz sind der Schlüssel, wenn wir wollen, dass uns gute Information entgegenkommt.

Die zweite Vorbedingung dafür, ein Magnet für gute Informationen zu werden, ist die angemessene Lebensphilosophie. Diese Philosophie ist ein System von Werten, mit deren Hilfe das Gehirn richtig beurteilen kann, welche Information gut ist und welche schlecht. Wenn unser Gehirn mit einem verdrehten Wertesystem operiert, dann kann es nicht sein volles Potenzial entfalten. Das ist so, als würde man eine falsch programmierte Software auf einem Computer installieren und dann damit nach richtigen Antworten suchen. Das wird nur die Leistungsfähigkeit des Computers verringern, Irrtümer im System hervorrufen und schließlich zu einem totalen Systemabsturz führen. Ein unproduktives Wertesystem im Gehirn wird zu einem unproduktiven Gehirn führen. Ein Wertesystem im Gehirn, dem es an Bewusstheit mangelt, wird zu einem Gehirn führen, dem es an Bewusstheit mangelt. Schlimmer noch, ein verzerrtes, ungesundes Wertesystem im Gehirn wird zu einem verzerrten, ungesunden Gehirn führen. Das bedeutet aus der Sicht des Gehirns jedoch einfach, dass es mit einem unproduktiven, unbewussten und ungesunden Meister zu tun hat. Es gibt im Grunde keine unproduktiven, unbewussten und ungesunden Gehirne, nur unproduktive, unbewusste und ungesunde Situationen.

Die dritte Vorbedingung ist Ihre Befähigung, Informationen an andere weiterzugeben oder sie zu kommunizieren. Es gibt zahllose Möglichkeiten der Kommunikation von Informationen, von der Schneckenpost über die

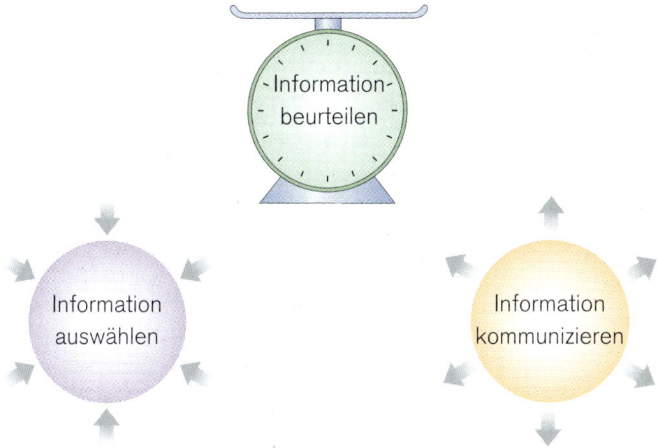

Drei Eigenschaften eines leistungsfähigen Gehirns

Email bis zum Handy. Das muss allerdings nicht bedeuten, dass wir durch all diese Hilfsmittel zu besseren Kommunikatoren geworden wären, denn der Schlüssel zur Kommunikation liegt nicht in den Apparaten, sondern in dem Glauben und dem Zutrauen der Person, die etwas kommuniziert. Sie können ganz einfach testen, ob Sie ein guter Kommunikator sind oder nicht. Wenn man Sie in der Öffentlichkeit auffordert zu singen, können Sie dann ohne zu zögern, mit Selbstvertrauen und aus vollem Halse singen? Können Sie in der Öffentlichkeit ohne Befangenheit tanzen? Das alles hat mit Ihrem Vermögen, sich auszudrücken, zu tun. Wenn wir keine guten Kommunikatoren sind, dann ist der Grund dafür in unserem Gehirn zu suchen. All die „negativen" Erfahrungen, die wir in unserem Leben angesammelt haben, all das, was man uns im Verlauf unserer Erziehung beigebracht und gelehrt hat, ist als Information in unserem Gehirn gespeichert und sagt uns, dass wir bestimmte Dinge nicht können. Diese einzelnen Informationen lassen uns passiv werden und führen zu psychischen Komplexen. Wir müssen diese Schranken überwinden, um zu guten Kommunikatoren zu werden. Das Erste, was ich tat, nachdem mir dies bewusst wurde, war, früher aufzustehen als gewöhnlich und in einen Park in der Nähe zu gehen, um dort die Informationen, die mir durch meine Erkenntnisse zuteil wurden, an andere zu kommunizieren, die dieser Informationen bedurften. Ich begann einen Mann, der aufgrund eines Gehirnschlags halb gelähmt war, bestimmte Übungen zu lehren, um seinen Zustand zu verbessern. Aus einer Person wurden zwei, dann drei und so weiter ... bis hin zu der heute in der ganzen Welt verbreiteten Bewegung.

Es ist an der Zeit, dass wir unser Gehirn befreien. Sind wir fähig, das volle Potenzial des Gehirns, mit dem der Schöpfer uns ausgestattet hat, zu nutzen, dann wird diese Welt wirklich zum Himmel auf Erden werden. Unser Gehirn hat das Potenzial dazu. Wir sehen uns zurzeit mit allen möglichen Problemen, Schwierigkeiten und Konflikten auf dieser Welt konfrontiert, weil wir unser Gehirn nicht richtig benutzen. Wir benutzen unser Gehirn nicht richtig, wenn wir zulassen, dass unser Gehirn von „negativen" Informationen beherrscht wird. Dies ist die grundlegende Ursache für das Leiden in der Welt von heute. Deshalb erfordert es die heutige Zeit, dass wir ein wissenschaftliches und modernes System zur „Befreiung" unseres Gehirns entwickeln und unserem Gehirn die Philosophie und die Hilfsmittel „einpflanzen", die nötig sind, um unser Potenzial ganz ausschöpfen zu können. Die Gehirnatmung ist die Antwort auf dieses Erfordernis.

Das Gehirn ist der Sitz der Seele

Ein weiterer Grund, warum das Gehirn in der Gehirnatmung so sehr im Vordergrund steht, besteht darin, dass die Seele, die Essenz unseres Daseins, im Gehirn angesiedelt ist. Die Seele ist die *reine Essenz* der Informationen, die uns zu dem macht, was wir sind. Unsere Seele definiert unser göttliches Bewusstsein. Unsere Seele gibt unserem Leben seinen wahren Sinn und erfüllt es mit Zweck und einem Ziel.

Da das Gehirn der Sitz der Seele ist, ist ein intimes Gespräch mit Ihrem eigenen Gehirn der schnellste Weg zu einem spirituellen Erwachen. Sie können Ihrer Seele nicht vermittels der Sprache oder des Intellekts begegnen. Am schnellsten können Sie Ihrer Seele vermittels der Energie, der universalen Sprache des Lebens, begegnen.

Mithilfe der Gehirnatmung fühlen Sie Ihre Seele und lernen durch die Energie mit ihr zu kommunizieren. Die Energie steht jedermann zur Verfügung. Sie brauchen nur die subtilen Sinne zu erwecken, die Sie bereits besitzen.

Um Ihrer Seele begegnen zu können, müssen Sie zuerst einige Hindernisse beseitigen, die über den Weg verstreut liegen. Wenn wir geboren werden, ist unser Bewusstsein ein leeres Blatt Papier, eine „Tabula rasa". Doch beinahe augenblicklich beginnen Informationen aus den verschiedensten Quellen in das fruchtbare und leere Land des Bewusstseins einzusickern. Im Laufe der Zeit wird das ursprüngliche Land des reinen Bewusstseins mit Informationsbäumen von Vorurteilen und Meinungen bepflanzt, welche das Land zu überschatten beginnen.

Den reinen Zustand unserer ursprünglichen Seele bezeichnen wir als das Wahre Selbst, und das mit Bäumen von Vorurteilen und Meinungen bepflanzte Land nennen wir das Falsche Selbst. Die meisten Menschen dieser Welt leben ihr ganzes Leben lang in dem Glauben, sie wären ihr Falsches Selbst, weil sie nur selten die Chance bekommen, ihr Wahres Selbst zu erfahren. Das ist so, als würde ein Stück Land denken, es sei allein die Bäume und Büsche, die darauf gepflanzt sind, wo es doch eigentlich sehr viel mehr ist als das. Weil sie in einer Welt der Missverständnisse über ihre eigene Wirklichkeit leben, haben die meisten Menschen auch falsche Vorstellungen über andere. Dies führt zu einer Welt voller Konflikte, die darauf beruhen, dass die Menschen falsche Vorstellungen voneinander haben.

Ich *bin* nicht die Informationen, sondern ich *besitze* Informationen

Wir leben in einem Informationszeitalter, das von dem absoluten Glauben an die Überlegenheit von Informationen als Mittel zu einem freien und eigenständigen Leben definiert ist. Das führt dazu, dass wir in einem Kreislauf nie endender Angst nach mehr und immer mehr Informationen suchen. Doch ganz gleich, wie viele Informationen Sie besitzen, die Informationen an sich garantieren Ihnen noch kein besseres Leben. Ganz im Gegenteil: Ein Zuviel an Informationen kann dazu führen, dass Sie nicht mehr wissen, wofür Sie sich entscheiden sollen. Und negative und verdrehte Informationen können Ihr Wertsystem selbst infizieren.

Wir sind eine Collage aus Informationen. Was wir zu sein glauben, ist in Wirklichkeit ein Gemisch von Information, wozu unser Name, unser Alter, unser Beruf, unser Gehalt, unsere Familie, Freunde und Kollegen gehören. Außerdem gehören Vorlieben und Abneigungen dazu, glückliche und schmerzliche Erinnerungen, Verbitterung, Zielsetzungen und Träume von der Zukunft, Fähigkeiten, Wissen und zahllose andere Informationen. Die Kombination all dieser Informationen erzeugt ein einzigartiges Geflecht von Informationen, welche das sind, was Sie sind und was ich bin. Deshalb ist der Wert einer Person in einem gewissen Sinne von der Quantität und der Qualität der Informationen, die sie enthält, definiert.

Wir sind also im Wesentlichen eine Ansammlung von Informationen. Wir sind jedoch auch die Meister dieser Informationen. Unglücklicherweise ist den meisten von uns nicht bewusst, dass wir die Freiheit und das Vermögen besitzen, die Informationen, mit denen wir tagtäglich bombardiert werden, auszuwählen und sie umzuwandeln. Wir verhalten uns vielmehr wie passive Gefäße, welche die Flut von Informationen, die sich ständig über uns ergießt, einfach aufnehmen. Und schließlich vergessen wir, dass wir mehr sind als eine bloße Ansammlung von Informationen. Wir vergessen, dass wir Herren sind über die Informationen, die uns zu dem machen, was wir sind. Wir vergessen, dass wir Herren sind über das, was wir werden. Kurz gesagt: Wir selbst können entscheiden, wer wir werden. Wir *sind* nicht Informationen, sondern wir *besitzen* Informationen.

Die bloße Tatsache, dass Sie Zugang zu einer Menge an Informationen besitzen, stellt noch nicht sicher, dass Sie diese Informationen auch meistern können. Worauf es ankommt ist nicht, wie *viel* Information Sie sich aneignen, sondern ob Sie in der Lage sind zu beurteilen, ob diese Informationen auch wichtig für Sie sind. Wenn Sie kein solches Unterscheidungsvermögen besitzen, werden Sie der Informationen niemals Herr werden können. Sie werden der Flut der Informationen, die sich täglich über uns ergießt, ihr Leben lang hilflos ausgeliefert sein.

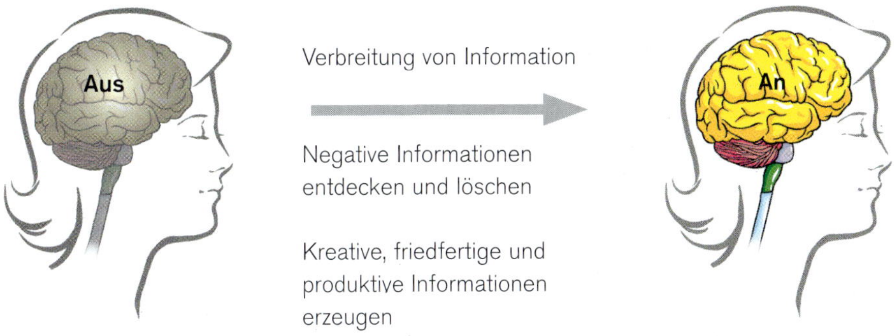

Gehirnatmung für Energiekörper

Doch Sie können zum Herrn der Informationen werden. Sie besitzen die Fähigkeit, die Informationen in Ihrem Gehirn auszuwählen, sie zu verändern und zu löschen. Sie können die Informationen umwandeln und sie „upgraden". Durch die Gehirnatmung werden Sie alle Informationen aus einem anderen Blickwinkel überprüfen. Sie werden in der Lage sein, sich von tief sitzenden Annahmen, Vorurteilen und Gewohnheiten zu befreien, von denen Sie nicht einmal wussten, dass Sie sie gepflegt haben. Sie werden lernen, Informationen je nach Ihren Bedürfnissen und Ihren Wünschen zu bearbeiten und zu löschen. Sie werden lernen, Informationen frei auszuwählen, zu verarbeiten und zu verwenden.

Das Wesen der „Atmung" in jeder ihrer vielen Bedeutungen ist Austausch oder Transaktion. Spirituelle Atmung verlangt, dass Sie Informationen mit Ihrer eigenen Seele austauschen. Spirituelle Atmung ist im Grunde ein Gespräch mit Ihrer eigenen Seele. Gehirnatmung ist ein Prozess, in dem wir versuchen, das Joch alter, tief sitzender Gewohnheiten abzuschütteln, indem wir durch Energie-Atmung und spirituelle Atmung direkt mit unserem Wahren Selbst kommunizieren. Haben Sie erst einmal eine Erfahrung der Wirklichkeit Ihrer Seele gemacht, dann werden Sie nicht mehr ein Sklave der Informationen sein, sondern werden sie beherrschen, indem Sie ihren eigenen Pfad erzeugen und nicht nur dann vorangehen, wenn andere es Ihnen sagen.

Das integrierte Gehirn ist kreativ, friedfertig und produktiv

Das Ziel der Gehirnatmung ist letztlich die Entwicklung eines integrierten Gehirns. Ein integriertes Gehirn ist ein Gehirn, das kreativ, friedfertig und produktiv ist. Ein kreatives Gehirn ist flexibel und einfallsreich. Selbst inmitten von Schwierigkeiten verzweifelt ein kreatives Gehirn nicht, sondern entwirft eine bessere Zukunft. Wenn es sich einem scheinbar unlösbaren Problem gegenübersieht, wird ein kreatives Gehirn erfinderisch und findet eine Lösung.

Ein friedfertiges Gehirn weiß, dass seine wahre Natur Frieden ist, und betrachtet Frieden als den höchsten Wert. Ein friedfertiges Gehirn träumt nicht nur vom Frieden, sondern arbeitet darauf hin, ihn herbeizuführen. Ein friedfertiges Gehirn produziert Informationen, die positiv und heilsam sind und letztlich einen wertvollen Beitrag zur Schaffung von Frieden darstellen.

Ein produktives Gehirn ist ein verantwortungsvolles Gehirn mit einem fein abgestimmten Sinn für die Wirklichkeit. Ein produktives Gehirn benutzt seine Fähigkeiten effektiv und verschwendet wenig Zeit in seinem Bemühen, seine Arbeit so gut und so vollständig wie möglich zu erledigen. Ein produktives Gehirn hat eine Vision; es setzt sich ein Ziel und verwirklicht dieses, indem es sich verantwortungsvoll verhält.

Ist Ihr Gehirn erst einmal zu einem integrierten Gehirn geworden, dann werden Sie in der Lage sein, zwischen der Stimme Ihres Wahren Selbst und der Ihres Falschen Selbst zu unterscheiden, und Sie werden Ihr Leben auf eine Weise leben können, die Ihr Wahres Selbst zufrieden stellt. Sie werden auch ein herausragendes Vermögen entwickeln, Information zu sammeln, zu beurteilen und zu kommunizieren. Gute Informationen werden Ihnen ganz natürlich zufließen, denn Sie werden die Fähigkeit besitzen, den Wert der einzelnen Informationen zu beurteilen und sie zur Verbesserung der Menschen um Sie herum und zur Heilung der Gesellschaft und der Erde einzusetzen. Wenn genügend Menschen ein solch kreatives, friedfertiges und produktives Gehirn entwickeln und sie die auf diese Weise gesammelten und erzeugten Informationen mit anderen teilen, dann werden wir den nächsten Schritt in der Entwicklung des kollektiven Bewusstseins der Menschheit tun.

Das Gehirn und die Gehirnatmung

Theorie
Teil 2

Die drei Faktoren der Gehirnatmung sind Energie, Botschaft und Aktivität. „Energie“ meint Ki, „Botschaft“ meint Information und „Aktivität“ meint die Übung von Körper und Geist.

Das Gehirn gehört auch zu unserem Körper

Solange wir keine Kopfschmerzen haben und unser Gedächtnis uns nicht im Stich lässt, kümmern die meisten von uns sich nicht um ihr Gehirn. Wir glauben oft, das Gehirn liege außerhalb unserer Einflussmöglichkeit. Auch wenn wir rein verstandesmäßig wissen, dass wir es unserem Gehirn zu verdanken haben, dass wir uns unserer fünf Sinne erfreuen können, vergessen wir das Gehirn selbst, weil wir es nicht unmittelbar erfahren können. Unser Gehirn kommt uns nicht wie ein Teil unseres Körpers vor. Zudem hat man uns oft beigebracht, das intellektuelle Vermögen des Gehirns sei genetisch vorprogrammiert, und wir negieren deshalb jegliche Vorstellung, wir könnten unser Gehirn entwickeln und transformieren.

Unsere Gehirnzellen beginnen schon mit unserer Geburt zu altern und zu sterben. Weil die Gehirnzellen nicht erneuert werden, beginnt ihre Gesamtzahl vom Moment der Geburt an abzunehmen. Doch einmal angenommen, wir würden einhundert Jahre leben, dann wird der Gesamtverlust an Gehirnzellen bei unserem Tod nur vier Prozent betragen. Das heißt aber auch, dass der Rückgang der Gehirnfunktion bei älteren Menschen sich nicht zufrieden stellend durch den Verlust von Gehirnzellen erklären lässt. Der Schlüsselfaktor für die Qualität der Gehirnfunktion ist vielmehr das Netzwerk neuronaler Verbindungen innerhalb des Gehirns. Auch wenn wir mit einer vorgegebenen Zahl von Gehirnzellen geboren werden, sind wir doch in der Lage, diese neuronalen Verbindungen bewusst zu erzeugen und zu verändern.

So etwas wie ein „schlechtes Gehirn" gibt es nicht

Der in China verwendete Begriff für einen Computer ist *„Jun Nye"*, was wörtlich „Elektrizitäts-Gehirn" bedeutet oder auch „Gehirn, das mit Elektrizität arbeitet". Wir begegnen häufig Analogien, die das menschliche Gehirn mit einem Computer vergleichen. Viele von uns glauben tatsächlich, unser Gehirn funktioniere wie ein Computer, und manche glauben gar, es sei weniger leistungsfähig als ein Computer. So überrascht es uns, wenn Kinder mathematische Berechnungen schneller ausführen können als ein Computer. Doch trotz der Schwindel erregenden Fortschritte im Bereich der Computertechnologie vermag kein Computer auf dieser Welt dasselbe zu leisten wie ein menschliches Gehirn.

Kein Computer kann seine eigenen Programme schreiben. Das menschliche Gehirn besorgt jedoch nicht nur die grundlegenden Lebensfunktionen, sondern erzeugt auch sein eigenes Arbeitsprogramm zur bewussten Steuerung der komplexen sozialen Interaktionen, die das menschliche Leben verlangt. Es ist auch in der Lage, seine eigene Leistung zu beurteilen, sich an verschiedene Umgebungen anzupassen und seine Umwelt zu verändern.

Zu den bemerkenswerten Fortschritten auf der Ebene der menschlichen Gesellschaft ist es aufgrund des Gehirns gekommen. Wir haben unsere Träume und Visionen mithilfe unseres Gehirns verwirklicht. Deshalb muss jeder Versuch, die menschliche Zivilisation zu verstehen, auf einem tief greifenden Verständnis des menschlichen Gehirns basieren. Es gibt auf dieser Welt keine schlechten Gehirne. Der einzige Faktor, der ein Gehirn von einem anderen unterscheidet, ist die Qualität der Informationen, die es empfängt und wie es mit diesen Informationen umgeht und sie benutzt.

Damit wir das volle Potenzial unseres Gehirns nutzen können, müssen wir lernen, es als einen der Teile unseres Körpers zu verstehen. So wie unsere Gelenke und Muskeln ohne Bewegung steif werden, verliert unser Gehirn seine potenziellen Fähigkeiten, wenn wir es nicht benutzen. Und so wie wir uns dehnen und unseren Körper trainieren, um in Form zu bleiben, so müssen wir auch unser Gehirn dehnen und es trainieren, um die „Form" unseres Gehirns zu erhalten und zu entwickeln.

Es gibt viele verschiedene Weisen, das Gehirn zu trainieren. Da das Gehirn mit allen anderen Teilen unseres Körpers verbunden ist, gehören energisches Körpertraining, gute Schlaf- und Essgewohnheiten und gesunde soziale Beziehungen alle dazu, wenn wir unser Gehirn in Höchstform halten wollen. Intellektuelle Aktivitäten wie Lesen, Diskutieren und strategische Brettspiele wie Schach oder Go sind sehr gutes Gehirntraining. Doch die Gehirnatmung stimuliert das Gehirn auf sehr direkte Weise.

Wie trainiert man das Gehirn?

Die Gehirnatmung stimuliert das Gehirn unter Verwendung des physischen Körpers, des Energiekörpers und des Informationskörpers oder spirituellen Körpers. Zuvor haben wir untersucht, welche Beziehung diese drei Körper zur Atmung haben. Jetzt werden wir uns ansehen, wie wir damit das Gehirn trainieren können.

Das Gehirn auf der physischen Ebene zu trainieren heißt, die Sinne des Körpers zu erwecken. Im Allgemeinen glauben wir, dass wir mit der Zunge schmecken, mit den Fingern fühlen und mit den Augen sehen. Doch in Wirklichkeit sammeln unsere Augen, unsere Nase, unsere Ohren, unsere Haut und unsere Zunge nur sensorische Informationen. Wir können sehen, riechen, hören, fühlen und schmecken, weil unser Gehirn die Fähigkeit besitzt, die sensorischen Informationen zu registrieren und zu interpretieren. Wenn Sie also etwas sehen, fühlen, schmecken oder hören, das Sie zuvor noch nicht erfahren haben, dann erwecken Sie einen zuvor schlummernden Teil Ihres Gehirns mit einem frischen sensorischen Reiz. Wenn Sie Ihren Körper mit verschiedenen Übungen und Bewegungen bekannt machen, so stimuliert auch dies Ihr Gehirn auf vielfältige Weise.

Die meisten von uns halten sich an ein festes Muster von Bewegungen und Übungen. Selbst diejenigen von uns, die regelmäßig Sport treiben, folgen, ohne sich dessen bewusst zu sein, einem festgelegten Muster von Bewegungen. Diese eingeschränkte Bewegung stimuliert dementsprechend nur einen kleinen Teil des Gehirns. Dehnen wir jedoch Bereiche des Körpers, die wir zuvor nicht gedehnt haben, oder trainieren wir auf eine Weise, die neu für uns ist, dann stimulieren, trainieren und aktivieren wir verschiedene Teile des Gehirns.

Das Gehirn auf der energetischen Ebene zu trainieren bedeutet, den Zufluss von Energie zum Gehirn zu konzentrieren. Wenn Sie einen Ihrer Sinne nach dem anderen zu erwecken beginnen, werden Sie für eine grundlegende Empfindung sensibilisiert, die all Ihre anderen Sinne durchdringt. Sie werden den Fluss der Lebensenergie, die uns umgibt, spüren. Diese bewusste Empfindung von Energie schenkt uns einen anderen Zugang zur direkten Stimulation des Gehirns.

Das Gehirn besteht zwar aus Milliarden von Gehirnzellen, die jeden Teil unseres Körpers kontrollieren, doch es vermag sich nicht selbst zu bewegen. Das Gehirn selbst besitzt keine Muskeln. Es gibt, mit anderen Worten, keine

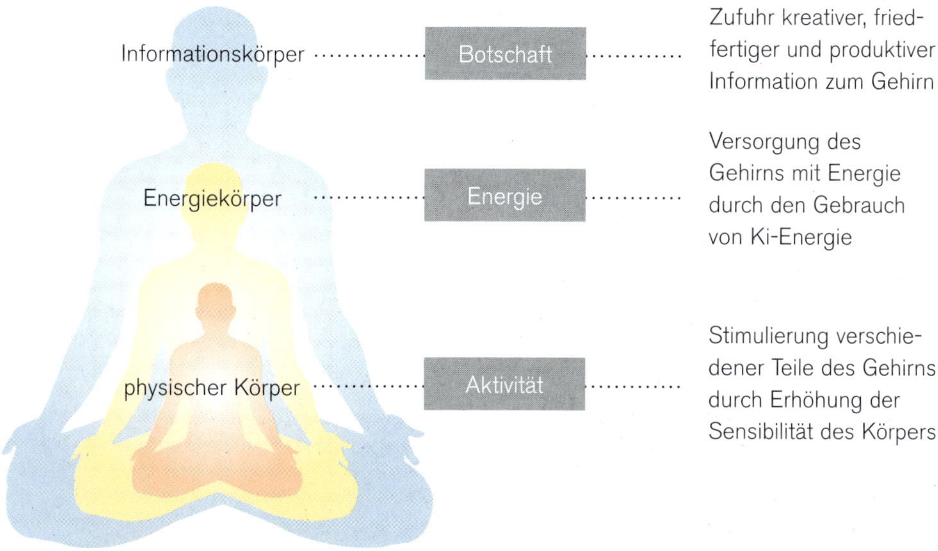

Möglichkeit, das Gehirn direkt physisch zu bewegen oder zu trainieren. Wir können das Gehirn jedoch dadurch stimulieren und trainieren, dass wir den Fluss der Ki-Energie mit Hilfe unserer neu gewonnenen Sensibilität für die Ausstrahlung von Energie benutzen. So wie wir die Muskeln in unseren Armen und Beinen trainieren können, können wir auch unser Gehirn trainieren, indem wir den Fluss der Energie lenken.

Das Gehirn auf der Informations- oder spirituellen Ebene zu trainieren bedeutet, dass wir das Gehirn mit guten, positiven Informationen versorgen. Gute Informationen sind kreativ, friedfertig und produktiv. Was die Informationen angeht, von denen wir uns tagtäglich nähren, so ist die wichtigste Art von Information diejenige, die mit unserer Identität zu tun hat. Wer bin ich? Was ist der Sinn meines Lebens? Die Informationen, die sich auf diese beiden Fragen beziehen, sind deshalb so wichtig, weil sie die Ausrichtung unseres Lebens bestimmen und uns die Motivation liefern, die all unseren Tätigkeiten zugrunde liegen. Liefern wir deshalb gute Informationen über unsere Identität, dann kann unser Gehirn seinem Potenzial unendlicher Kreativität gerecht werden.

Gehirnatmung und die Neurowissenschaften

Die frühere Gehirnforschung hat sich weitgehend auf die anatomischen und physiologischen Aspekte des Gehirns konzentriert, und die heutige Forschung tendiert immer noch in diese Richtung. Die Medizin ist so weit fortgeschritten, dass wir die chemischen und physischen Veränderungen, die sich im Gehirn aufgrund verschiedener Reize abspielen, heute in Echtzeit untersuchen und aufzeichnen können. Zwar ist das Gehirn der Ort, an dem sich die verschiedensten biologischen Funktionen, einschließlich der Produktion von Hormonen, der neuronalen Aktivität und des Blutflusses, abspielen, aber es ist auch der *Sitz des Bewusstseins*, in dem Kontemplation, Analyse, Schlussfolgerung und Kreativität irgendwie manifestiert werden. Dieses Bewusstsein macht per definitionem das menschliche Wesen aus, doch war es bisher die größte Herausforderung der wissenschaftlichen Gehirnforschung, das Bewusstsein zu erklären. Die Gehirnatmung als eine erfahrungsmäßige Erforschung des menschlichen Gehirns behauptet, ein vollständiges Verständnis des Bewusstseins zu liefern.

All unsere Gefühle, Gedanken und Handlungen sind das Resultat von Gehirntätigkeit. Persönlichkeit, Gewohnheiten und Charakteristika, die „mich" definieren, sind Ausdruck der im Gehirn gespeicherten Informationen. Das Gehirn zu verstehen heißt, den Menschen zu verstehen, und das Gehirn zu erklären heißt, den Menschen zu erklären.

Die Erforschung der Anatomie ist bereits seit langem ein Gegenstand der traditionellen Naturwissenschaft, während das Studium des menschlichen Bewusstseins traditionellerweise Sache der Religion und der Psychologie war. Um zu einem vollständigen und umfassenden Verständnis des Menschen zu gelangen, müssen wir heute die beiden Aspekte der Gehirnforschung zusammenbringen. Um das menschliche Wesen zu verstehen, müssen wir das Gehirn verstehen. Unsere gemeinsame Zukunft hängt davon ab, ob wir fähig sind, uns selbst zu verstehen, indem wir das Gehirn verstehen. Wie können wir unser Gehirn benutzen, um Gesundheit und Glück zu optimieren, das menschliche Bewusstsein zu erweitern und ein friedfertigeres und kreativeres Leben zu führen? Diese wichtigen Fragen warten darauf, von uns erforscht zu werden.

In der Gehirnatmung sind die drei hauptsächlichen Werkzeuge zur Verbesserung der Kraft des Gehirns Energie, Botschaft und Aktivität. Energie meint Ki oder den Fluss der Lebensenergie. Botschaft meint die Informationen, denen wir ausgeliefert sind, und Aktivität meint Bewegung oder körperliche Ertüchtigung. Zuerst einmal benutzt die Gehirnatmung den Fluss der Energie, um das Energiegleichgewicht des Körpers wieder herzustellen. Das schafft die Voraussetzungen für die optimale Gesundheit des Gehirns. Als Nächstes verschafft die Gehirnatmung dem Gehirn die Fähigkeit, sich mit einem ständigen Fluss „guter" Informationen zu versorgen, indem sie das Unterscheidungsvermögen, die Informationsverarbeitung und die schöpferische Kraft des Gehirns verbessert. Um dann schließlich das gesamte Gehirn zu erwecken, bietet die Gehirnatmung uns ein fünfstufiges System spezieller Übungen an, die darauf abzielen, verschiedene Bereiche des Gehirns anzusprechen und zu stimulieren.

Die Industrienationen dieser Welt geben Milliarden von Euro für die Gehirnforschung aus. Damit die Gehirnforschung aber tatsächlich für die Gesellschaft von Nutzen ist, müssen wir einen integrierten Ansatz entwickeln, der alle drei Zugangswege, die zu einer Transformation des Gehirns führen, umfasst, also den physischen, den energetischen und den der Information. Wir müssen dabei insbesondere die Natur der Energie und ihre Wirkung auf Körper und Geist erforschen. Wenn wir so zu einem tieferen und umfassenderen Begreifen unserer selbst gelangt sind, einem Begreifen, das mehr als nur die körperliche Ebene erfasst, dann werden wir den ersten Schritt zu einem umfassenderen Verständnis des Lebens getan haben.

Eine Innenansicht des menschlichen Gehirns

Die Gehirnatmung verlangt kein Expertenwissen über die Physiologie und Anatomie des Gehirns. Bei der Gehirnatmung geht es vielmehr um einen erfahrungsorientierten Ansatz zur Meisterung des eigenen Gehirns. Da die Gehirnatmung jedoch eine wissenschaftliche Methode ist, die auf bestimmten anatomischen und biologischen Aspekten des Gehirns basiert, ist es hilfreich, zumindest eine ungefähre Vorstellung von den Vorgängen im Gehirn zu haben. Um möglichst großen Nutzen aus der Gehirnatmung ziehen zu können, ist es unerlässlich, dass wir uns mit unserem Gehirn anfreunden. Und das ist leichter, wenn wir wissen, wie unser Freund aussieht.

Im Vergleich zu allen Tieren auf der Erde ist das Gehirn beim Menschen in Relation zum gesamten Körpergewicht am größten. Auch wenn das durchschnittliche menschliche Gehirn mit 1.350 Gramm weniger wiegt als das Gehirn eines Wals (8.000 Gramm) oder das eines Elefanten (5.000 Gramm), macht es doch 1/40 des gesamten Körpergewichts aus. Das Gehirn des Wals oder des Elefanten macht nur 1/1200 ihres jeweiligen Körpergewichts aus. Das Gehirn des durchschnittlichen Primaten macht nur 1/100 seines Körpergewichts aus. Auch wenn das gesamte Gehirn dieselbe, an Tofu erinnernde Konsistenz hat, besteht es doch aus drei Schichten, die unterschiedliche evolutionäre Phasen in der Entwicklung vom Reptil zum Primaten repräsentieren und deshalb auch relativ unterschiedliche Funktionen haben. Das Gehirn wird durch den Schädel und durch seine Einbettung in ein flüssiges Milieu gegen Stöße geschützt.

Gehirnzellen und Neuronenverbindungen

Wir werden mit etwa 100 Milliarden Gehirnzellen geboren. Die Gehirnzellen sterben mit einer Rate von etwa 100.000 pro Tag ab, wobei die Hälfte davon das Großhirn betrifft. Die Rate des Verlustes an Gehirnzellen steht in enger Abhängigkeit von einer Vielzahl von Faktoren, zu denen das chemische Gleichgewicht, der psychische Stress und physische Erschütterung gehören. Drogen, mangelnde körperliche Betätigung, Depression und Stress gehören zu den Faktoren, die nachweislich einen negativen Effekt auf die Lebensdauer und die Effizienz der Gehirnzellen haben.

Doch selbst wenn wir hundert Jahre alt werden, werden uns etwa 96 Prozent der ursprünglichen Gehirnzellen erhalten bleiben. Obwohl jedermann mit dem Altern Gehirnzellen verliert, kann die Gehirnmasse dennoch vergrößert werden. Wie kann es sein, dass das Gehirn schwerer wird, wenn es doch immer weiniger Gehirnzellen gibt? Das liegt daran, dass zwischen den bestehenden Gehirnzellen umso mehr Synapsen entstehen, je mehr wir das Gehirn benutzen. Dies erhöht die Dichte des Gehirns als Ganzem.

Die Informationsautobahn des Gehirns

Die Neuronen sind die grundlegenden Bausteine unseres Gehirns. Die Neuronen kommunizieren über die Synapsen miteinander. Die Synapsen sind die winzigen Zwischenräume zwischen den getrennten individuellen Neuronen. Von einem Neuron werden chemische Botenstoffe freigesetzt, welche ein anderes Neuron erreichen und damit die Kommunikation bewirken. Die Leistung eines Gehirns hängt nicht von der Zahl der Neuronen ab, sondern von dem Informationsnetzwerk von Neuronen und ihren Synapsen. Je mehr Synapsen vorhanden sind, desto enger sind die Neuronen miteinander verbunden, was zu einem höheren Funktionsniveau im menschlichen Großhirn führt.

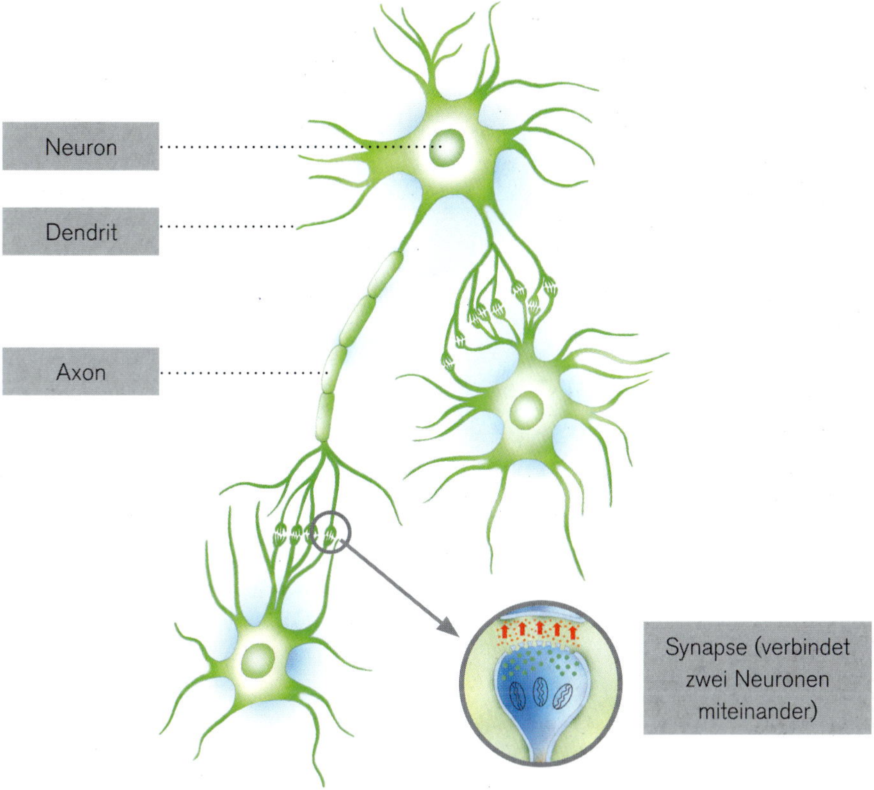

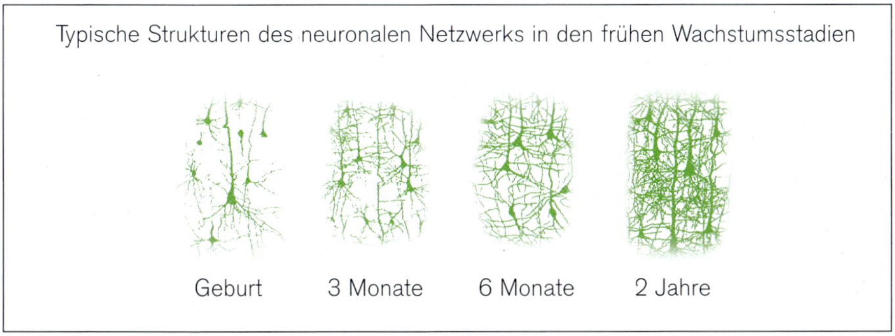

Neuronen und Synapsen

Sie können das neuronale Straßennetz verändern

In Begriffen der Neurowissenschaft ist Wissen als ein Muster neuronaler Pfade oder Verbindungen im Gehirn definiert. Wenn man die Computer-Analogie verwendet, so besteht das einzigartige Charakteristikum des Gehirns darin, dass Veränderungen der Software oder der Information zu Veränderungen der physischen Hardware führen. Eine Veränderung des einen ruft eine Veränderung des anderen hervor. Darin ist das menschliche Gehirn einzigartig und unterscheidet sich von einer bloßen Maschine.

Die neuronalen Pfade sind also sowohl das Netzwerk, über das die Energie wandert, als auch das Muster, durch das im Gehirn Informationen verarbeitet werden. Nach dieser Definition des Gehirns sind unsere Weltanschauung, unser Wertesystem, unsere Persönlichkeit und sogar unsere Gewohnheiten nur eingefahrene Muster neuronaler Pfade. Die zahllosen Erfahrungen, die wir machen, und die Informationen, denen wir begegnen, werden als Erinnerungen oder Wissen in unserem Gehirn gespeichert. Je nach dem Inhalt der Erfahrung oder der Informationen wird ein entsprechendes Muster neuronaler Verbindungen im Gehirn hergestellt. Die wichtigsten und einflussreichsten Informationen, die zur Bildung neuronaler Pfade führen, betreffen die Werte unseres Lebens. Die Sache, der wir den höchsten Wert beilegen, führt zur Bildung neuronaler Verbindungen, die zur Verfolgung und Verwirklichung dieses Wertes beitragen.

Wir sollten uns der Tatsache bewusst sein, dass unsere neuronalen Pfade nicht in Stein gemeißelt sind. Je nach der Art von Informationen, die wir dem Gehirn zuführen, lassen sie sich verändern und erweitern. Wenn Sie ihm immer wieder die von der spirituellen Wirklichkeit ausgehenden Informationen höchster Ebene zuführen, dann wird sich ein grundlegender und umfassender Wandel im Muster der neuronalen Verbindungen daraus ergeben. Das Ziel der Veränderung des Musters der neuronalen Verbindungen, von der wir in der Gehirnatmung sprechen, ist die Transformation des Bewusstseins vom Falschen Selbst hin zum Feld des Wahren Selbst. Der Zweck dieses Wandels ist ein bewusstes Gewahrsein der Tatsache, dass unser Leben tiefe Wurzeln in der Seele hat. Nur wenn unser Gehirn tief im Wahren Selbst verwurzelt ist, wird das volle Potenzial des Gehirns erwachen.

Die drei Schichten des Gehirns

Alle Tiere, einschließlich Hunde, Katzen und sogar Eidechsen haben ein Gehirn. Was also macht das menschliche Gehirn so besonders? Das menschliche Gehirn ist das Produkt einer unfassbar langen Zeit der Evolution. Das menschliche Gehirn hat drei Schichten. Die äußerste Schicht nennt man aufgrund ihres entwicklungsgeschichtlichen Alters den Neocortex oder das Großhirn. In dieser Schicht spielen sich alle Funktionen höherer Ordnung ab und sie ist es, was uns von anderen Tieren unterscheidet. Das Großhirn ist durch unter dem Neocortex liegende Mittelhirnstrukturen, die die Aktivitäten der Hormone und der Primäremotionen regeln, mit dem Stammhirn oder Hirnstamm verbunden. Das Großhirn ist in die rechte und die linke Hemisphäre unterteilt, und jede Hemisphäre ist wiederum in Strukturen unterteilt, die Gehirnlappen genannt werden. Die Gehirnlappen sind mit Sprache und begrifflichem Denken, Sinneswahrnehmung, Funktionen der räumlich-visuellen Wahrnehmung, Körperorientierung, Aufmerksamkeit und der Einleitung von Muskelaktivität assoziiert.

Obwohl sich beide Hemisphären insofern gleichen, als sie beide sinnliche Informationen empfangen und analysieren, bestehen doch wesentliche funktionale Unterschiede zwischen den beiden Hemisphären. Nach dem klassischen verallgemeinernden Verständnis ist die linke Hemisphäre stärker analytisch ausgerichtet und enthält das Hauptzentrum für die verbalen sprachlichen und mathematischen Prozesse. Die rechte Hemisphäre funktioniert auf abstraktere, holistischere Weise und dient als das Zentrum für das nicht-verbale Denken und für visuell-räumliche Wahrnehmungen. Ein gut funktionierendes Gehirn setzt allerdings eine enge und koordinierte Wechselwirkung der beiden Seiten des Großhirns voraus, welche durch eine Brücke von Nervenfasern ermöglicht wird, die die beiden Gehirnhälften miteinander verbindet und Corpus Callosum genannt wird.

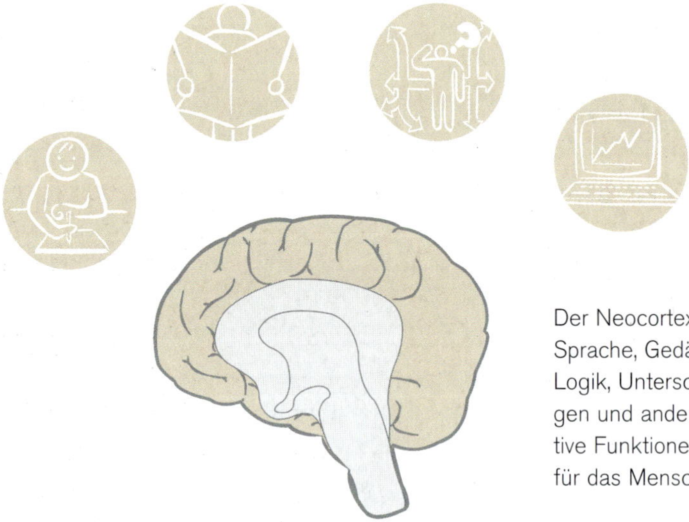

Der Neocortex kontrolliert Sprache, Gedächtnis, Analyse, Logik, Unterscheidungsvermögen und andere höhere kognitive Funktionen, die einzigartig für das Menschenwesen sind.

Funktionen des Neocortex

Historisch gesehen, ist der Neocortex die jüngste der drei Schichten und relativ spät entstanden. Das Großhirn ist hauptsächlich verantwortlich für logische Schlussfolgerung, logisches Denken, Analyse, Gedächtnis und Kreativität. Durch die Entwicklung des Neocortex waren Menschen in der Lage, Sprachen zu entwickeln, Ideologien und Religionen zu schaffen, Gesetze zu schreiben und Zivilisationen zu begründen. Das Großhirn ist, kurz gesagt, das, was den Menschen von den anderen Tieren unterscheidet. Der Neocortex vermag unsere grundlegenden Instinkte zu kontrollieren, manchmal so weitgehend, dass er sogar unseren natürlichen Überlebensinstinkt unterdrücken kann. Das Großhirn ist jener Teil von uns, der die größte Verantwortung für die materialistische Welt hat, in der wir heute leben.

Da nur der Mensch ein Großhirn besitzt, wird dieses oft auch das „menschliche Gehirn" genannt. Die verschiedenen Arten von Informationen, die im Großhirn gespeichert sind und hier aktiviert werden, wirken so, dass sie die Emotionen des Limbischen Systems kontrollieren und die instinktiven Triebe des Gehirnstamms unterdrücken. Damit ein Individuum im Rahmen der Regeln einer Gesellschaft leben kann, muss der Neocortex die Rolle des Über-Ichs übernehmen. Dennoch ist es sehr wichtig, auf die Bedürfnisse des Limbischen Systems und des Gehirnstamms zu achten, damit sich ein ausgewogener Funktionsrhythmus zwischen den einzelnen Schichten des Gehirns entwickeln kann. Ist das nicht der Fall, dann wird der dadurch erzeugte Stress das Limbische System beeinträchtigen. Ist dieser Stress beträchtlich und hält er über längere Zeit an, dann wird er auch die Wirksamkeit der vom Gehirnstamm kontrollierten Lebensfunktionen beeinträchtigen.

Der Grund, aus dem das Großhirn für uns so wichtig ist – einmal abgesehen von seinen offensichtlichen Vorteilen –, besteht darin, dass der Neocortex uns die Fähigkeit der Introspektion und der Kreativität verleiht. Aufgrund der Aktivität des Großhirns sind wir in der Lage, solche Fragen wie „Wer bin ich?" zu kontemplieren. Wir können Situationen und Lösungen zur Befriedigung unserer tiefsten Bedürfnisse erzeugen. Unsere Befähigung zur Introspektion und zur Kontemplation unserer selbst hat die religiösen Ausdrucksformen hervorgebracht, während die Kreativität bei der Befriedigung unserer Bedürfnisse zu den technologischen Errungenschaften unserer materiellen Zivilisation geführt hat.

Unsere Zivilisation verdankt ihre Existenz deshalb den besonderen Eigenschaften des Großhirns. Unglücklicherweise hat unser Einfallsreichtum uns in die Falle des Stolzes geführt, da der Mensch nun meint, Herr über alle Dinge auf der Erde zu sein. Es muss sich erst noch erweisen, ob die Entwicklung des Neocortex im evolutionären Prozess des Menschenwesens wirklich eine gute Sache war. Werden wir uns in einer Orgie des Stolzes und der Überheblichkeit selbst zerstören, oder werden wir es schaffen, geschickt mit den zunehmenden Leiden der kollektiven Pubertät der Menschheit umzugehen, und schließlich eine reife und friedfertige Zivilisation auf dieser Erde schaffen?

Das Limbische System – Land der Gefühle

Unterhalb des Neocortex liegen subcortikale Strukturen, zu denen der Thalamus, der Hypothalamus und verschiedene Mittelhirn-Strukturen gehören. Diese subcortikalen Strukturen haben mit der grundlegenden Lebenserhaltung, der hormonalen Steuerung und den primären Emotionen zu tun. Sie spielen eine entscheidende Rolle bei der Verbindung des Körpers mit dem Neocortex. Eine Gruppe von Strukturen, die das Limbische System genannt wird, hat mit den komplexen Aspekten des Gefühlsausdrucks zu tun. Es ist daran beteiligt, verschiedenen Erfahrungen und Objekten einen emotionalen Wert oder Inhalt zuzuteilen und diese Gefühle als äußeres Verhalten zum Ausdruck zu bringen.

Das Limbische System ist, kurz gesagt, das Reich der Gefühle und Gelüste. Der Appetit auf Nahrung und die Lust auf Sex sowie die Gefühle von Freude, Zorn, Trauer und Liebe entstehen im Limbischen System. Der Mechanismus zur Kontrolle der fünf Sinne ist ebenfalls eine Funktion des Limbischen

Das Limbische System kontrolliert die verschiedenen Gefühlsreaktionen und motorische Funktionen.

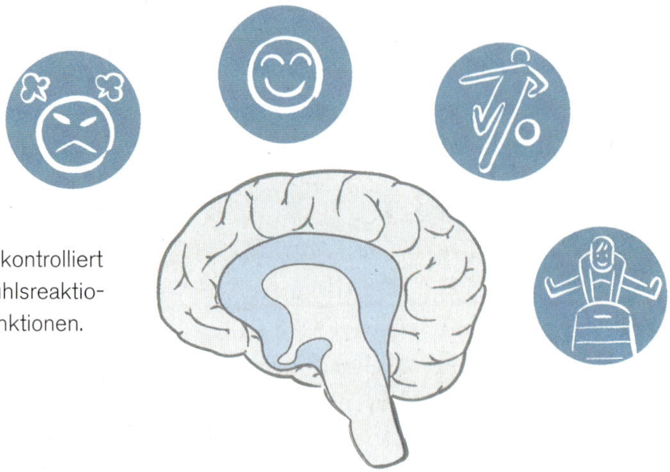

Funktionen des Limbischen Systems

Systems. Bei der raschen Entwicklung des Großhirns im Menschen hat die Größe des zerebralen Limbischen Systems abgenommen und ist vergleichsweise weniger entwickelt als bei Tieren wie Hunden und Katzen.

Wenn ein Hund angesichts eines stärkeren Hundes seinen Schwanz einzieht oder wenn er vor Freude mit dem Schwanz wedelt, dann geht das auf die Funktion des Limbischen Systems zurück. Die wohl bekannte Kampf-oder-Flucht-Reaktion ist ebenfalls eine Funktion des Limbischen Systems. Könnten wir lernen, die Fähigkeiten des Limbischen Systems unseres Gehirns bewusst einzusetzen, dann wären wir eher in der Lage, unsere Gefühle zu kontrollieren und eine angemessene und konstruktive emotionale Reaktion auf alle Situationen hervorzurufen.

Der Gehirnstamm – Aufseher des Lebens

Noch wichtiger als der Neocortex und das zerebrale Limbische System zusammengenommen ist der Gehirnstamm. Dieser Sammelbegriff bezeichnet verschiedene subcortikale Strukturen, zu denen die Medulla, das Mittelhirn, der Thalamus und der Hypothalamus gehören. Die Medulla, die dort lokalisiert ist, wo das Rückenmark in das Gehirn übergeht, ist eine annähernd zylindrische Struktur von etwa 2,5 Zentimeter Länge, welche für die Steuerung der Atmung und des Blutdrucks zuständig ist. Am oberen Ende der Medulla erweitert sie sich zu einer Struktur, die Pons oder Brücke genannt wird. Die Brücke ist für die Kommunikation zwischen dem Neocortex und dem Cerebellum (Kleinhirn), welches Gleichgewicht und Bewegung steuert, zuständig. Der Thalamus, eine neurologische Schaltstation, sendet sensorischen Input an den Neocortex weiter. Der Hypothalamus kontrolliert die Nahrungsaufnahme, die sexuelle Aktivität, den Pegel der Endokrine, die Wasseraufnahme und das autonome Nervensystem. Der Gehirnstamm regelt, kurz gesagt, das autonome Nervensystem, das für die grundlegenden Lebensfunktionen des Körpers verantwortlich ist, einschließlich der Verdauung, der Atmung und des Blutkreislaufs. Er ist der am wenigsten erforschte und doch der wichtigste Teil unseres Gehirns.

Die erstaunlichen Fähigkeiten des Gehirnstamms

Lassen Sie uns das Stammhirn etwas genauer betrachten. Auch wenn wir bis heute wenig über den Gehirnstamm wissen, bekommen wir doch dann und wann einen Einblick in seine unerklärlichen Fähigkeiten. Die Arbeit, die der Gehirnstamm leistet, kann nicht vom Neocortex kontrolliert oder auch nur empfunden werden. Alle wesentlichen Funktionen des Körpers werden vom Stammhirn kontrolliert. Müssten wir sämtliche Aufgaben, die der Gehirnstamm besorgt, bewusst empfinden und kontrollieren, dann könnten wir uns um nichts anderes mehr kümmern aus Angst, wegen irgendeines Fehlers oder Versehens ums Leben zu kommen. Wir können nur dankbar sein für das gütige Geschick, das den Gehirnstamm und den Neocortex voneinander getrennt hat. Stellen Sie sich nur einmal vor, was geschehen würde, wenn unsere grundlegenden Lebensfunktionen von der Art von Informationen beeinträchtig würden, die in unseren Kopf gelangen. Ein unfreundliches

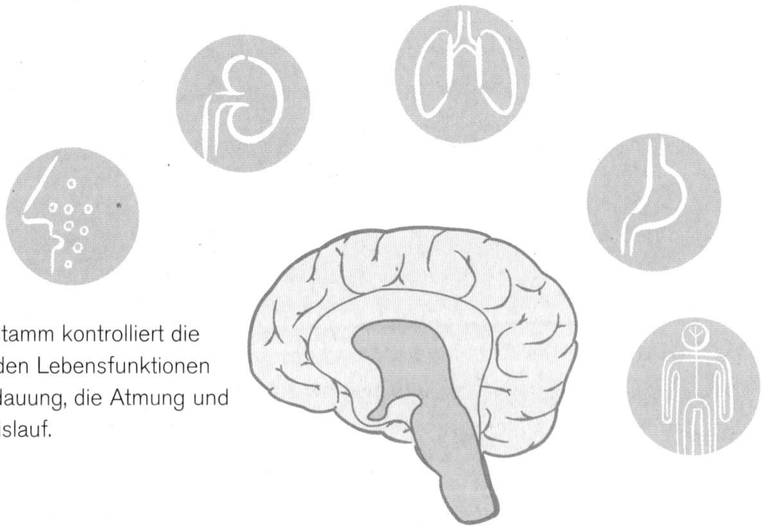

Der Gehirnstamm kontrolliert die grundlegenden Lebensfunktionen wie die Verdauung, die Atmung und den Blutkreislauf.

Funktionen des Gehirnstamms

Wort unseres Chefs, und wir hätten Mühe, zu atmen. Ein Kuss unseres Geliebten könnte unser Herz überfordern. Jeder flüchtige Gedanke an Selbstmord würde unsere Atmung zum Stillstand bringen. Zum Glück haben wir das zerebrale Limbische System, das als Barriere zwischen dem Großhirn und dem Stammhirn fungiert. Wir müssen nicht daran denken, weiterzuleben – wir tun es einfach.

Es gibt allerdings Umstände, unter denen der Neocortex einen unmittelbaren und dramatischen Einfluss auf die Funktion des Gehirnstamms hat. Wenn das Großhirn ohne den Hauch eines Zweifels feststellt, dass eine bestimmte Information wahr ist, dann wirkt sich das auf den Gehirnstamm aus. Allerdings muss der Neocortex zu einhundert Prozent von der Wahrheit der Information überzeugt sein. Normalerweise untersucht das Großhirn jede Information, die wir aufnehmen, kritisch und skeptisch. Doch etwas, woran man absolut glaubt, wirkt direkt auf den Gehirnstamm. Die unglaubliche Macht des absoluten Glaubens geht so weit, dass sie die grundlegenden Lebensfunktionen selbst beeinflussen kann.

Wenn man uns zum Beispiel in einem Zustand tiefer Hypnose suggeriert, dass eine Münze, die man uns in die Hand legt, glühend heiß ist, dann wird an der Stelle, an der die Münze in unserer Handfläche liegt, eine Brandblase erscheinen, auch wenn die Münze tatsächlich nicht heiß ist. Das ist möglich, weil in der Hypnose die Funktion des Zweifels im Großhirn vorübergehend außer Kraft gesetzt ist. Deshalb geht die Information unmittelbar zum Gehirnstamm, der dann dem entsprechenden Körperteil das Signal gibt, den Schutzmechanismus gegen eine Verbrennung zu aktivieren. Der Körper sammelt dann Wasser an, um die Hitze zu kühlen, und mobilisiert Immunzellen, um gegen ein mögliches Eindringen von schädlichen Keimen zu kämpfen.

Hier ist eine wahre Geschichte, die Mitte der siebziger Jahre in Korea durch die Presse ging. Eine Mutter, deren kleines Kind irgendwie durch die Gitterstäbe eines Tigerkäfigs geschlüpft war, bog mit bloßen Händen die Gitterstäbe auseinander, um das Kind zu retten. Hinterher vermochte sie die Gitterstäbe auch unter Einsatz all ihrer Kräfte nicht einen Millimeter zu verbiegen. Wie konnte das geschehen? Woher kam diese Kraft? Sie kam aus der Kraft des Gehirnstamms, der von der Information aktiviert wurde, dass

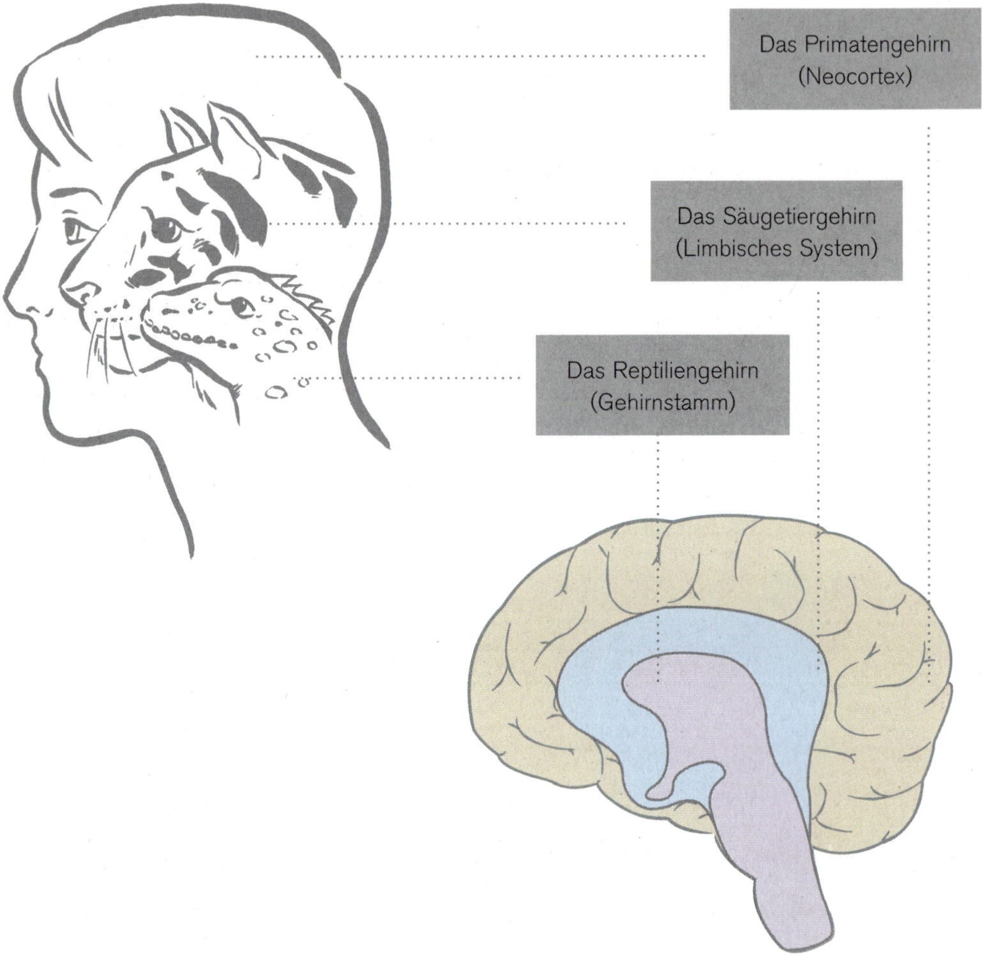

Gehirnschicht	evolutionäres Stadium	Funktionen	Eigenschaften
Neocortex	Primaten	Logik, Intelligenz	individuell
Limbisches System	Säugetiere	Gefühle, Reaktionen	gruppenorientiert
Gehirnstamm	Reptilien	Lebensfunktionen, spontane Heilung	universell

Die dreischichtige Struktur des Gehirns und die entsprechenden Funktionen ihr Kind in unmittelbarer Lebensgefahr schwebte, einer Information, die rein und mit totaler Dringlichkeit registriert wurde, ohne dass sie durch das Großhirn gefiltert wurde. Dies ist die gleiche außerordentliche Kraft, von der wir in der Bibel lesen, wenn es heißt, dass ein Krüppel auf ein Wort von Jesus hin plötzlich wieder gehen kann oder dass ein unheilbar krankes Kind auf einmal lächelnd und geheilt erwacht. Der absolute Glaube an die Göttlichkeit und Heilungskraft Jesu, der unmittelbar vom Gehirnstamm registriert wird, lässt ein Wunder geschehen. Doch dies ist eigentlich nur eine Manifestation des vollen Potenzials unseres Gehirns.

Ein Geschenk des Schöpfers

Wenn wir die außerordentliche Kraft des Gehirnstamms doch nur willentlich aktivieren könnten! Wäre das nicht wundervoll? Bevor wir diese Frage näher untersuchen, lassen Sie uns ein anderes Thema betrachten.

„Bin ich fähig zu denken, wie ich es wünsche?“

„Bin ich fähig zu fühlen, wie es mir gefällt?“

Wir können unsere Gefühle und Gedanken nicht zu einhundert Prozent bewusst kontrollieren. Allgemein gesagt: Wir haben keine Kontrolle über unseren Geist. Unser Geist treibt uns vielmehr um. Hätten wir unbeschränkten Zugang zur vollen Macht des Gehirnstamms, dann würden wir uns selbst und anderen angesichts dieses Mangels an Kontrolle über unsere eigenen Wünsche und Gedanken wahrscheinlich Schaden zufügen.

Mit der Gehirnatmung lernen Sie, Ihre Gefühle zu beruhigen und Ihre Gedanken auszurichten, und bereiten sich damit darauf vor, sich die erstaunlichen Kräfte des Stammhirns zu Nutze zu machen. Wenn Sie bewussten Zugang zur Macht Ihres Gehirnstamms gewinnen, dann erlangen Sie damit die Fähigkeit, willentlich die Ihnen angeborenen Selbstheilungskräfte in vollem Umfang zu nutzen. So erwecken Sie das volle Potenzial Ihres Gehirns.

Zweifel und Furcht als Hindernis und Beschützer

Als der letztendliche Lenker unserer Lebensfunktionen ist der Gehirnstamm gegen negative äußere und innere Einflüsse geschützt. Die beiden wichtigsten Schutzmechanismen sind Zweifel und Furcht. Zweifel ist der vom Großhirn verwendete Schutzmechanismus, während Furcht vom Limbischen System benutzt wird. Betrachten wir die Rolle, die Zweifel in unserem Leben gespielt hat. Auch wenn der Zweifel uns daran gehindert hat, gewisse Projekte voranzutreiben und bestimmte Herausforderungen anzunehmen, hat er uns doch auch vor vielen Krisen und Gefahren bewahrt. Dasselbe gilt für die Furcht. Furcht ist oft unser Schutzengel. Fragen Sie sich nur einmal, ob Ihr Leben heute ohne eine gewisse Empfindung von Furcht überhaupt möglich wäre.

Von diesem Standpunkt gesehen, fungieren Zweifel und Furcht als unsere Beschützer, bis unser Bewusstsein so weit ausgereift ist, dass wir die uns angeborene innere Lebenskraft zu kontrollieren vermögen. Die Reise zum Gehirnstamm ist ein Weg des Wachstums, auf dem wir anfänglich von den Schutzengeln Zweifel und Furcht begleitet werden, bis wir ihren Schutz nicht mehr benötigen.

Aufgeweckte Intelligenz und strahlende Freude

Den Zweifel überwindet man nicht durch blinden Glauben, sondern durch ein wissendes Gewahrsein, die wahre Quelle von Intelligenz. Wenn Sie etwas mit Gewissheit „wissen", dann verschwindet jeglicher Zweifel von selbst. Der Übergang des Menschen aus einem Zeitalter des Glaubens in ein Zeitalter des Wissens wurde vor gut vierhundert Jahren von den folgenden unvergesslichen Worten eines berühmten Naturwissenschaftlers angekündigt: „Und sie bewegt sich doch!"[2] Zweifel war schon immer notwendig als Schutz vor

2 Von der Inquisition zum Widerrufen seiner auf wissenschaftlichen Beobachtungen beruhenden Behauptung, die Erde kreise um die Sonne, gezwungen, hat Galileo Galilei angeblich nach seinem Widerruf diese Worte vor sich hin gemurmelt, als er das Inquisitionsgericht verließ. (Anm. d. Übers.)

Gefahren, die wir nicht spüren oder sehen können. Wenn wir jedoch die Fähigkeit entwickeln, wahrzunehmen, welche Gefahren lauern, dann brauchen wir den Schutzmechanismus des Zweifels nicht mehr. Wir sind dann aus dem Stadium herausgewachsen, in dem Zweifel notwendig für uns war, und sind endlich in der Lage, zu denken, was wir wollen, und werden nicht mehr von unkontrolliertem Denken beherrscht.

Die Furcht ist in unserem Leben sogar noch allgegenwärtiger. Die Gefühle im Limbischen System lassen sich in zwei große Kategorien unterteilen: *Furcht* und *Liebe*. Auf der Grundlage dieser beiden einfachen Gefühle wird bestimmt, ob wir auf eine Sache zugehen oder vor ihr zurückweichen, ob wir sie annehmen oder sie ablehnen. Die Energie der Liebe kommt in dem menschlichen Bedürfnis nach Gesellschaft zum Ausdruck sowie in dem Wunsch, Teil einer Gemeinschaft zu sein. Die Energie der Furcht ist von dem Bestreben charakterisiert, Schmerz zu vermeiden oder, wenn das nicht gelingt, zu kämpfen. Sollte es tatsächlich möglich sein, einen derart tief verwurzelten Instinkt zu überwinden?

Wenn wir zornig werden, dann tritt die Furcht einen Schritt zurück. Wenn wir Mut fühlen, dann tritt die Furcht zwei Schritte zurück. Sie bleibt jedoch immer in einer Hab-Acht-Position, um uns nötigenfalls jederzeit wieder zur Seite zu stehen. Wenn wir Freude empfinden, spüren wir, wie die Furcht dahinschmilzt. Furcht und sämtliche negativen Gefühle, die von ihr hervorgerufen werden, schmelzen in der Gegenwart echter Freude dahin. Wenn wir erst einmal in der Lage sind, die Macht der Freude zur Überwindung von Furcht zu nutzen, dann können wir auch die Möglichkeiten des Limbischen Systems in vollem Umfang nutzen. Wir werden dann nicht mehr von unseren Emotionen am Gängelband geführt, sondern führen vielmehr selbst unsere Gefühle.

Der wirksamste Weg zur Erzeugung von Freude sind Lächeln und Spiel. Dies hört sich zwar simpel an, ist jedoch von einer tiefen Wahrheit. Aus diesem Grunde sind auch Lächeln und Spielen ein wichtiger Bestandteil der Schulung in der Gehirnatmung. Die Freude, die durch Lächeln und Spielen erzeugt wird, wird die Furcht in unserem Herzen zum Schmelzen bringen – oder, um es genauer zu sagen, in unserem Limbischen System, so dass wir in der Lage sind, dessen Potenzial zu aktivieren. Nur wenn wir Zweifel und Furcht durch aufgeweckte Intelligenz und machtvolle Freude überwinden, werden wir Zugang zum vollen Potenzial unseres Gehirns gewinnen und dieses Potenzial ausschöpfen können.

Der Neocortex verleiht uns die Befähigung zur Introspektion und zur Kreativität. Zusammen mit Energie und Information verleihen diese uns Macht über Leben und Tod alles Lebendigen auf der Erde, einschließlich unserer selbst. Jetzt sind wir bereit, diese Macht zu benutzen, um tief in uns selbst hineinzuschauen – tiefer als jemals zuvor – und der Quelle des Lebens zu begegnen. Der Augenblick der Begegnung mit der Quelle des Lebens in unserem Inneren ist der Augenblick unserer Erleuchtung. Und durch die Macht kollektiver Erleuchtung werden wir die Harmonie und die Weisheit erzeugen, die nötig sind, um eine auf einer harmonischen Weltordnung basierende Zivilisation zu errichten.

Die Gehirnatmung wird uns auf diesem Weg leiten.

Gehirnatmung und die drei Schichten des Gehirns

Die Gehirnatmung ist darauf ausgerichtet, die angeborenen Fähigkeiten, die in den drei Schichten des Gehirns angelegt sind, zu maximieren, indem die Kommunikation zwischen diesen Schichten gefördert wird. Indem wir das Vermögen entwickeln, unsere Gefühle zu beruhigen und unsere Gedanken zu lenken, erlangen wir die Kraft und die Weisheit, die nötig sind, um die machtvolle Energie des Gehirnstamms einzusetzen. Das wird es uns ermöglichen, die erstaunlichen Heilungskräfte, die wir alle besitzen, voll auszuschöpfen, und es wird uns schließlich dazu bringen, der letzten Quelle des Lebens zu begegnen. Die Gehirnatmung wird uns lehren, die vielfältigen Funktionen des Gehirns bewusst zu integrieren und sie umfassend zu nutzen, indem wir die Kraft und die Weisheit entwickeln, die es braucht, damit unser Gehirn sich in ein *integriertes Gehirn* transformieren kann.

Prinzipien der Gehirnatmung

Theorie
Teil 3

Die Übungen der Gehirnatmung sind Spiralübungen.
„Spirale“ bezieht sich hier auf universelle Rhythmen und Strukturen,
die allen Bewegungen im Kosmos zugrunde liegen.

Die Ki-Energie verstehen

1. Ki-Energie, das Bindeglied zwischen Körper und Geist

Zur Gehirnatmung gehören Praktiken des bewussten Atmens zur Ansammlung von Lebensenergie und Schaffung eines integrierten Gehirns. Darum ist eine der Grundvoraussetzungen für die Gehirnatmung die Fähigkeit, *Ki* oder Lebensenergie zu spüren und zu benutzen.

Ki ist das Bindeglied zwischen Körper und Geist. Sich bewegendes und frei fließendes Ki ist die Essenz des Lebens. Wenn die Konzentration des Ki eine hinreichende Dichte erreicht, dann wird es in eine Form von Energie umgewandelt, die wir sehen und berühren können. Die ständige Verdichtung und Auflösung von Ki-Energie bildet den Rhythmus der Phänomene des Lebens. Alles, was existiert, unterliegt dem Wandel. Die Dinge, die uns umgeben, und sogar wir selbst sind zeitweilige Manifestationen von Ki-Energie.

Auch wenn wir in jedem Augenblick unseres Lebens in diesen großen Fluss von Energie eingetaucht sind, vermögen wir dessen Strömungen doch nicht zu spüren, solange unsere Sinne nicht darauf eingestimmt sind. Wir können jedoch die uns angeborene Fähigkeit, die subtilen, alles durchdringenden Schwingungen, die unsere Existenz definieren, wahrzunehmen, wecken. Unsere totale Abhängigkeit von rationalem Denken und Sprache hat unsere natürliche Befähigung zum Fühlen des Flusses der Energie überdeckt. Es liegt an uns, sie wieder aufzudecken.

Indem wir Blockaden in unseren Energie-Pfaden beseitigen und die uns angeborene Fähigkeit zum Fühlen des Energieflusses wieder erwecken, können wir unsere Gesundheit und unser natürliches Gleichgewicht wieder finden. Wenn Sie Ihre Sensibilität für das Ki entwickeln und die Ki-Energie in Ihrem Inneren zu würdigen wissen, dann werden Sie das Potenzial Ihres Körpers besser ausschöpfen können. Außerdem werden Sie in der Lage sein, Informationen zu nutzen, die auf Energiepfaden übermittelt werden, denn die spirituelle Kommunikation vollzieht sich als Energieaustausch.

Jin-Ki, die Energie des Geistes

Es gibt drei Arten von Ki-Energie im menschlichen Körper: *Won-Ki* ist die Energie, die Sie geerbt haben, mit der Sie geboren wurden. *Jung-Ki* ist die Energie, die Sie sich durch Nahrungsaufnahme und Atmung aneignen. Und *Jin-Ki* ist die Energie, die durch tiefes, konzentriertes Atmen erzeugt wird. Won-Ki und Jung-Ki werden ohne Anteilnahme des Bewusstseins erzeugt, doch die Erzeugung von Jin-Ki verlangt Konzentration. Die Energie, die in der Gehirnatmung benutzt wird, ist dieses Jin-Ki.

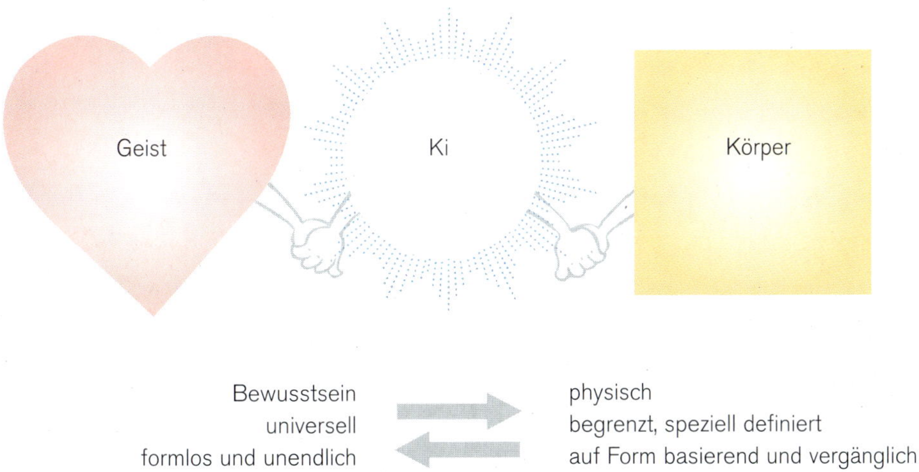

Die Beziehung zwischen Körper, Geist und Ki

Da das Jin-Ki vom Geist (Konzentration) erzeugt wird, variiert sein Zustand (seine Qualität) entsprechend dem Geisteszustand zu einem gegebenen Zeitpunkt. Eine positive Geisteshaltung und ein positiver emotionaler Zustand führen zu einem positiven Energiefluss. Das wird dann wiederum einen beruhigenden Einfluss auf das Gehirn haben und die Frequenz der Gehirnwellen senken. Eine negative Geisteshaltung und negative Gefühle werden eine gegenteilige Wirkung haben. Ist der Fluss des Jin-Ki blockiert oder eingeschränkt, dann wird das Gehirn angespannt, und das führt zu Angst.

2. Pfade des Energieflusses – Meridiane und Akupunkturpunkte

Es gibt drei große Netzwerk-Systeme in unserem Körper. Wir alle wissen vom Kreislaufsystem und vom Nervensystem. Blut und Sauerstoff fließen durch das Kreislaufsystem. Das Nervensystem transportiert Informationen vermittels chemischer Signale. Wenn wir das Kreislaufsystem einmal mit den Rohrleitungen eines Gebäudes vergleichen, dann ist das Nervensystem ein Telefonnetz.

Wenn zwei Rohre zusammengeschraubt werden, bedeutet dies noch nicht, dass auch Wasser darin fließt. Damit das Wasser fließt, braucht es eine Kraft, die es in eine bestimmte Richtung vorantreibt. Und auch wenn zwei Telefone durch Leitungen miteinander verbunden sind, kann man deshalb noch nicht damit kommunizieren. Man braucht auch eine Stromquelle, um die Leitungen und die Apparate unter Spannung zu setzen. Was aber ist die Kraft, die uns antreibt, unser Blut und die Signale unseres Nervensystems? Es ist die Ki-Energie.

Das System der Energiebahnen, entlang derer das Ki durch unseren Körper strömt, wird das Meridian-System genannt. Es ist das dritte Netzwerk-System in unserem Körper. Allerdings sind die Meridiane keine geschlossenen und eindeutig definierten Bahnen, wie es beim Kreislaufsystem und dem Nervensystem der Fall ist. Die Meridiane sind vielmehr Bahnen, entlang derer die Energie mit der größten Dichte fließt. Die Energie fließt nicht durch ein fixiertes, festgelegtes Straßensystem, sondern bildet im Prozess des Fließens ein Netzwerk von Pfaden.

Entlang der Meridiane fließt nicht nur Energie, sondern auch *Information*. Die Informationen, die vom Nervensystem weitergeleitet werden, unterscheidet sich von den vom Meridiansystem weitergeleiteten Informationen. So breiten sich durch das Nervensystem zum Beispiel quantitative Informationen über den Pulsschlag, den Blutdruck und die Körpertemperatur aus. Qualitative Informationen wie etwa „Gefühle" oder „Stimmungen" fließen durch die Meridiane, getragen von einer Welle von Energie. Das Nervensystem ist da für „formelle" Kommunikationsbelange, während das Meridiansystem für die „informellen" Kommunikationsbelange zuständig ist. Wenn Sie jemals Geschäftsabschlüsse getätigt oder ein Rendezvous gehabt haben, dann wissen Sie bereits, dass die „informelle" Kommunikation von Stimmungen und Gefühlen sehr viel wichtiger sein kann als der „formelle" Teil. Wenn uns nur die rein „formelle" Kommunikation zur Verfügung stünde, dann brauchten wir uns nie persönlich zu begegnen. Dann ließe sich alles telefonisch oder über E-Mail regeln.

Das Ki spielt deshalb auf mehreren Ebenen eine Rolle. Es ist die bewegende Kraft hinter solchen körperlichen Lebensfunktionen wie dem Blutfluss oder den Nervensignalen. Aber es sorgt auch für Kommunikationskanäle, durch die Informationen über Stimmungen und Gefühle fließen.

Wenn wir die Ki-Energie einmal mit einem Zug und die Meridiane mit dem Schienennetz vergleichen, dann sind die Akupunkturpunkte oder *Hyul* die Bahnhöfe. *Hyul* bedeutet wörtlich „Loch". Der Begriff bezieht sich auf die Löcher, durch die Energie in den Körper eindringt und aus ihm ausfließt. Der Fluss des Ki hält bei den *Hyul*-Punkten inne, um hier mit der *kosmischen Energie* zu kommunizieren und damit die Organe und Körperteile, die mit dem jeweiligen Akupunkturpunkt in Beziehung stehen, direkt mit Lebensenergie zu versorgen. Wir haben 365 Akupunkturpunkte in unserem Körper und 12 Meridiane.

Wenn die Akupunkturpunkte offen sind und die Energie ungehindert entlang der Meridiane fließen kann, dann besteht in Körper und Geist das optimale

Energiegleichgewicht. Sind unsere Akupunkturpunkte jedoch verschlossen, dann ist das Meridiansystem blockiert und die mangelhafte Energieversorgung wird sich früher oder später als körperliche Krankheit manifestieren.

Wichtige Akupunkturpunkte am Kopf

Hier werden nun die Akupunkturpunkte vorgestellt, die bei der Schulung in der Gehirnatmung besonders wichtig sind. Es wäre sehr hilfreich für Sie, wenn Sie sich mit diesen Punkten vertraut machten.

- **Baek-hwe:** Am Scheitelpunkt lokalisiert, liegt dieser Punkt am Schnittpunkt zweier imaginärer Linien, die einerseits die beiden Ohren und andererseits die Nase und die Wirbelsäule miteinander verbinden. Baekhwe bedeutet wörtlich „Schnittpunkt von einhundert Meridianen". Dies ist der Punkt, an dem die kosmische Energie einströmt.
- **Jun-jung:** Dieser Punkt liegt etwa vier bis fünf Zentimeter vor dem Baekhwe. Dies ist ebenfalls ein Punkt, an dem Energie einströmt. Der Baekhwe wird manchmal auch „Großes himmlisches Tor" genannt, während der Jun-Jung „Kleines himmlisches Tor" genannt wird.
- **In-dang:** Dieser im Westen oft „Drittes Auge" genannte Punkt liegt zwischen Ihren Augenbrauen. Wird dieser Akupunkturpunkt aktiviert, kann es sein, dass sich außersinnliche Wahrnehmungen einstellen.
- **Mi-gan:** Oberhalb der Nasenwurzel gelegen, findet sich dieser Punkt im Zentrum der Vertiefung am Ende des Nasenrückens.
- **In-joong:** Im Zentrum der Vertiefung über der Oberlippe gelegen.
- **Tae-yang:** An den Schläfen gelegen.
- **Ah-mun:** Zwischen dem ersten und dem zweiten Halswirbel gelegen. Dies ist der Punkt, an dem Kopf und Nacken zusammentreffen. Es heißt, dass eine Blockierung dieses Punktes zu Sprachstörungen führt.
- **Ok-chim:** Finden Sie den leicht vorstehenden Punkt an der Rückseite Ihres Kopfes. Der Ok-chim besteht aus zwei getrennten Punkten, die jeweils etwa 2,5 Zentimeter rechts und links dieser Ausbuchtung lokalisiert sind.

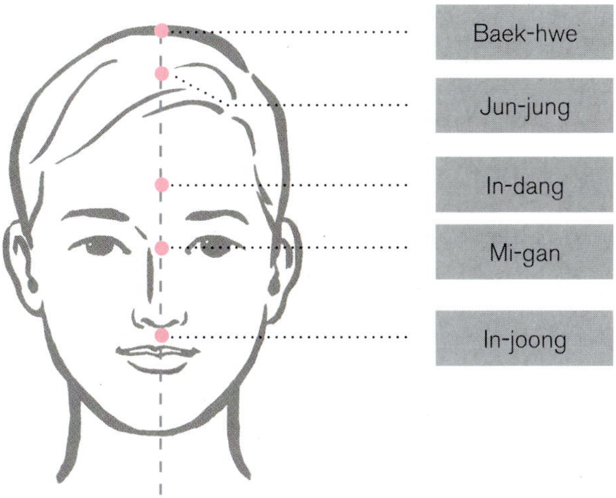

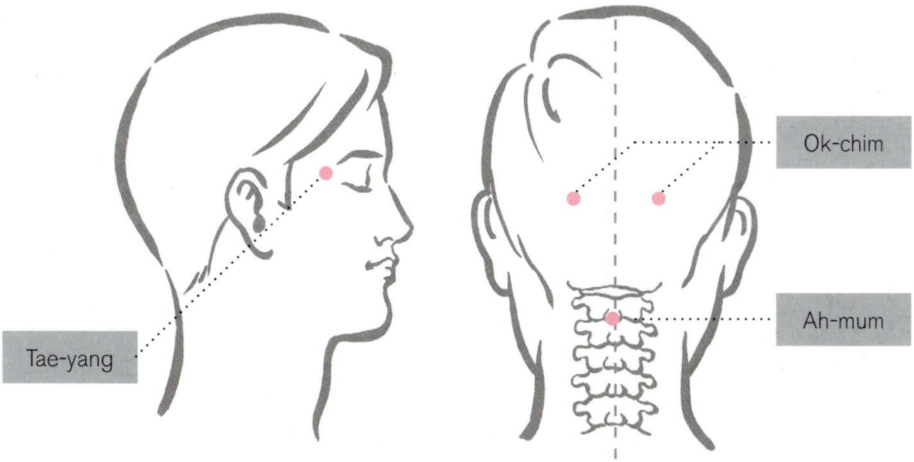

Wichtige „Hyul"-Punkte am Kopf

3. Gehirnatmung und das Dahn-jon-System

Dahn-jon bedeutet wörtlich „Energie-Feld". Dies bezieht sich auf einen Ort im Körper, an dem Energie gesammelt und gespeichert wird. Wenn Sie genügend darin geschult sind, die Energie zu spüren, dann können sie ganz konkret fühlen, wie sich Energie im Dahn-jon sammelt.

Wir haben drei innere Dahn-jons und vier äußere Dahn-jons, was insgesamt sieben Dahn-jons ergibt. Dahn-jon bedeutet im Grunde dasselbe wie der Sanskrit-Begriff Chakra. Die inneren Dahn-jons liegen im Unterbauch etwa fünf Zentimeter unterhalb des Nabels (Unteres Dahn-jon), in der Brustmitte (Mittleres Dahn-jon) und am In-dang-Punkt (Oberes Dahn-jon). Die vier äußeren Dahn-jons liegen jeweils in den Handflächen und auf den Fußsohlen.

Ist auch nur ein Dahn-jon blockiert und der Energiefluss darin behindert, dann wird sich das als körperliches Unwohlsein und Krankheit manifestieren. Der Energiefluss durch das Dahn-jon-System lässt sich durch Atemarbeit fördern, was zu einem allgemeinen Gleichgewicht und Gesundheit führt.

Die Dahn-jons und die Struktur des Gehirns

Die drei inneren Dahn-jons werden definiert durch die Rolle, die sie spielen. Das Untere Dahn-jon hängt mit dem physischen Körper zusammen; es fungiert als ein Energiereservoir, in dem Energie zur Weiterleitung durch den Körper gespeichert wird. Wird Ihr Unteres Dahn-jon gestärkt, dann wird das allgemeine Energiegleichgewicht im Körper wieder hergestellt und dadurch Ihre natürliche Selbstheilungskraft verstärkt. Sie werden mehr Geduld und mehr Antriebskraft aufweisen und ein stärkeres Selbstvertrauen besitzen. Rot ist die symbolische Farbe des Unteren Dahn-jon.

Das Mittlere Dahn-jon hat mit der Kontrolle der Energie zu tun. Es liegt genau in der Brustmitte, zwischen den Brüsten. Da an diesem Punkt die Gefühlsenergie kontrolliert wird, verleiht uns eine Stärkung des Mittleren Dahn-jon ein friedliches und liebevolles Gefühl. Eine Blockade des Mittleren

Dahn-jon, zu der es aufgrund von negativen Gefühlen und Stress kommen mag, kann eine schädigende Wirkung auf das Nervensystem haben und zu vielen verschiedenen Krankheiten führen. Die Farbe des Mittleren Dahn-jon ist Gold.

Das Obere Dahn-jon ist eng mit den spirituellen Aspekten unserer Existenz verbunden. Wird das Obere Dahn-jon gestärkt, dann erwacht unser spiritueller Körper und wir fühlen eine direkte Verbindung zur göttlichen Energie des Kosmos. Blauviolett ist die symbolische Farbe des Oberen Dahn-jon.

Auch wenn sie jeweils eine unterschiedliche Rolle spielen, bilden die Dahn-jons doch ein wechselseitig verknüpftes System der höchsten Ordnung. Die drei inneren Dahn-jons und die drei Strukturen des Gehirns stehen ebenfalls miteinander in Verbindung. Das Untere Dahn-jon fungiert

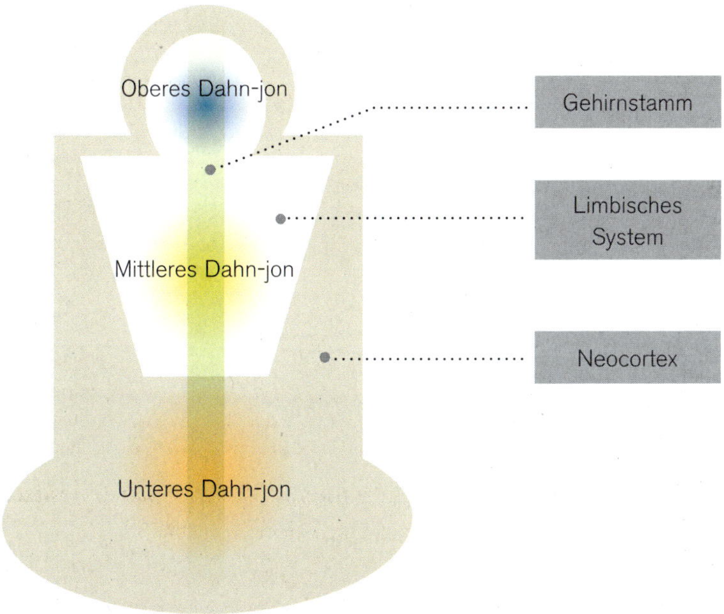

Die dreischichtige Struktur des Gehirns und des Dahn-jon-Systems

als Zentrum des Bereiches, der vom Großhirn kontrolliert wird. Das Mittlere Dahn-jon hat eine Beziehung zum Limbischen System des Gehirns, und der Gehirnstamm durchdringt und vereinigt alle drei Dahn-jons zu einer Ganzheit. Wenn Sie die drei Dahn-jons stärken und lernen, die drei Schichten Ihres Gehirns bewusst wieder zu integrieren, dann werden Sie körperliche und emotionale Gesundheit ebenso entwickelt haben wie Ihr Gewissen, Ihre intellektuellen Fähigkeiten und eine Spiritualität der höchsten Ordnung.

Drei Prinzipien der Gehirnatmung

1. Su-Seung-Hwa-Gang (Wasser aufwärts, Feuer abwärts)

Feuer strebt aufwärts, Wasser läuft nach unten. Dies scheint völlig natürlich zu sein. Dies zeigt die Richtung des Energieflusses an, hin zu einer Zunahme der Entropie, die letztlich zu einem statischen Gleichgewicht, zu einer Unverbundenheit und Bewegungslosigkeit führt. Doch dies ist nur die Hälfte der Geschichte. Es gibt einen anderen, ebenso natürlichen und dynamischeren sowie lebendigeren Fluss von Energie, bei dem das Wasser aufwärts strebt und das Feuer absteigt. Er wirkt das Wunder der spontanen Abnahme von Entropie. Dies sind die Lichtblitze in der Dunkelheit und das Funkeln im Ozean. Dies ist das Geheimnis dessen, was wir Leben nennen, einschließlich des gesamten Spektrums der kosmischen Ordnung, von einer einzelnen Zelle bis hin zum gesamten Universum.

Das diesem natürlichen Fluss von Energie zugrunde liegende Prinzip ist *Su-Seung-Hwa-Gang*, das heißt „Wasser aufwärts, Feuer abwärts". Ist der menschliche Körper im Gleichgewicht, dann steigt die kühle Wasserenergie auf der Rückseite des Körpers aufwärts zum Kopf, während die heiße Feuerenergie durch die Vorderseite in den Unterbauch absteigt und so einen Energiekreislauf vollendet. Durch die Wiederholung dieses Kreislaufs bewahrt das Leben sein Gleichgewicht und seine Fortdauer.

Das Prinzip des Su-Seung-Hwa-Gang lässt sich überall in der Natur beobachten. Denken wir nur an den Kreislauf des Wassers auf der Erde. Wenn die Feuerenergie der Sonne abwärts auf die Erde scheint, verdunstet die Wasserenergie der Ozeane und Meere in der Form von Wolken nach oben. Dann fällt sie in der Form von Regen wieder nach unten. Lassen Sie uns auch daran denken, wie Pflanzen zu ihrer Energie kommen. So einfach wie möglich formuliert, kann man sagen, dass Pflanzen die Feuerenergie von oben empfangen und die Wasserenergie aus der Feuchtigkeit des Bodens nach oben ziehen. Durch diesen Energiekreislauf wachsen Pflanzen und Bäume und tragen Früchte. Wenn der Boden im Winter zu stark gefroren ist, so dass die Pflanzen kein Wasser nach oben ziehen können, fallen die Blätter auf den Boden und es werden keine Früchte hervorgebracht. Das Leben verfällt in einen Schlaf, bis der natürliche Energiekreislauf erneut möglich ist.

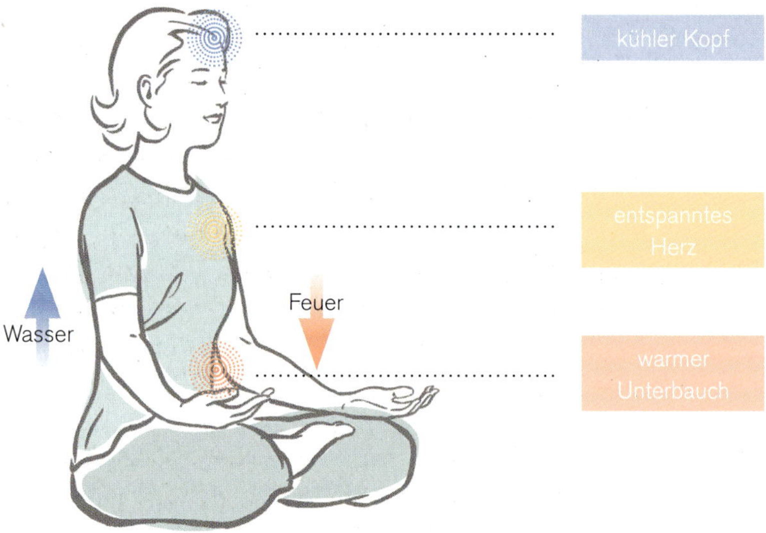

Das Prinzip des Su-Seung-Hwa-Gang

Das Prinzip des Su-Seung-Hwa-Gang lässt sich ebenso gut auf den menschlichen Körper anwenden. Hier erzeugen die Nieren die Wasserenergie, während das Herz die Feuerenergie erzeugt. Ist unser Energiefluss sanft und ausgeglichen, dann gibt das Dahn-jon Hitze an die Nieren ab und treibt das Wasser damit aufwärts. Dieses kühlt die Hitze im Herzen ab, so dass die Feuerenergie absteigt. Steigt die Wasserenergie entlang der Wirbelsäule auf, fühlt sich das Gehirn kühl und erfrischt. Und wenn die Feuerenergie aus der Brust absteigt, dann werden der Unterbauch und die Gedärme warm und geschmeidig.

Bei intensivem und lang anhaltendem Stress kann der natürliche Energiefluss gestört werden, so dass wir ein „erhitztes“ Gehirn bekommen. Damit das Gehirn gesund ist, muss man kühlen Kopf bewahren. Der Zustand des Su-Seung-Hwa-Gang optimiert die Gehirnaktivität und verleiht Vitalität sowie die kühle Weisheit der Urteilskraft eines friedvollen Geisteszustands.

Wird andererseits der Energiefluss umgekehrt und die Feuerenergie steigt auf, während die Wasserenergie absinkt, dann können Ihr Unterbauch verspannt und Ihre Schultern und Ihr Nacken steif werden. Ihr Herzschlag mag dann unregelmäßig werden und Sie werden sich wahrscheinlich müde fühlen. In diesem Zustand haben viele Menschen Probleme mit der Verdauung, weil der Darm angespannt ist. Dieser Zustand kann zu chronischer Verstopfung führen sowie zu Schlaffheit im Unterbauch. In ernsten Fällen kann es zu kalten Gliedmaßen, hohem Blutdruck und Schlaganfällen kommen.

Es gibt zwei häufige Gründe für eine Fehlfunktion des Su-Seung-Hwa-Gang. Der erste Fall tritt ein, wenn das untere Dahn-jon, dessen Funktion es ist, Energie anzuziehen und zu speichern, zu schwach ist, um seine Aufgabe effektiv zu erfüllen. In diesem Fall wird intellektuelle Energie dazu führen, dass Feuer in das Gehirn aufsteigt. Die zweite Möglichkeit ist Stress, der eine negative Wirkung auf das Absteigen der Energie durch das Mittlere Dahn-jon hat. Wenn dieser Fluss blockiert ist, dann staut sich die Energie und drängt wieder zurück in den Kopf, was zu Angst und Nervosität führt.

2. Jung-Choong (physische Energie ist aufgefüllt), Ki-Jang (der Energiekörper wird stark) und Shin-Myung (der spirituelle Körper wird durchscheinend)

Um es noch einmal zu sagen: Man kann beim menschlichen Körper den physischen, den energetischen und den spirituellen Körper unterscheiden. In der traditionellen koreanischen Terminologie nennt man den physischen Körper *Jung*, den Energiekörper *Ki* und den spirituellen Körper *Shin*. Diese drei Aspekte werden auch als *Sam-Bo* bezeichnet, was die „Drei Schätze" des menschlichen Körpers heißt. *Jung-Choong*, *Ki-Jang* und *Shin-Myung* korrelieren mit dem Prozess der Energiekontrolle und Reifung und liefern letztlich eine Landkarte für die Vervollkommnung der Seele. In der Gehirnatmung repräsentieren *Jung-Choong*, *Ki-Jang* und *Shin-Myung* auch die totale Integrierung der drei Schichten des Gehirns.

Jung-Choong: Ich bin nicht mein Körper, sondern der Körper ist mein

Jung, der physische Körper, ist das Gefäß des irdischen Lebens, das Sie von Ihren Eltern erhalten haben. Der physische Körper wird durch Atmen und Essen erhalten. Das Untere Dahn-jon, das mit dem physischen Körper in Verbindung steht, wird mit der der Nahrung und dem Atem entzogenen Jung-Energie aufgefüllt. Wenn Sie die Ebene des *Jung-Choong* (Jung ist aufgefüllt) erreicht haben, dann haben Sie durch die Erfüllung des Unteren Dahn-jon den optimalen physischen Zustand erreicht. In diesem Zustand besitzen Sie größere Anpassungsfähigkeit an neue Umgebungen und erhöhte Widerstandskraft gegen Krankheiten. Wenn Ihr Jung „gefüllt" ist, dann erfahren Sie die Wahrheit des Satzes „Ich bin nicht mein Körper, sondern der Körper ist mein". Sie werden in der Lage sein, Ihre sexuelle Energie zu kontrollieren und Sie nach Ihrem Belieben zu lenken.

Ich bin nicht mein Geist, sondern der Geist ist mein

Ki, der Energiekörper, kontrolliert hauptsächlich mithilfe des Mittleren Dahn-jon die mentale und emotionale Energie des Körpers. Damit das *Ki* stark oder reif wird, muss Ihr Herz sich öffnen, um den natürlichen Zustrom von Liebe und Frieden im Inneren zu empfangen. Eine Stärkung des *Ki* ermöglicht uns die willkürliche Kontrolle der Gefühlsenergie. Dann werden Sie erkennen, dass Sie nicht Ihre Gefühle und Gedanken sind, sondern dass Sie Ihre Gefühle und Gedanken meistern können.

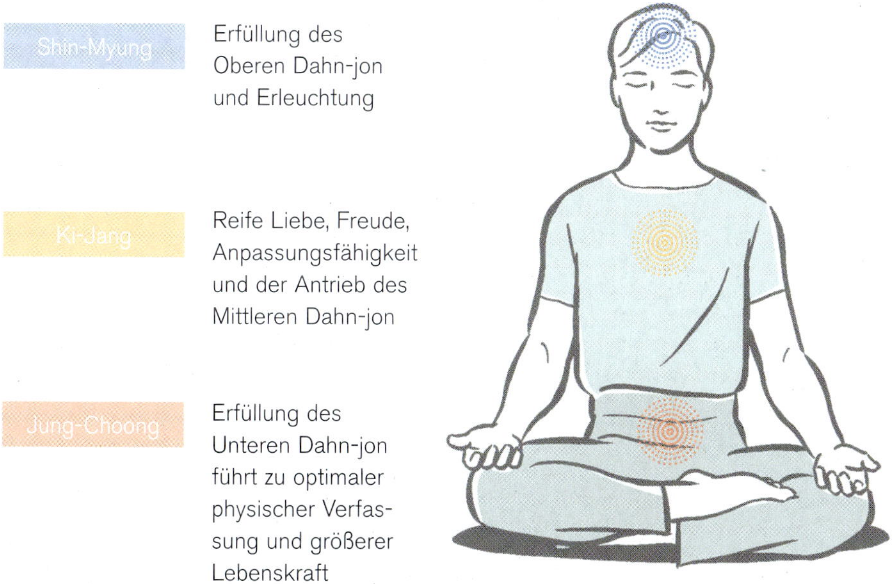
Shin-Myung
Erfüllung des Oberen Dahn-jon und Erleuchtung
Ki-Jang
Reife Liebe, Freude, Anpassungsfähigkeit und der Antrieb des Mittleren Dahn-jon
Jung-Choong
Erfüllung des Unteren Dahn-jon führt zu optimaler physischer Verfassung und größerer Lebenskraft

Die Prinzipien des Jung-Choong, Ki-Jang und Shin-Myung

Shin-Myung – was wollen Sie mit Ihrem Körper und Geist anfangen?

Shin-Myung repräsentiert das Stadium der Gefülltheit des Oberen Dahn-jon. In diesem Stadium hat Ihr Bewusstsein eine höhere Stufe des Gewahrseins erreicht; Sie haben die vollständige Integration des physischen energetischen und spirituellen Körpers verwirklicht und damit ein Gefühl für den Sinn des Lebens. Jetzt werden Sie höhere Einsicht und ein besonderes Unterscheidungsvermögen entwickeln und werden im Hinblick auf materielle Prozesse um die zugrunde liegenden Prinzipien „wissen", ohne dass Sie bewusst etwas darüber gelernt haben. Kreativität wird zu Ihrem ständigen Begleiter, und Sie werden in allen Situationen, in denen Sie sich finden, das starke Bedürfnis verspüren, Harmonie und Ordnung herbeizuführen. Sobald Ihr *Shin* strahlend hell geworden ist, werden Sie nur noch zwei bis drei Stunden Schlaf pro Nacht benötigen.

3. Shim(Geist)-Ki(Energie)-Hyul(Blut)-Jung(Körper)

Das Prinzip des *Shim-Ki-Hyul-Jung* besagt: „Worauf das Bewusstsein gerichtet ist, dorthin fließt die Energie, die Blut mit sich führt und den Körper transformiert." Dies bedeutet, dass Bewusstsein die wahre Wirklichkeit hinter der Realität der Form ist.

Atmen Sie einige Male ein und aus, um Ihren ganzen Körper zu entspannen. Dann richten Sie Ihre Aufmerksamkeit auf die Mitte Ihrer Handflächen. Bleiben Sie konzentriert und stellen Sie sich vor, dass Ihre Handflächen wärmer werden als der Rest Ihres Körpers. Wenn Sie nun nach einiger Zeit mit einem Thermometer die relative Temperatur messen, werden Sie feststellen, dass Ihre Handflächen tatsächlich wärmer sind als der Rest Ihres Körpers. Das liegt daran, dass Ihre bewusste Konzentration Energie in Ihre Handflächen gelenkt hat, was zu verstärkter Blutzufuhr und Wärme geführt hat.

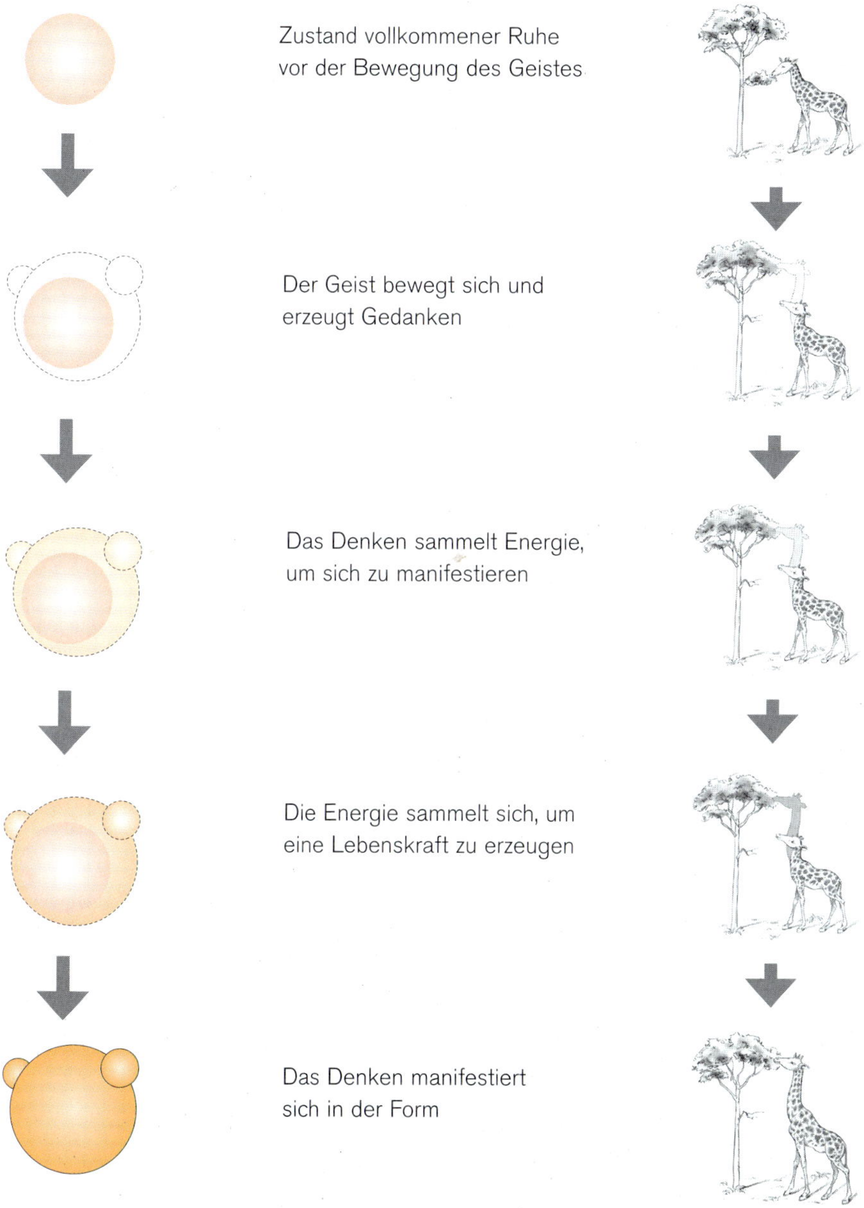

Das Prinzip des Shim-Ki-Hyul-Jung

Sobald Sie Ihre Sensibilität weiterentwickelt haben, werden Sie fähig, Energie in einen beliebigen Teil Ihres Körpers zu senden. Damit können Sie ein bestimmtes Körperteil nach Wünsch erwärmen oder abkühlen. Mithilfe eines erstaunlichen Schalters, der in der Tiefe unseres Bewusstseins vorhanden ist, können wir die unendliche Energie des Kosmos willkürlich anzapfen. *Mit zunehmender Konzentration wächst auch das Vermögen, den Zugang zu dieser Energie zu kontrollieren.*

Wenn es Ihnen gelingt, Bewusstsein, Energie und Körper in einem einzigen Wunsch zusammenzubringen, und wenn Sie die Kraft und die Reife entwickelt haben, diesen einen Wunsch aufrechtzuerhalten, dann werden Sie entdecken, welch erstaunliche Kraft ein Wunsch haben kann. Sie werden erleben, wie ein Wunsch, ein Gedanke in Ihrem Bewusstsein, in der Welt der Form Gestalt annimmt. Sie werden dann im wahrsten Sinn des Wortes zu einem Schöpfer geworden sein.

Damit Sie das Prinzip des Shim-Ki-Hyul-Jung besser verstehen, stellen Sie sich vor, dass Sie ein Vergrößerungsglas benutzen, um die Strahlen der Sonne zu bündeln. Wenn Sie das Glas hin und her bewegen, statt es an einem Ort zu fixieren, dann wird das Sonnenlicht zerstreut. Wenn Sie jedoch den genauen Brennpunkt für längere Zeit an einer Stelle fixiert halten, dann wird das gebündelte Sonnenlicht so stark, dass die Hitze schließlich Feuer hervorbringt. Unsere Gedanken sind ähnlich machtvoll; sie vermögen eine konzentrierte Energie zu erzeugen, die unsere göttliche schöpferische Kraft zum Ausdruck bringt.

Das Unsichtbare erzeugt das Sichtbare

Das Prinzip des Shim-Ki-Hyul-Jung ist zugleich das Prinzip, das der Gehirnatmung zugrunde liegt, und das Grundgesetz des Universums. Es lenkt den Prozess der Evolution, der Schöpfung und der Existenz aller Dinge. Sobald das Bewusstsein konzentriert wird, beginnt Energie sich zu sammeln. Dies führt dann wiederum dazu, dass das Material angezogen wird, das notwendig ist, um die Essenz des konzentrierten Bewusstseins zu manifestieren. Das

„Hyul“ in diesem Prinzip bezieht sich auf alle Arten von Material, die benötigt werden, um die Form und Gestalt eines Wunsches zu erzeugen. Mit *Shim-Ki-Hyul-Jung* ist also der Prozess gemeint, in dem das unsichtbare Bewusstsein durch die Macht der Konzentration eine greifbare Form erzeugt.

Letztlich wird alles Sichtbare vom Unsichtbaren erzeugt. Die Welt der Form ist deshalb durch die Konzentration unseres Bewusstseins erschaffen worden. Die all dem zugrunde liegende Regel der Schöpfung ist ganz einfach ... Sie brauchen sich nur zu fragen: „Was will ich wirklich?“

Dies ist auch der Grund dafür, dass alle Weisen in der Geschichte der Menschheit uns ermahnt haben, mit unserem Geist und unseren Gedanken vorsichtig umzugehen. Ein unbewusster Wunsch bleibt ein Wunsch, und ein unbewusster Fluch ist immer noch ein Fluch. Es ist deshalb von entscheidender Bedeutung, dass Sie sich stets dessen bewusst sind, was Sie denken und wie Sie reden oder handeln. Sie müssen zudem die Disziplin und den Willen entwickeln, Ihre Worte und Taten mit Ihren Wünschen in Einklang zu bringen. Das Universum ist voll von Information und Energie, die Sie heranziehen können, um Ihre innersten Träume und Visionen – welche immer das sein mögen – zu realisieren.

Zweck und Nutzen der Gehirnatmung

Theorie
Teil 4

Das Ziel der Gehirnatmung ist,
ein integriertes Gehirn zu entwickeln.
Ein „integriertes Gehirn" ist ein kreatives,
friedfertiges und produktives Gehirn.

Gesundheit aus der Sicht der Gehirnatmung

Was ist Gesundheit? Wir definieren Gesundheit oft als die Abwesenheit von Krankheit, aber diese Definition ist zu eng und vielleicht nur ihm Rahmen der westlichen Schulmedizin anwendbar. Aus der Sicht der Gehirnatmung ist die Definition von Gesundheit wesentlich umfassender. Für die Gehirnatmung ist Gesundheit der Zustand, in dem wir „in der Lage sind, unsere Energie und unseren Körper unseren bewussten Absichten entsprechend voll und ganz zu nutzen". Damit wir unseren Körper voll und ganz unseren bewussten Wünschen entsprechend gebrauchen können, müssen unsere Sinne erwacht sein. Unser Körper sollte in optimaler Verfassung sein und über einen großen Vorrat von Energie verfügen. Und das Wichtigste ist die Erkenntnis, dass wir tatsächlich die Meister unseres Körpers sind.

Die Gehirnatmung erweckt die Sinne des Körpers, verbessert die Leistung von Muskeln, Organen und Gelenken und verbessert damit insgesamt unseren Gesundheitszustand. Wie der Name schon sagt, hat die Gehirnatmung die Wirkung, die Sauerstoffzufuhr zu unserem Gehirn zu vergrößern, so dass der Wirkungsgrad der Gehirnzellen vergrößert wird. Da das Gehirn unsere sämtlichen körperlichen Funktionen kontrolliert, ist die Verbesserung der Gesundheit des Gehirns der schnellste Weg zur Verbesserung der gesamten Gesundheit. Gehirnatmung verlangsamt die Alterung des Gehirns und hilft unter anderem, Alzheimer und vorzeitige Senilität zu vermeiden.

Mehr als jeder andere Teil unseres Körpers ist das Gehirn von einer ununterbrochenen Zufuhr von Blut und Sauerstoff abhängig. In der Tat sind die meisten der verbreiteten Gehirnerkrankungen, wie etwa Parkinson, Alzheimer und Gehirnschlag, zum Teil ein Ergebnis eines Mangels an dauernder und gleichmäßiger Blutversorgung des Gehirns, was zu beträchtlicher Schädigung von Gehirnzellen führen kann. Probleme mit der Blutzufuhr hängen oft mit diesen zugrunde liegenden Problemen mit dem Energiefluss zusammen. Die Gehirnatmung wirkt darauf hin, die zugrunde liegenden Probleme mit dem Energiefluss zu beseitigen, so dass es nicht zu ernsthaften physischen Schäden kommt.

Wahre körperliche Gesundheit lässt sich nur erlangen, wenn wir realisieren, dass wir unser eigener Meister sind. Dieses Konzept wird von den beiden folgenden Sätzen schlicht und einfach formuliert: „Ich bin nicht mein Körper, sondern der Körper ist mein. Ich bin nicht mein Geist, sondern der Geist ist mein." Unser Körper ist nicht dazu da, dass wir ihn anbeten, sondern dass wir ihn zu einem bestimmen Zweck nutzen.

Gehirnatmung und Glück

Auch wenn wir von der Gesundheit unseres Geistes sprechen, müssen wir das Konzept der Meisterschaft betonen. Haben Sie wirklich einen gesunden Geist, nur weil Sie nicht an einer Gehirnkrankheit leiden? Der Geist ist sehr viel komplexer und unergründlicher als der Körper. Wie viel wissen wir denn in diesem Moment über unseren Geist und seinen Gebrauch? Praktisch gesehen: Wie gut wissen wir unseren Geist zur Lenkung unserer Gefühle und Gedanken entsprechend unseren Wünschen zu gebrauchen?

Obwohl ein jeder von uns seine persönlichen Erfordernisse für das Glück hat, garantiert die Erfüllung dieser Erfordernisse noch längst nicht, dass sie oder er tatsächlich glücklich ist. Die Gier ist geradezu grenzenlos und erzeugt ständig neue Wünsche und zahllose Bedingungen für unser Glück. Ein Glück, das von günstigen äußeren Umständen abhängig ist, kann nur vorübergehender Natur sein. Glück in seiner Quintessenz ist ein vollständiges Verständnis unserer Existenz auf Erden. Und es liegt an Ihnen, ob Sie diese verstehen wollen oder nicht. Wir haben also die Wahl, ob wir glücklich sind oder nicht. Es läuft alles darauf hinaus, wie gut Sie Ihren Geist, Ihr Gewahrsein, Ihre Gedanken und Ihre Gefühle bewusst lenken.

Ihre Gedanken und Gefühle Ihrem Willen entsprechend zu lenken ist eine Sache der Macht des Bewusstseins. Bewusst unseren Geist zu bewegen ist weitaus schwieriger, als unseren Körper zu bewegen. Wie viele von uns halten an bestimmten Gedanken und Gefühlen fest, obwohl sie wissen, dass diese schädlich sind? Wie oft lassen wir unser Leben von Unsicherheit und negativen Gefühlen aus der Vergangenheit beherrschen?

Wir haben die Wahl, glücklich zu sein

Die Gehirnatmung lehrt uns und gibt uns die Kraft, mit negativen Gedanken und Gefühlen auf einer energetischen und spirituellen (Informations-) Ebene auf angemessene und reife Art und Weise umzugehen. Sie lehrt uns, dass wir tatsächlich die Wahl haben, glücklich zu sein. Wenn Sie wirklich begriffen haben, dass Sie die Wahl haben, glücklich zu sein, dann müssen keine besonderen Erfordernisse mehr erfüllt sein, damit Sie glücklich sein können. Ihr Glück ist dann nicht mehr von anderen abhängig. Sie werden nicht mehr jemand sein, der um Glück bettelt, sondern Sie werden jemand sein, der selbst anderen Glück spendet.

Bewusste Kontrolle über die eigenen Gefühle zu besitzen bedeutet nicht, dass Sie keine Gefühle mehr haben. Ein *emotionaler* Mensch zu sein ist etwas ganz anderes, als ein *emotional reicher* Mensch zu sein. Sind Sie fähig, Ihre Gefühle und Gedanken zu kontrollieren, so ist das, als wären Sie der Dirigent eines großen Orchesters. Je nach der jeweiligen Situation vermögen Sie den Fluss, das Tempo und die Tonlage Ihrer Gefühle und Gedanken zu kontrollieren. Sie werden in der Lage sein, sich an Dingen zu erfreuen, statt von Ihren eigenen Gefühlen und Gedanken beherrscht zu werden. Sie werden erkannt haben, dass Sie nicht Ihr Geist sind, sondern dass der Geist Ihrer ist.

Sind wir fähig, auf diese meisterliche Weise mit unseren Gefühlen umzugehen, dann wird die Unterscheidung zwischen negativen und positiven Gefühlen hinfällig. Auch wenn zum Beispiel Zorn im Allgemeinen als ein negatives Gefühl gilt, kann Zorn, der sich zur rechten Zeit und in der rechten Tonlage auf das rechte Ziel richtet, unser Wachstum fördern. Zorn kann ein Hilfsmittel zur Verbesserung der Welt sein. Er kann Ausdruck unseres Gewissens sein und uns die Kraft geben, das, was in der Welt schief läuft, gerade zu richten.

Wenn wir in der Gehirnatmung von einem gesunden Geist sprechen, dann meinen wir Folgendes: ein Mensch von emotionalem Reichtum zu sein, ohne von unseren Gefühlen beherrscht zu werden. Geistig gesund zu sein heißt, Meister über den Fluss, die Tonlage und das Tempo unserer Gedanken und Gefühle zu sein. Einen Menschen, der dies erreicht hat, kann nichts auf der Welt mehr unglücklich machen, weil er weiß, dass er die Wahl hat, glücklich zu sein.

Gehirnatmung und Erleuchtung

Da wir jedoch spirituelle Wesen sind, können wir uns nicht mit bloßer körperlicher und geistiger Gesundheit zufrieden geben. Unsere Seele stellt unsere letzte Wirklichkeit, unseren wahren Meister dar. Unsere Seele will vermittels der physischen, mentalen und emotionalen Erfahrung auf dieser Erde sich selbst erkennen, ihr eigenes Wachstum vorantreiben und in sich selbst vollkommen werden. Wird dieser spirituelle Instinkt nicht befriedigt, dann fühlt sich unser Leben tief in unserem Herzen „irgendwie hohl" an, ganz gleich, wie viele materielle Befriedigungen uns zuteil werden.

Die Gesundheit des Körpers und des Geistes ist kein Selbstzweck. Wenn wir sagen „Ich bin nicht mein Körper, sondern der Körper ist mein" und „Ich bin nicht mein Geist, sondern der Geist ist mein", wer ist dann das „Ich", von dem wir sprechen? Zu welchem Zweck besitzt dieses „Ich" einen Körper und einen Geist? Solange wir die Antwort auf diese Fragen nicht finden, finden wir niemals wirkliche Erfüllung in diesem Leben.

Wir definieren Gesundheit als die Fähigkeit, Körper und Geist unseren Wünschen entsprechend zu lenken. Aber *wessen* Wünsche meinen wir damit? Nach Ansicht der Gehirnatmung gehört zur Gesundheit letztlich auch die Gesundheit der Seele. Solange unsere spirituelle Natur nicht in der Gleichung enthalten ist, können wir auch keinen völlig gesunden Zustand erreichen. Zu erkennen, dass jenes „Ich" unsere Seele ist, das ist Erleuchtung. Und Erleuchtung ist eine Vorbedingung für totale Gesundheit. Wenn Sie wirklich wissen, wer Sie sind, dann werden Sie auch wissen, was der Sinn Ihres Lebens ist und welche Rolle Ihr Körper und Ihr Geist in diesem Abschnitt Ihrer Reise spielen.

Der Matrix entfliehen

Durch das spirituelle Erwachen werden wir aus einer Matrix von Annahmen und Vorurteilen befreit. Wir erkennen, wer wir wirklich sind, und entwickeln Weisheit, Liebe und den Wunsch, uns um andere zu kümmern. Wir begreifen, dass Information einfach nur Information ist und keine absolute Wahrheit. Erkennen wir, dass wir Information in dieser Welt benutzen können, statt von ihr benutzt zu werden, dann erlaubt uns das, die Mauer der illusorischen Matrix, die uns umgibt, niederzureißen.

Wenn Sie verstehen, wer Sie wirklich sind, dann gibt Ihnen das nicht nur die Macht, zu wählen, sondern auch die Verantwortung für Ihre Wahl. Wenn Sie erkennen, dass Ihre Seele Ihre wahre Wirklichkeit ist, erlaubt Ihnen das, deren wahre Natur bedingungsloser Liebe und absoluten Friedens zum Ausdruck zu bringen, da Sie ohne jeden Zweifel wissen, dass tatsächlich alles eins ist. Darum ist eine erwachte Seele frei von der illusorischen Matrix der Welt; sie weiß, was nötig ist, um ihre wahre Natur von Liebe und Frieden zu verwirklichen, und handelt auf der Grundlage dieses Wissens. Die Gehirnatmung fördert das bewusste Gespräch mit Ihrer eigenen Seele und führt Sie dazu, Ihr wahres Selbst zu erkennen. Gehirnatmung ist Atmen für die Seele.

Im physiologischen Sinne ist Erleuchtung ein Zustand, in dem alle drei Schichten des Gehirns auf vollkommen integrierte Weise funktionieren. Sie ist die Integration der Lebenskraft, die im Gehirnstamm enthalten ist, mit dem emotionalen Reichtum des Limbischen Systems und der kreativen Intelligenz des Großhirns. So sieht ein *ganzer* Mensch aus. Wir bedürfen der Gesundheit, des Glücks und der Erleuchtung, weil wir Wesen sind, die aus Jung, Ki und Shin bestehen, welche Körper, Energie und Geist repräsentieren. Gesundheit, Glück und Erleuchtung sind notwendig in unserem Leben, damit sie die Rolle erfüllen können, die ihnen zugedacht ist.

Darum ist eine einfache, aber tiefgründige Definition von Gesundheit die folgende: *Gesundheit ist ein Zustand, in dem wir einhundert Prozent der Funktion und der Kraft des Körpers und des Geistes benutzen können, um den Zweck unseres Lebens zu erfüllen, einen Zweck, den wir gewählt haben, indem wir zu unserer spirituellen Wirklichkeit erwacht sind.*

Auf der Suche nach Yullyo vom Großhirn zum Gehirnstamm

Wenn man ein Atom immer weiter spaltet, um die kleinsten Partikeln der Materie zu finden, dann finden wir, dass die Materie schließlich ihre Identität verliert und mit der Universalität des Kosmos verschmilzt. Dies beweist in einem ganz realen Sinne die Einheit des Universums. Dasselbe gilt auch für das menschliche Bewusstsein.

Solange unser Denken auf den logischen, rationalen Bereich des Neocortex beschränkt bleibt, scheint die Welt aus einzelnen, voneinander unterscheidbaren Teilen zu bestehen. Sobald wir in die Welt des Limbischen Systems eintreten, erkennen wir, dass wir alle dieselbe emotionale und instinktive Grundausstattung besitzen, eine Gemeinsamkeit, die auf der Ebene des Gehirnstamms – durch den wir alle mit derselben Lebensenergie, die den Kosmos belebt, verbunden sind – sogar noch ausgeprägter ist. Und innerhalb des Gehirnstamms begegnen wir *Yullyo*, dem grundlegenden Rhythmus des Kosmos, dem Klang der Schöpfung selbst. Wir begegnen Yullyo nicht in Gestalt einer abstrakten intellektuellen Übung, sondern durch eine Erfahrung, die Vergangenheit, Gegenwart und Zukunft transzendiert. Wir gehen über die irrige Vorstellung hinaus, nach der das „Ich" vom „Du" getrennt ist, und tauchen in die allumfassende Schwingung des Yullyo ein. Yullyo ist grundsätzlich die allgegenwärtige Schwingung des Lebens.

In Johannes 1.1 heißt es: „Im Anfang war das Wort." Mit diesem „Wort" ist keine menschliche Rede gemeint, sondern das Licht, der Klang und die Schwingung, die die Realität alles Lebens im Universum ausmachen – die unser Herz schlagen lassen, die die Erde um die Sonne kreisen und die Sterne hell leuchten lassen. Der Moment, in dem Sie Yullyo begegnen, ist der Moment, in dem Sie Ihr wahres Selbst erkennen. Der dunkle Nebel unseres Bewusstseins hebt sich plötzlich aufgrund der frischen Brise unserer Seele.

Die Begegnung mit Yullyo ist charakterisiert durch einen Reichtum an Emotion, gesundes Bewusstsein, reiche Kreativität und eine strahlende Vision des Lebens, die weit genug ist, um alles Leben auf der Erde zu umfangen. Das Gewahrsein und die Erfahrung von Yullyo wird es Ihnen ermöglichen, die Vision einer weiteren und schöneren Welt zu pflegen. In der Terminologie der Gehirnatmung könnte man sagen, dass Yullyo die Lebensenergie des Gehirnstamms, den emotionalen Reichtum des Limbischen Systems und die kreative Intelligenz des Großhirns miteinander vereinigt, so dass Sie als ein Neuer Mensch wiedergeboren werden.

Gehirnatmung und der Neue Mensch

Alles in allem ist die Gehirnatmung eine Schulung von Körper, Geist und Seele, die darauf ausgerichtet ist, sie in einen Neuen Menschen zu transformieren. Ein Neuer Mensch ist dadurch charakterisiert, dass er zur Wahrheit des Lebens erwacht ist, was ihn zu emotionalem Reichtum, harmonischem Verhalten und hellem Gewahrsein geführt hat. Die Gehirnatmung lüftet den Schleier des Geheimnisvollen, der die Erleuchtung verhüllt, und lädt alle Menschen ein, am Glück teilzuhaben, indem sie den körperlichen, den energetischen und den spirituellen Weg zu vollkommener Gesundheit miteinander kombinieren.

Die Umwandlung des Bewusstseins durch Erfahrung und Gewohnheit

Eine der einzigartigen Methoden, die in der Gehirnatmung angewandt werden, ist der Gebrauch des Körpers zur Veränderung des Geistes. Es ist möglich, durch bloße physische Aktivität eine vollständige mentale und spirituelle Transformation herbeizuführen. Die Gehirnatmung geht die komplexen Probleme, die mit unserem vorherrschenden sozialen Paradigma verbunden sind, durch ein grundlegendes Verständnis des Gehirns selbst an.

Viele Menschen versuchen, emotionale Probleme mit dem Gefühl und mentale Probleme mit dem Verstand zu lösen. Wie wir jedoch gesehen haben, ist dies nicht sehr effektiv. Allerdings besitzt der Geist, auch wenn er unstetig und wild ist, solange er noch ungeschult ist, ein grenzenloses Potenzial zu Weisheit und Kreativität.

Wenn wir den Geist dazu schulen, sein höchstes Potenzial zu verwirklichen, dann ist das so ähnlich wie beim körperlichen Training. Doch indem die Gehirnatmung zum körperlichen Training noch das Element der Ki-Energie hinzufügt, erleichtert sie uns den Zugang zum Geist. Es ist eine Tatsache, dass Menschen sich verändern, wenn sie sich mit einer persönlichen Bedrohung oder Gefahr konfrontiert sehen. Die Zeitungen mögen noch so viel über die Umweltprobleme berichten, die meisten Menschen interessieren sich mehr für die letzten Sportresultate als für den Regenwald. Doch wenn unser Trinkwasser vergiftet wird und wir deshalb krank werden, dann wachen wir plötzlich auf und werden uns der Gefahr bewusst. Deshalb bringt die Gehirnatmung die Menschen auch dazu, ihr Bewusstsein durch körperliche, energetische und spirituelle Erfahrung zu erweitern und nicht nur durch intellektuelles Verständnis. *Nur persönliche Erfahrung vermag Menschen wirklich tief greifend zu verändern.*

Die Gehirnatmung betont auch die Wichtigkeit von Gewohnheiten für die Transformation des Bewusstseins. Wollen wir den Charakter eines Menschen oder seinen Grad an sozialem Bewusstsein beurteilen, dann beurteilen wir diesen Menschen nicht nur nach ein oder zwei Taten. Wir betrachten vielmehr sein grundsätzliches Verhalten oder seine Gewohnheiten. Die Ebene der Bewusstseinsentwicklung einer Person kommt in ihrem gewohnheitsmäßigen Verhalten zum Ausdruck. Tatsächlich können wir den Charakter und den Stand der Bewusstseinsentwicklung eines Menschen *nur* nach seinen Gewohnheiten beurteilen.

Wenn wir also eine Transformation unseres Bewusstseins herbeiführen wollen, müssen wir zuerst unsere Rede und unser Verhalten verändern. Die Gehirnatmung macht einer Person zuerst bewusst, was ihre Gewohnheiten von Wahrnehmung und Verhalten waren. Sie zeigt dem Individuum dann, wie es die Kraft und den Willen entwickeln kann, tief sitzende Gewohnheiten zu verändern, indem es zum Meister seines eigenen Gehirns wird. Auf diese Weise erzieht die Gehirnatmung den Menschen dazu, seine Gewohnheiten durch einen Prozess der Selbstschulung zu verändern und sich selbst als ein neues Wesen, ein Neuer Mensch, neu zu schaffen.

Fünf Eigenschaften eines Neuen Menschen

Die idealen Charakteristika und Bedingungen für die Schaffung eines Neuen Menschen lassen sich in fünf Kategorien einteilen.

Da ist zuerst die Gesundheit von Körper und Geist. Gesundheit ist definiert als die Fähigkeit, den eigenen Körper und Geist zu einhundert Prozent für den Zweck zu nutzen, den man bewusst gewählt hat. Sie ist ein Zustand, in dem wir wissen: Ich bin nicht mein Körper, sondern der Körper ist mein; ich bin nicht mein Geist, sondern der Geist ist mein. Gesundheit bedeutet Meisterschaft über Körper und Geist.

Zweitens ist da die Fähigkeit, voll und ganz in der Gesellschaft zu leben. Sie müssen in der Lage sein, für die Befriedigung Ihrer Grundbedürfnisse zu sorgen. Es ist nicht zu erwarten, dass Sie sich um andere kümmern können, wenn Sie nicht wissen, woher Sie Ihre nächste Mahlzeit bekommen sollen. Für sich selbst sorgen zu können, lässt sich als eine Kombination von Information und Kompetenz definieren. Auch wenn es keine festgelegten Standards gibt für die Informationen und die Fähigkeiten, die darüber entscheiden, ob Sie erfolgreich in der Gesellschaft funktionieren können, sind doch Kreativität beim Finden von Lösungen und Ausdauer bei deren Umsetzung vonnöten. Eine Person, die diese Art von Befähigung besitzt, vermag ihren Lebenszielen nachzugehen.

Drittens geht es darum, ein emotional reiches Leben zu führen. Ein Neuer Mensch lässt die ganze Bandbreite menschlicher Gefühle erkennen. Er ist zornig, wenn das angebracht ist, bringt Trauer ebenso wie Freude zum Ausdruck. Gefühle sind nicht etwas, das wir unterdrücken oder kontrollieren sollten; wir sollten sie vielmehr als ein für das Leben nützliches Werkzeug erfahren. Wenn Sie Ihre Gefühle auf natürliche und gesunde Weise zum Ausdruck bringen, dann sind Sie in der Lage, gut mit anderen Menschen sowie mit der Natur, der Erde und dem Himmel zu spielen. *Yullyo.* Ein Neuer Mensch ist also einer, der gut zu spielen weiß.

Der vierte Faktor ist, dass Sie auf Ihr Gewissen hören. Auch wenn die sozialen Definitionen von Gut und Böse sich mit der Entwicklung von Gesellschaften und Ideen verändern mögen, ist unsere Hingabe an die

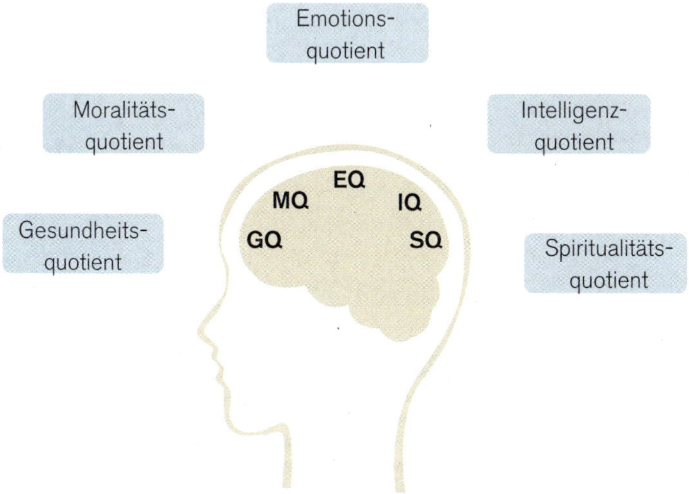

Fünf Charakteristika eines Neuen Menschen

Wahrheit doch universal und unverzichtbar. Das Gewissen ist ein Ausdruck unserer Vollkommenheit, der Göttlichkeit in unserem Inneren. Durch unser Gewissen, wissen wir, dass wir im Unrecht sind, wenn wir etwas Schlechtes getan haben, und wir versuchen, es wieder gutzumachen. Wenn wir unser Gleichgewicht verloren haben, dann versuchen wir instinktiv, wieder in einen Zustand des Gleichgewichts zurückzukehren. Ohne das Gewissen wären die Gesundheit von Körper und Geist, der Verstand und soziale Kompetenz nur Werkzeuge, die ihren ursprünglichen Zweck verloren haben. Und noch schlimmer: Ohne das Gewissen können diese Werkzeuge zum Töten benutzt werden, statt zum Heilen, was ihre ursprüngliche Aufgabe ist. Das Gewissen ist ein innerer Drang hin zur Wahrheit und ein wesentliches Verlangen nach Vervollkommnung, das auf der Berücksichtigung der Göttlichkeit in unserem Inneren beruht.

Fünftens geht es darum, göttlich zu werden. Göttlichkeit in unserem Leben meint nicht irgendeine Art von übermenschlicher Fähigkeit, Dinge zu sehen und zu hören, die normale Menschen nicht sehen und hören können.

Der Geist ist Information. Geist wird durch Energieschwingungen kommuniziert. Wenn unsere Gehirnwellen Zugang zu den Energieschwingungen des Geistes erhalten, dann sagt man, wir seinen „inspiriert". Da alle Dinge im Universum von spiritueller Energie erfüllt sind, ist alles, was existiert, genau genommen, bereits göttlich. Der Grad der Göttlichkeit einer Person hängt deshalb von der Ebene ihrer spirituellen Information ab. Göttlich zu sein bedeutet, Information von hoher Qualität zu besitzen.

Unser Gehirn ist zwar offen für die Aufnahme aller möglichen Arten von Informationen, Geist, Botschaften und Ideen, aber wir haben je nach unseren Vorlieben und Gewohnheiten die Möglichkeit, auszuwählen, welche davon wir annehmen oder zurückweisen. Auf der grundlegendsten Ebene ist dies eine Frage der Macht Ihres Verlangens. In einer Buchhandlung, die mit zahllosen Arten von Büchern gefüllt ist, hängt Ihre Wahl unmittelbar von Ihrem Verlangen ab. Eine göttliche Person ist jemand, der ein starkes Verlangen hat, zum Wohle aller Menschen zu wirken, und der zu diesem Zweck produktive Informationen sammelt und erzeugt.

Die Gehirnatmung ist ein System der Erziehung, das auf erfahrungsmäßiger Schulung zur Entwicklung eines Neuen Menschen basiert.

Bevor Sie Gehirnatmung üben

Praxis
Teil 1

Auf die Gehirnatmung vorbereitende Schritte

Entspannung von Körper und Geist

Die Grundvoraussetzung für die Schulung in der Gehirnatmung ist, einen entspannten Körper und Geist zu haben. So wie Sie den Grund eines Sees nur dann sehen können, wenn das Wasser still ist, vermögen Sie den Fluss der Energie nur dann zu spüren, wenn Ihre Gefühle und Gedanken still sind. Zur Vorbereitung auf die fünf Schritte der Gehirnatmung müssen Sie deshalb lernen, Ihren Körper und Geist durch *Dahn-jon-Stärkungsübungen*, *Gehirnatmungs-Gymnastik* und *Ji-gam-Training* aufzuladen, ihrer gewahr zu sein und sie zu entspannen.

Selbstvertrauen

Da die Gehirnatmung eine Methode ist, bei der Sie Ihre eigene Energie benutzen, um Ihr Gehirn zu entwickeln und Ihre Seele zu erwecken, ist es von entscheidender Bedeutung, dass Sie an sich selbst glauben und ein starkes Selbstvertrauen besitzen. Zweifel und Furcht sind die beiden größten Hindernisse für die Gehirnatmung. Nur wenn Sie diese Schranken überwinden und an sich selbst glauben, werden Sie der Kraft des Lebens in Ihrem Gehirnstamm begegnen. Wenn Sie gelernt haben, auf die kleinsten Details und Veränderungen in Ihrem Körper und Geist zu achten, werden Sie für das Fließen der Lebensenergie durch Ihren Körper sensibel.

Lebhaftes Vorstellungsvermögen

Die Gehirnatmung ist bewusste Atmung, die sich der Energie und der Vorstellung bedient. Je ausgeprägter Ihr Vorstellungsvermögen ist, desto wirksamer werden Ihre Übungen deshalb sein. Üben Sie deshalb, die Wörter und Buchstaben, die Sie lesen in lebendige Bilder, Fotos und Filme in Ihrem Geist umzuwandeln, indem Sie die statische Information auf dem Papier in lebendige Vorstellungen umwandeln, die sich Ihrem Gehirn einprägen. Die Gewohnheit, Informationen zu verdauen und sich daran zu erinnern, indem Sie sie in lebendige Bilder und Vorstellungen transformieren, ist sehr hilfreich, um Ihr Gedächtnis zu stärken und Ihre Kreativität zu vergrößern.

Tägliche Gehirnatmung

Wenn Sie einige Tage lang intensiv und eifrig üben und sich dann gehen lassen, wird die Gehirnatmung nicht die erwünschten Resultate bringen. Wie es für alles Lernen gilt, ist eine stetige und beständige Schulung wesentlich für den Erfolg der Gehirnatmung. Stellen Sie sich die Gehirnatmung als einen Freund vor, mit dem Sie gern ein Spielchen machen. Sie ist ein Freund, der Ihnen Tag und Nacht zu jeder Uhrzeit zur Verfügung steht. Stellen Sie sich vor, dass Sie Tag für Tag ein anregendes und positives Gespräch mit Ihrem Freund haben.

Übungen zur Schaffung der Voraussetzungen für die Gehirnatmung

Übungen zur Stärkung des Dahn-jon

Das Dahn-jon (wörtlich: „Energie-Feld“) fungiert als eine Energiepumpe für den Körper, die kosmische Energie aufnimmt und diese Energie wieder in die Energiepfade des Körpers abgibt. Das Untere Dahn-jon, das etwa fünf Zentimeter unterhalb des Nabels liegt, fungiert als das Energiezentrum des Körpers. Seine Stärke besteht im Wesentlichen darin, den natürlichen Energiefluss im Körper aufrechtzuerhalten. Ein starkes Unteres Dahn-jon und Su-Seung-Hwa-Gang („Wasser aufwärts, Feuer abwärts“) sind die beiden physischen Voraussetzungen für den Einstieg in die Übung der Gehirnatmung.

Der Unterbauch, wo das Untere Dahn-jon lokalisiert ist, ist angefüllt vom Dünndarm und Dickdarm, die jederzeit etwa ein Drittel der gesamten Menge an Blut im Körper enthalten. Ein glatter und unbehinderter Blutfluss durch die Gedärme ist deshalb wesentlich für die Effektivität des Blutkreislaufs im gesamten Körper, einschließlich des Gehirns. Das moderne Leben, bei dem man viele Stunden sitzend verbringt, ist der Gesundheit des Darms jedoch nicht gerade förderlich. Es führt oft zu einer Verhärtung des Darms, die chronische Verstopfung zur Folge haben kann. Wenn der Darm einen optimal weichen und geschmeidigen Zustand wiedererlangt, können die Energie und das Blut, die sich in dieser Region angesammelt haben, effektiv durch den gesamten Körper zirkulieren, was zu einem verstärkten Gefühl der Leichtigkeit und Beweglichkeit führt.

Es gibt zwei grundlegende Mechanismen zur Stärkung des unteren Dahn-jon. Der erste ist die *Dahn-jon-Klopfen* genannte Übung, bei der man rhythmisch mit den Handflächen auf den Unterbauch schlägt. Der zweite ist eine Übung, die schlicht *Darmübung* genannt wird und die darin besteht, die Bauchmuskeln zu kontrahieren und wieder loszulassen.

Dahn-jon-Klopfen

Wie bereits gesagt, ist das Dahn-jon-Klopfen eine einfache, aber wirksame Methode der Stärkung des Unteren Dahn-jon durch rhythmisches Schlagen (Klopfen) mit den Handflächen beider Hände auf den Unterbauch. Wird dieser Bereich auf diese Weise stimuliert, so führt dies zu verstärkter Zirkulation von Blut und Energie durch den Körper. Sie werden auch größere Wärme in diesem Bereich spüren, und die Übung führt zur prompten Entfernung von übermäßigem Gas und Exkrementen aus dem Körper. Für einen Anfänger mit einem schwachen unteren Dahn-jon oder für jemanden, dem es schwer fällt, Hitze im Unteren Dahn-jon zu spüren, ist diese grundlegende Übung eine Hilfe.

Darmübung

Als Darmübung bezeichnen wir das rhythmische nach innen Ziehen und nach außen Drücken der Bauchwand, wodurch der Darm stimuliert wird. Diese Übung wird die Geschwindigkeit des Darms vergrößern und eine effektive Zirkulation von Blut und Energie durch den Körper fördern. Mit der Darmübung können wir auch den Zustand der wichtigsten inneren Organe verbessern. Auch wenn wir keine Muskeln haben, mit denen wir die inneren Organe bewegen können, ist es doch möglich, indirekt mit den inneren Organen zu arbeiten, wenn wir unseren Darm bewegen.

Anleitung zum Dahn-jon-Klopfen

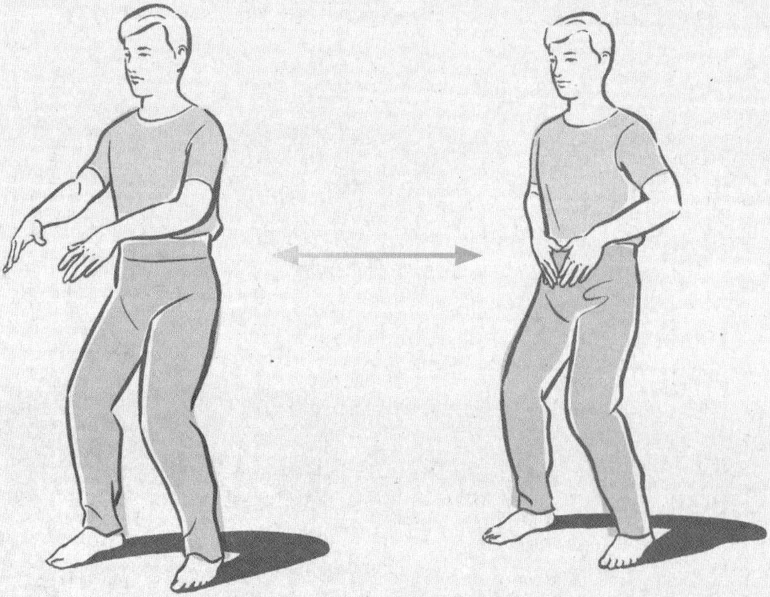

1. Stellen Sie die Füße etwa schulterbreit voneinander entfernt auf und beugen Sie leicht die Knie.

2. Lassen Sie die Zehen leicht nach innen zeigen und spüren Sie eine leichte Straffung des Unterbauchs.

3. Klopfen Sie mit beiden Handflächen rhythmisch auf den Unterbauch, wobei Sie bei jedem Schlag leicht in den Knien wippen.

4. Wenn Sie mit der Übung anfangen, beginnen Sie mit nur fünfzig Schlägen. Ist Ihr Unteres Dahn-jon stärker geworden, dann erhöhen Sie die Zahl der Schläge langsam auf bis zu dreihundert. Mit zunehmender Übung können Sie die Zahl und die Stärke der Schläge erhöhen.

Wenn Sie bei dieser Übung auch Ihren Schließmuskel zusammenziehen, werden Sie sehr viel schneller Energie sammeln und Wärme spüren können. Übertreiben Sie es mit dieser Übung zu Anfang jedoch nicht, da dies zu einem gewissen Unwohlsein führen könnte. Beginnen Sie mit einer kleinen Zahl von Wiederholungen und steigern Sie die Zahl dann langsam.

Anleitung zur Darmübung

1. Sie können diese Übung im Stehen oder im Liegen machen. Wenn Sie dabei stehen, nehmen Sie dieselbe Stellung ein wie beim Dahn-jon-Klopfen, also mit leicht gebeugten Knien und leicht nach innen weisenden Zehen. Machen Sie die Übung im Liegen, dann liegen Sie mit schulterbreit gespreizten Beinen auf dem Rücken. Bilden Sie ein Dreieck, indem Sie die Spitzen von Daumen und Zeigefingern zusammenlegen, und legen Sie die Hände sanft auf das Untere Dahn-jon.
2. Wenn Sie den Bauch einziehen, tun Sie das so, als sollte die Bauchwand Ihren Rücken berühren. Spannen Sie gleichzeitig den Schließmuskel an.
3. Dann drücken Sie die Bauchdecke leicht nach außen, so als bliesen Sie in einen Ballon, bis Sie den nach außen gehenden Druck in der Gegend des Unteren Dahn-jon spüren.
4. Beginnen Sie mit fünfzig Wiederholungen bei einer Übung und steigern Sie die Zahl mit zunehmender Übung bis auf dreihundert.

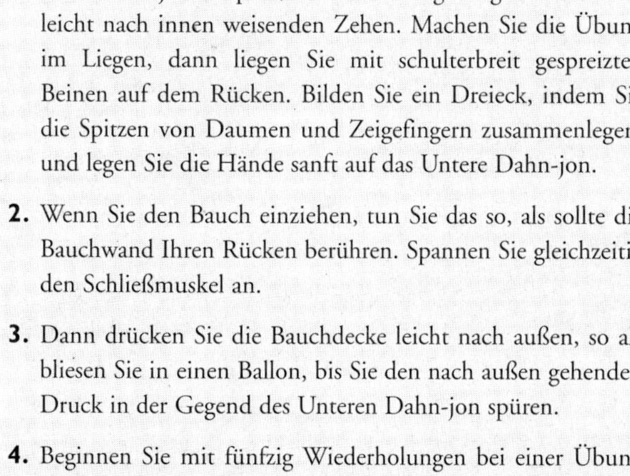

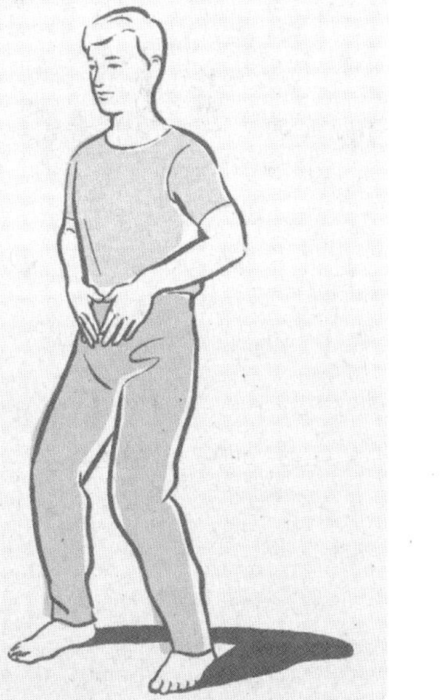

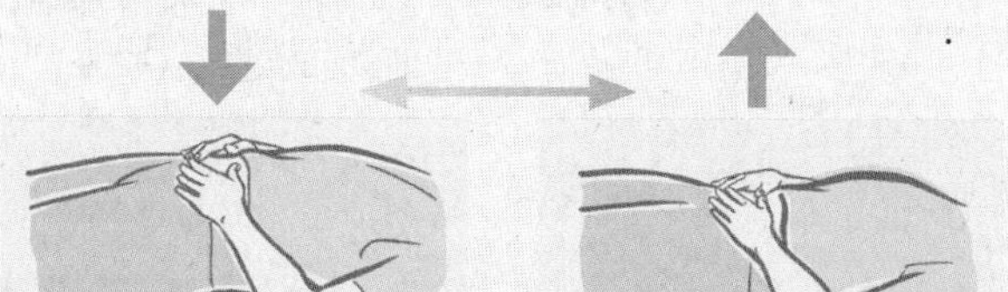

Übungen der Gehirnatmung

Praxis
Teil 2

*Die Farbe der Gehirnatmung ist Violett, neben den drei Primärfarben,
die die Dahn-jon-Zentren repräsentieren.
Violett repräsentiert das Energiezentrum des Gehirns,
während Rot, Gelb und Blau jeweils das Untere,
Mittlere und Obere Dahn-jon repräsentieren.*

Welche Übungen gibt es in der Gehirnatmung?

Die Übungen der Gehirnatmung bestehen aus Übungen zur Vergrößerung Ihrer Sensibilität für die *Ki*-Energie durch die Entspannung von Körper und Geist und aus Übungen, die Sie lehren, diese Energie willkürlich zu lenken.

Die Übungen der Gehirnatmung lassen sich in zwei Abteilungen einteilen: *Erwecken der Sinne* und *Fühlen der Energie*. Wie der Name schon sagt, geht es beim Erwecken der Sinne um die Ausführung innovativer und ungewohnter Übungen, die darauf abzielen, zu wenig benutzte Partien des Gehirns zu stimulieren. Das Erwecken der Sinne wird den Fluss von Blut und Energie fördern; dies führt wiederum zu Su-Seung-Hwa-Gang und einer Entspannung, die Körper und Geist ins Gleichgewicht bringt. Das *Fühlen der Energie* wird es Ihnen ermöglichen, Ihre Gedanken und Gefühle zu beruhigen und sich auf das Gefühl der Energie zu konzentrieren.

Das Erwecken der Sinne führt uns zu neuen Erfahrungen und macht unser Leben damit abwechslungsreicher und spannender. Wenn wir das Gefühl haben, das Leben sei langweilig, dann liegt das nicht daran, dass zu wenig passiert, sondern daran, dass unsere Sinne schlafen, dass sie beschränkt sind auf einen Bereich uns bereits vertrauter Informationen und deshalb unempfindlich sind gegenüber sinnlicher Stimulation, die über den Horizont dieses Bereiches hinausgeht. Die Ansprechbarkeit unserer Sinne auf diese Weise einzuschränken, hat manche Vorteile, verschafft es uns doch ein gewisses Gefühl der Sicherheit und macht das Leben leichter handhabbar. Wir haben diese Strategie entwickelt und übernommen, weil sie uns das Leben leichter macht.

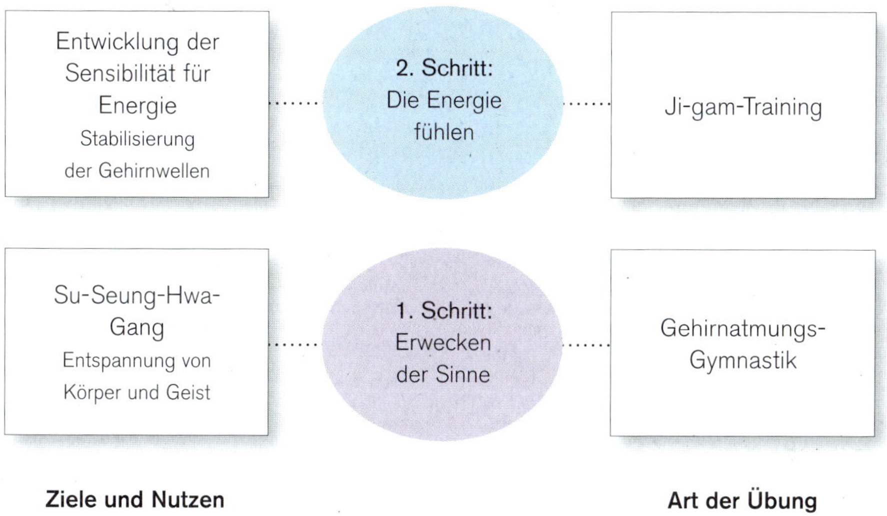

Übungen der Gehirnatmung

Erster Schritt:
Erwecken der Sinne durch Gehirnatmungs-Gymnastik

Die *Gehirnatmungs-Gymnastik* besteht aus einer Reihe sorgfältig ausgewählter Bewegungen, die darauf abzielen, Körper und Geist durch die Lösung von Spannungen in Muskeln und Gelenken zu entspannen. Die ziehenden und dehnenden Bewegungen dieser Übungen stimulieren das Meridiansystem des Körpers und fördern den freien Fluss von Energie durch den gesamten Körper.

Mit sorgsamer und konzentrierter Atemarbeit können Sie zu einem dynamischen Austausch von Energie beitragen. Wenn Sie ausatmen, stellen Sie sich vor, dass Sie alle angesammelte stagnierende Energie aus Ihrem Körper entlassen, und wenn Sie einatmen, visualisieren Sie, dass Sie frische und saubere kosmische Energie einatmen. Diese bewusste Konzentration auf den Austausch von Energie unterscheidet die Gehirnatmungs-Gymnastik von anderen Dehnungsübungen.

Um den Nutzen der Gehirnatmungs-Gymnastik zu maximieren, atmen Sie ein, bevor Sie die Bewegung beginnen, und halten Sie den Atem während der Bewegung selbst an. Wenn Sie dann von der Bewegung ablassen, atmen Sie aus und kehren zu einer entspannten Haltung zurück. Stellen Sie sich vor, dass Sie mit der Körperpartie, mit der Sie gerade arbeiten, ein Gespräch führen, und konzentrieren Sie sich voll auf die Empfindung des Augenblicks. Entwickeln Sie einen ganz bewussten Rhythmus und ein Tempo für Ihre Bewegungen und Ihre Atmung.

Es gibt in der Gehirnatmungs-Gymnastik zwar dreihundert verschiedene Bewegungen, aber wir können diese in sechs grundlegende Kategorien einteilen. Es empfiehlt sich, eine Übung aus jeder Kategorie auszuwählen und diese gut zu erlernen, anstatt zu versuchen, so viele verschiedene Übungen wie möglich auszuführen.

Gehirnatmungs-Schütteln

Das Gehirnatmungs-Schütteln wird verwendet, um negative Energie aus dem Körper auszustoßen. Man kann die Ki-Energie vereinfacht in positive und negative Energie (oder reine bzw. unreine Energie) einteilen. Reine Energie ist tendenziell dynamisch, während unreine Energie statisch ist und sich an einem bestimmten Ort sammelt. Wird Energie unrein (oder negativ), dann neigt sie dazu, sich zu verfestigen und den glatten Fluss der Energie zu blockieren. Stellen Sie sich einen Fluss vor, der voller unreiner Ablagerungen und Schlamm ist, die seine Strömung blockieren. Nun stellen Sie sich vor, dass der Boden unter dem Fluss zu beben und das Wasser zu fließen beginnt. Die unreinen Sedimente und der Schlamm werden aufgelockert und dann, während das Wasser wieder frei zu fließen beginnt, immer mehr weggespült. Dies ist die Idee hinter der Schüttelübung der Gehirnatmung; sie führt dazu, dass die unreine Energie durch die Spitzen unserer Finger und Zehen ausströmt.

Anleitung zur Schüttelübung der Gehirnatmung

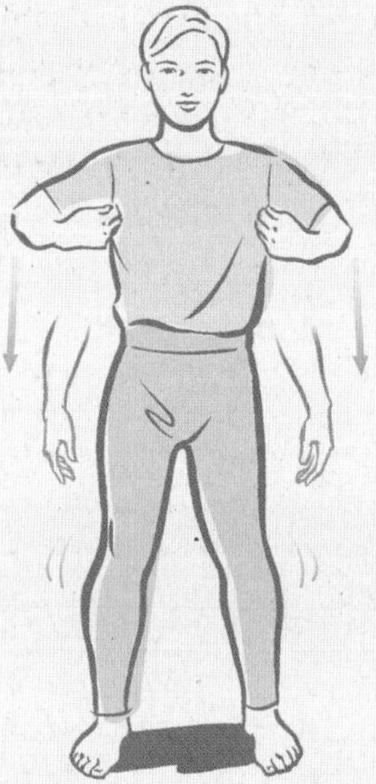

1. Stellen Sie Ihre Füße schulterbreit auseinander. Bilden Sie mit den Händen eine lockere Faust und legen Sie die Fäuste unter die Achsehöhlen. Richten Sie den Rücken auf und lösen sie Steifheit und Verspannung im Körper.
2. Lassen Sie die Hände aus ihrer Position unter den Achselhöhlen hinabfallen und wippen Sie dabei leicht in den Knien. Öffnen Sie die Fäuste, während Sie die Arme fallen lassen, so dass die Energie aus Ihren Fingerspitzen austritt.
3. Beugen Sie die Knie und wippen Sie abwärts, während Ihre Arme an den Seiten herabfallen. Während Sie dann wieder aufwärts wippen, führen Sie Ihre zu lockerer Faust geballten Hände wieder unter die Achselhöhlen. Wiederholen Sie diese Bewegung mindestens fünfzigmal.
4. Zum Abschluss der Übung lassen Sie die Hände sinken und fühlen den Strom der Energie, der aus Ihren Fingerspitzen und Zehen austritt.
5. Alle Übungen der Gehirnatmung sind wirksamer, wenn Sie sich den Energiefluss tatsächlich vorstellen, während Sie die Bewegungen ausführen.
6. Wenn Sie sich mit fünfzig Wiederholungen wohl fühlen, erhöhen Sie die Zahl langsam auf einhundert oder zweihundert.

Klopfübung der Gehirnatmung

Die Klopfübung der Gehirnatmung soll die 365 Akupunkturpunkte (die 365 Energiepunkte) überall im Körper öffnen. Durch konzentriertes leichtes Klopfen wird jede Zelle im Körper belebt und Sie werden das erfrischende Kribbeln des Atmens durch die Haut spüren. Außerdem folgen die Bewegungen der Klopfübung der Gehirnatmung den Meridianen (Energiebahnen). Sie folgen derselben Richtung wie der Fluss der Ki-Lebensenergie, der durch das Klopfen angeregt wird.

Anleitung zur Klopfübung der Gehirnatmung

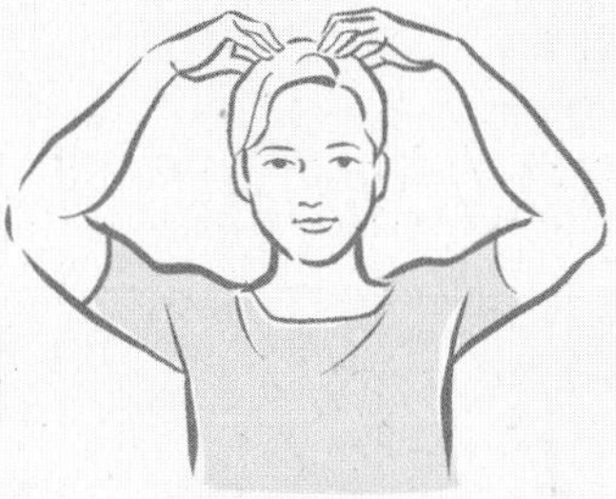

1. Bilden Sie mit den Händen feste Klauen und klopfen Sie mit den Fingerspitzen leicht überall auf Ihren Kopf.

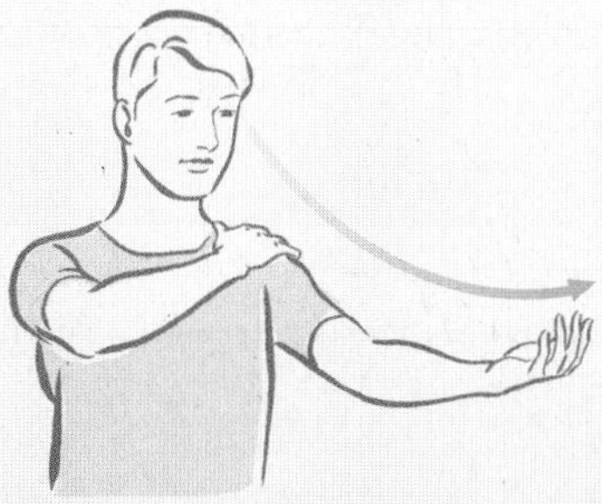

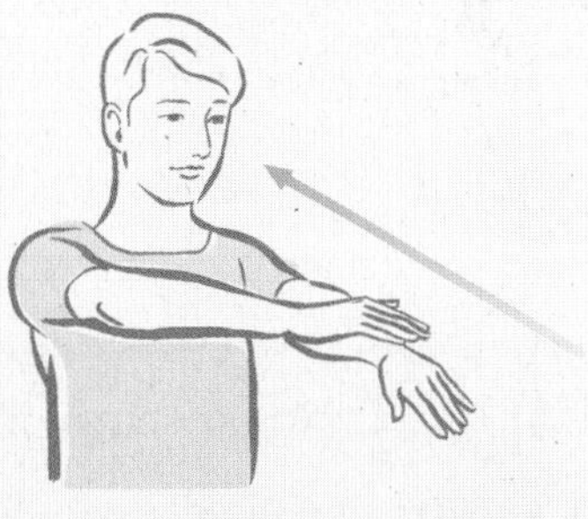

2. Strecken Sie den linken Arm mit nach oben weisender Handfläche. Nehmen Sie die rechte Hand und klopfen Sie mit der Handfläche rhythmisch bei der Schulter beginnend abwärts bis zur linken Hand.
3. Drehen Sie die linke Hand dann um und klopfen Sie mit der rechten Handfläche wieder aufwärts bis zur linken Schulter.
4. Wiederholen Sie die Punkte 2 und 3 mit dem anderen Arm und der anderen Hand.

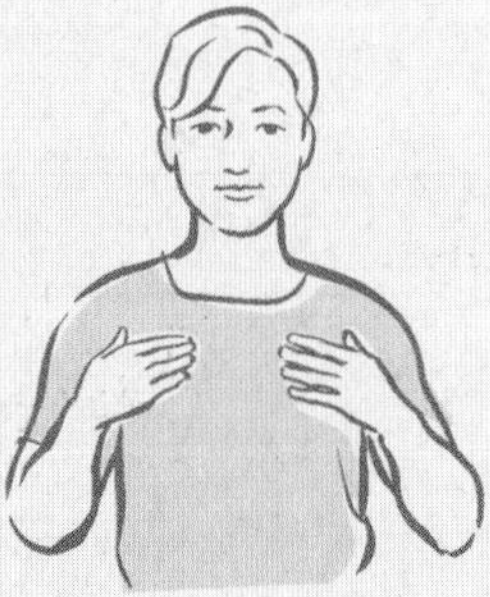

5. Klopfen Sie sich mit beiden Händen auf die Brust.

6. Klopfen Sie von der Brust ausgehend auf Ihre Rippen, den Bauch und die Seiten.

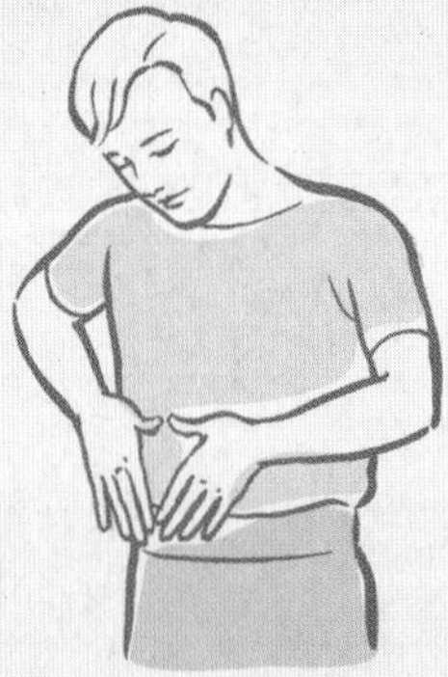

7. Klopfen Sie mit beiden Händen auf die Gegend gleich unter dem rechten Brustkorb, wo Ihre Leber liegt, und konzentrieren Sie sich darauf, klare, positive Energie zu Ihrer Leber hin auszustrahlen.

8. Klopfen Sie mit beiden Händen auf die Gegend gleich unter dem linken Brustkorb, wo Ihr Magen liegt, und konzentrieren Sie sich darauf, klare, positive Energie zu Ihrem Magen hin auszustrahlen.

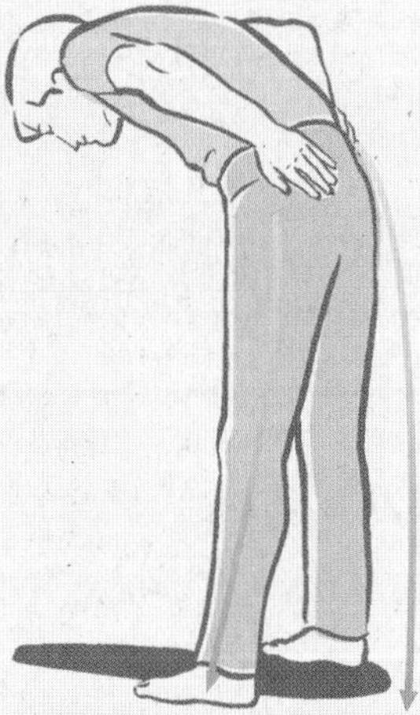

9. Beugen Sie sich in der Hüfte leicht nach vorn und klopfen Sie (auf beiden Seiten) den Bereich Ihres unteren Rückens ab, wo Ihre Nieren liegen, und gehen Sie mit dem Klopfen so weit aufwärts, wie Sie können. Dann klopfen Sie wieder abwärts bis zu den Pobacken.

10. Klopfen Sie von den Pobacken die Rückseite Ihrer Beine abwärts bis zu den Fußgelenken.

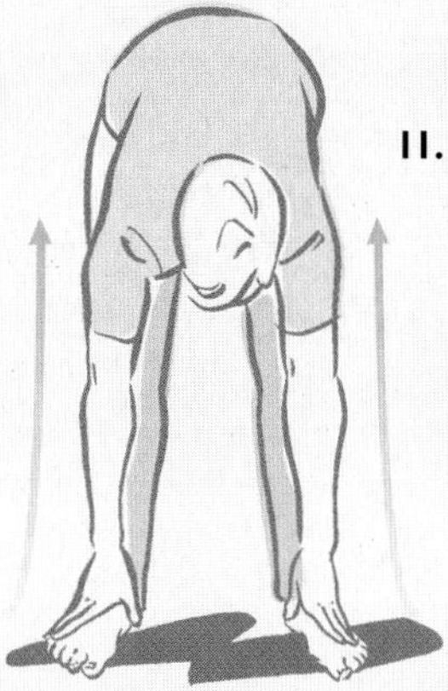

11. Klopfen Sie von den Fußgelenken an auf der Vorderseite der Beine aufwärts, bis Sie die Hüften erreicht haben.

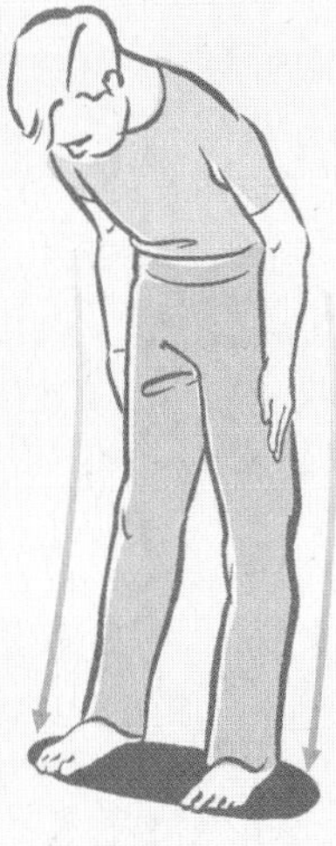

12. Klopfen Sie von den Hüften an die Außenseite der Beine abwärts bis zu den Fußgelenken.

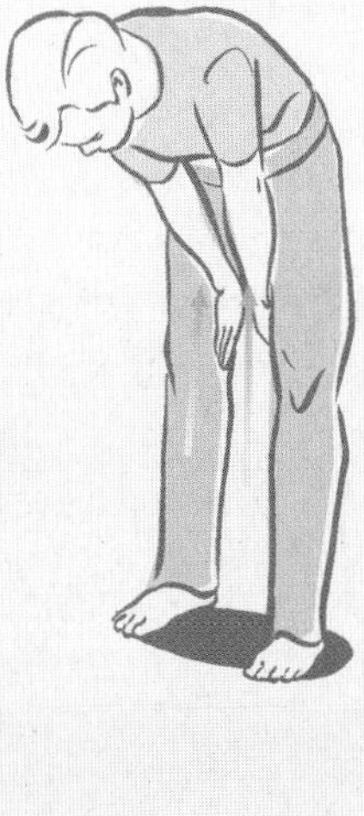

13. Klopfen Sie von den Fußgelenken an die Innenseite der Beine aufwärts bis zu den Hüften.

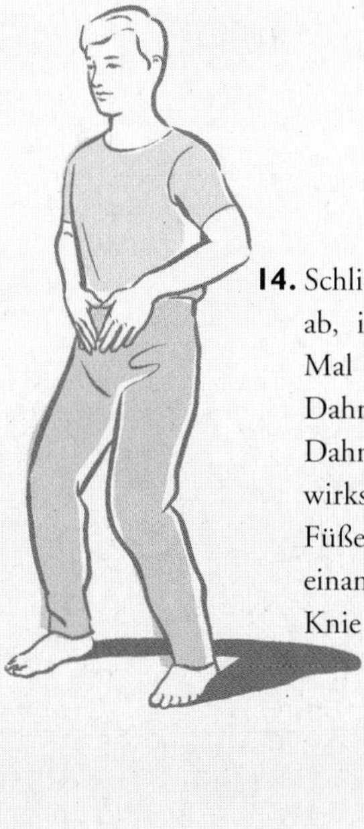

14. Schließen Sie die Übung ab, indem Sie etwa 20 Mal auf Ihr Unteres Dahn-jon klopfen. Das Dahn-jon-Klopfen ist am wirksamsten, wenn die Füße schulterbreit auseinander stehen und die Knie leicht gebeugt sind.

Dehnungsübung der Gehirnatmung

Bei der Dehnungsübung der Gehirnatmung geht es darum, die Arme, Beine, die Wirbelsäule, den Nacken usw. zu strecken und dadurch den Energiefluss zu fördern, indem die Muskeln, Sehnen und Gelenke stimuliert werden. Außerdem werden durch die Dehnungsübung Spannungen gelöst und Fehlstellungen der Gelenke und Muskeln korrigiert, indem diese gedehnt werden und dann zur Normalstellung zurückkehren.

Anleitung zur Dehnungsübung der Gehirnatmung

1. Stellen Sie die Füße etwa schulterbreit voneinander entfernt und verschränken Sie die Finger beider Hände.
2. Atmen Sie ein, heben Sie die Hände und strecken Sie die Arme über dem Kopf nach oben, wobei die Handflächen zum Himmel weisen, bis Ihre Arme auf beiden Seiten die Ohren berühren. Drücken Sie die Hände durch, wobei die Handflächen weiter zum Himmel weisen.
3. Heben Sie gleichzeitig die Fersen vom Boden und legen Sie den Kopf zurück, so dass Sie zu Ihren Händen aufschauen.
4. Senken Sie die Arme langsam, während Sie ausatmen.

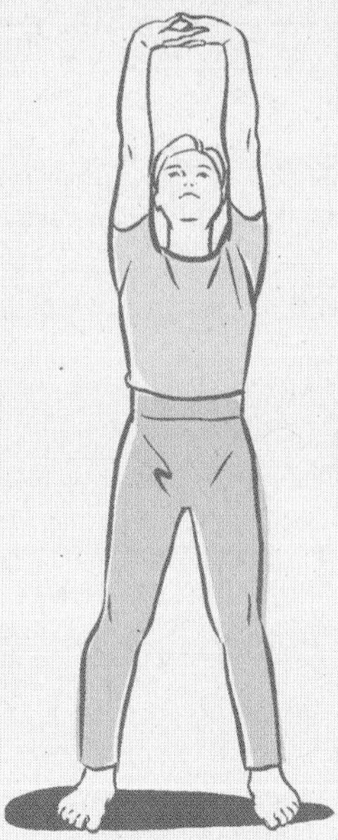

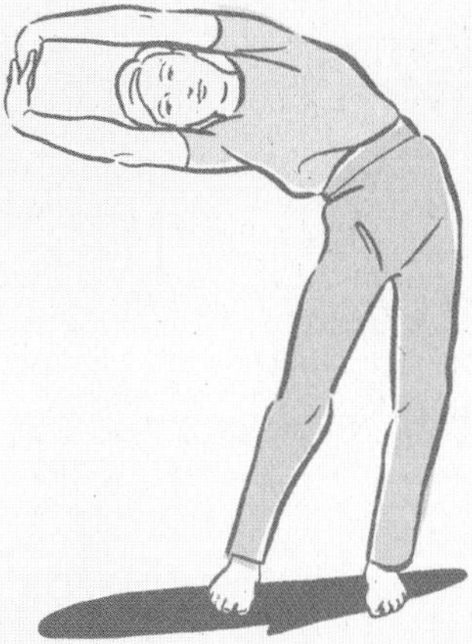

5. Wiederholen Sie die Bewegung, doch wenn die Handflächen über dem Kopf zum Himmel weisen, beugen Sie den Oberkörper nach rechts, so weit es Ihnen möglich ist, ohne das Gleichgewicht zu verlieren. Spüren Sie, wie Ihre gesamte linke Seite gedehnt wird.

6. Senken Sie die Arme und kehren Sie beim Ausatmen in die Ausgangsstellung zurück.

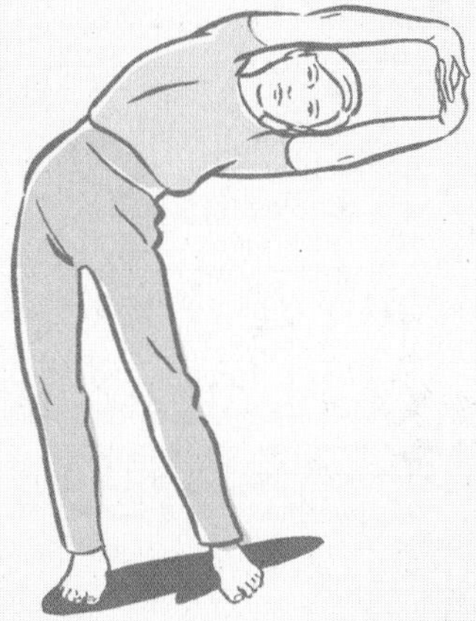

7. Wiederholen Sie die Bewegung, diesmal mit Beugung zur linken Seite. Spüren Sie, wie Ihre ganze rechte Seite gedehnt wird.

8. Senken Sie die Arme und kehren Sie beim Ausatmen zur Ausgangsstellung zurück.

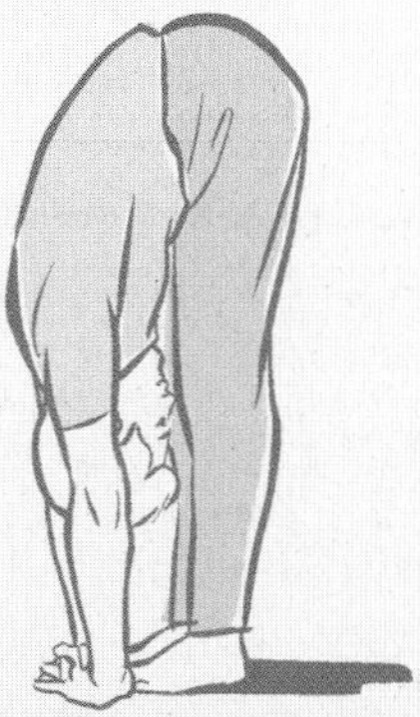

9. Atmen Sie ein, während Sie sich in der Hüfte nach vorn beugen, und versuchen Sie, mit den Händen den Boden zu berühren. Achten Sie darauf, dass Sie dabei nicht die Knie beugen. Versuchen Sie, mit der Stirn ihre Knie zu berühren oder ihnen zumindest so nahe zu kommen, wie möglich.

10. Kehren Sie beim Ausatmen zur Ausgangsstellung zurück.

11. Wiederholen Sie den gesamten Zyklus viermal.

Rotationsübung der Gehirnatmung

Die Rotationsübung ist genau das, was der Name sagt. Sie wird benutzt, um die rotierenden Gelenke im Körper mit einer langsamen und bedachten Kreisbewegung zu lockern. Die Bewegung sollte langsam und sorgfältig ausgeführt werden.

Anleitung zur Rotationsübung der Gehirnatmung

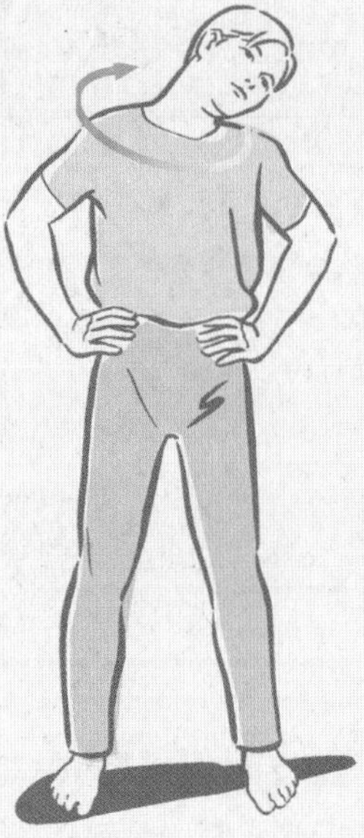

1. Lassen Sie zuerst den Kopf viermal langsam kreisen, zuerst gegen den Uhrzeigersinn, dann im Uhrzeigersinn.

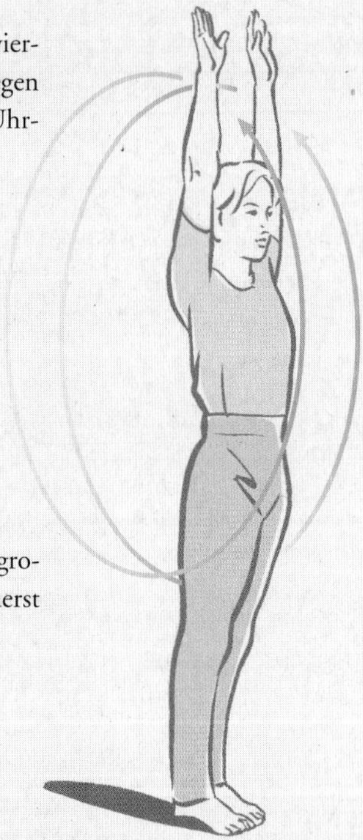

2. Lassen Sie die Arme in einem großen Kreis viermal rotieren, zuerst vorwärts und dann rückwärts.

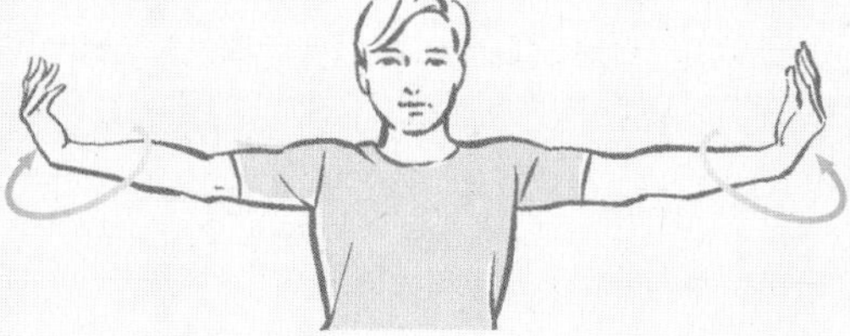

3. Heben Sie die Arme seitwärts auf Schulterhöhe und lassen Sie dann die Handgelenke viermal zuerst vorwärts und dann rückwärts rotieren.

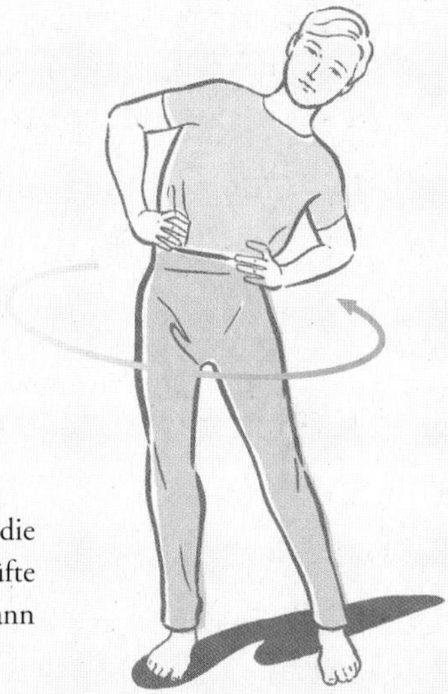

4. Legen Sie die Hände auf die Hüften und lassen Sie die Hüfte viermal zuerst links und dann rechts herum kreisen.

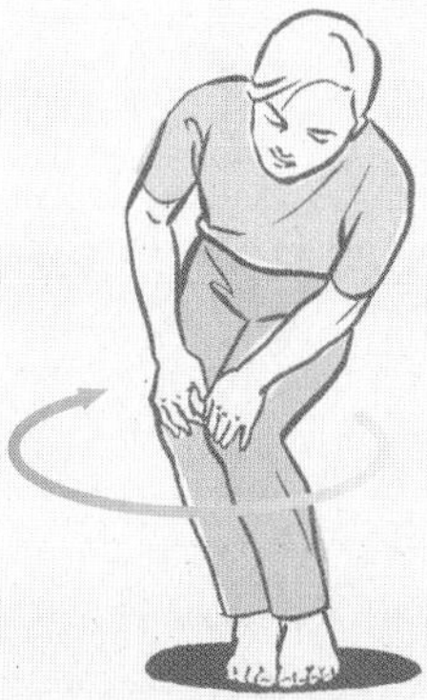

5. Stellen Sie Ihre Füße eng zusammen und gehen Sie leicht in die Knie, wobei Sie Ihre Hände auf die Knie legen. Rotieren Sie die Knie viermal gegen den Uhrzeigersinn und dann im Uhrzeigersinn.

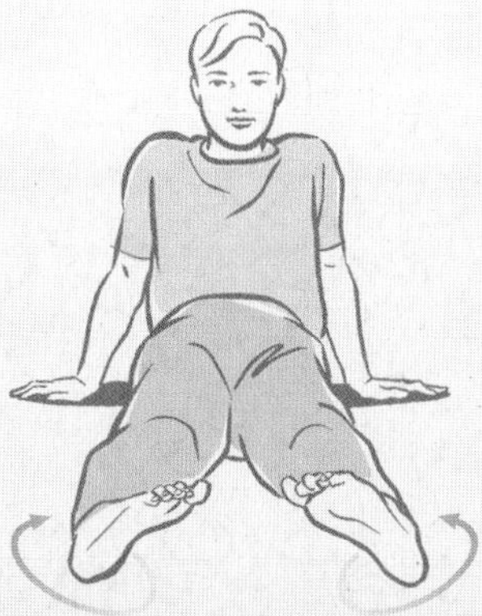

6. Setzen Sie sich mit gestreckten Beinen auf den Boden und rotieren Sie die Fußgelenke viermal gegen den Uhrzeigersinn und dann im Uhrzeigersinn.

Drehübung der Gehirnatmung

Die Bewegung bei dieser Übung ähnelt dem Auswringen eines nassen Handtuchs. Auf diese Weise versuchen Sie die Muskeln und Gelenke zu lockern und den Energiefluss zu fördern, indem Sie Ihren Körper sozusagen „auswringen".

Anleitung zur Drehübung der Gehirnatmung

1. Stellen Sie die Füße schulterbreit auseinander und heben Sie die Arme mit nach unten weisenden Handflächen seitlich bis auf Schulterhöhe.
2. Drehen Sie beide Arme beim Einatmen so weit wie möglich einwärts nach vorn.
3. Atmen Sie aus, während Sie in die Ausgangsstellung mit Armen in Schulterhöhe und nach unten weisenden Handflächen zurückkehren.
4. Drehen Sie die Arme beim Einatmen so weit wie möglich auswärts nach hinten.

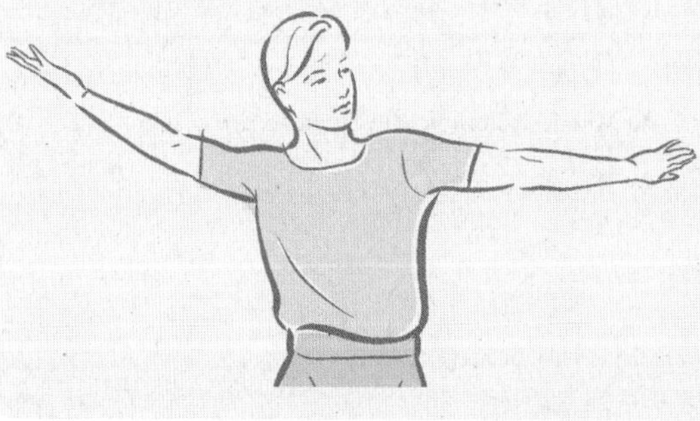

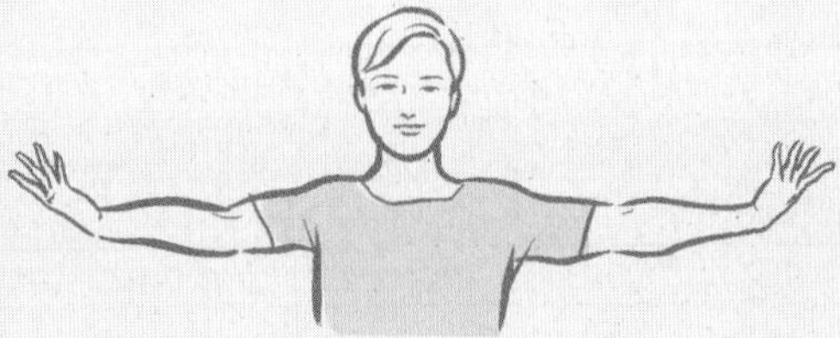

5. Atmen Sie aus, während Sie in die Ausgangsstellung zurückkehren.
6. Atmen Sie ein, während Sie beide Arme, so weit es geht, im Uhrzeigersinn drehen, wobei Sie auf die rechte Hand schauen. Ihr rechter Arm dreht sich nach hinten, der linke Arm dreht sich nach vorn.
7. Entspannen Sie sich, während Sie ausatmen.
8. Atmen Sie ein, während Sie beide Arme so weit es geht, gegen den Uhrzeigersinn verdrehen, wobei Sie auf die linke Hand schauen. Ihre linke Hand dreht sich nach hinten, die rechte Hand dreht sich nach vorn.
9. Entspannen Sie sich, während Sie ausatmen.

Ausstoßübung der Gehirnatmung

Die Ausstoßübung der Gehirnatmung verlangt einen plötzlichen Kraftausbruch, so dass stagnierende Energie aus dem Körper ausgestoßen und die im Unteren Dahn-jon gespeicherte Energie nach oben gebracht wird. Halten Sie bei dieser Übung den Atem an, während Sie sich auf das Untere Dahn-jon konzentrieren, und spannen Sie die Finger und Zehen so fest wie möglich an, während Sie den Energiefluss in Ihrem Körper spüren.

Anleitung zur Ausstoßübung der Gehirnatmung

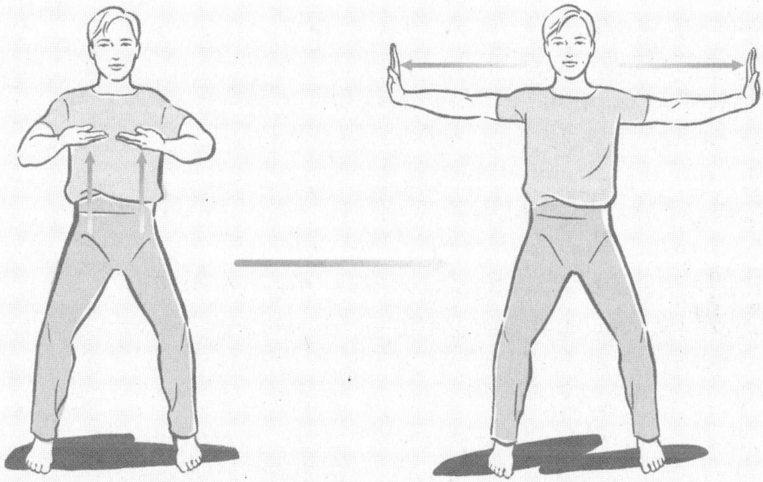

1. Stellen Sie die Füße im Stand weiter als Schulterbreit auseinander und beugen sie die Knie um 45 Grad, so als ritten Sie auf einem Pferd. Atmen Sie ein und heben Sie die Hände mit den Handflächen nach oben auf Brusthöhe. Halten Sie den Atem an, strecken Sie die Arme so weit wie möglich nach beiden Seiten aus, spannen Sie sie an und halten Sie die Spannung.
2. Atmen Sie aus, lassen Sie locker und kehren Sie in die Ausgangsstellung zurück.
3. Wiederholen Sie die Sequenz dreimal.
4. Denken Sie daran, die Arme, Finger und Zehen anzuspannen.

Zweiter Schritt

Die Energie unmittelbar spüren (Ji-gam-Training)

Wenn Sie die Sinne Ihres Körpers durch die Gehirnatmungs-Gymnastik zu erwecken beginnen, dann lernen Sie Ihre fünf Sinne sehr gut kennen und werden schließlich Empfindungen haben, die Sie noch nie zuvor bewusst erfahren haben. Es handelt sich um die Erfahrung des subtilen Flusses der Ki-Energie. Um diesen Energiefluss erfahren zu können, müssen wir einen neuen Sinn erwecken, dessen wir uns bisher nicht bewusst waren.

Entspannte Konzentration

Wenn man den Fluss der Ki-Energie bewusst erfahren will, ist *entspannte Konzentration* eine unabdingliche Voraussetzung. Wir spannen uns gewöhnlich an, wenn wir uns konzentrieren, und wir lassen unsere Gedanken richtungslos wandern, wenn wir aufhören, uns zu konzentrieren. „Entspannte Konzentration“ mag sich daher wie ein Widerspruch in sich anhören. Wir können den Fluss der Energie jedoch nur fühlen, wenn wir unser Bewusstsein auszurichten vermögen, während wir einen entspannten Zustand von Körper und Geist beibehalten.

Während unseres normalen Wachzustands liegt die Frequenz unserer Gehirnwellen gewöhnlich im Bereich der Beta-Wellen, also in einem Bereich von 13 bis 30 Hertz. Gehirnwellen im Beta-Bereich sind typisch für unsere alltäglichen Aktivitäten und gehen oft mit negativen Emotionen einher. Wenn Ihr Bewusstsein sich in einem klaren und friedlichen Zustand befindet, dann liegt die Frequenz Ihrer Gehirnwellen im Alpha-Bereich, das heißt im Bereich von 8 bis 12 Hertz. Im Schlaf und während tiefer kontemplativer Meditation liegt die Frequenz Ihrer Gehirnwellen im Theta-Bereich, also zwischen 4 und 7 Hertz. Im Tiefschlaf oder während der Bewusstlosigkeit ist die typische Frequenz der Gehirnwellen im Delta-Bereich angesiedelt, also zwischen 1 und 3 Hertz. Je tiefer die Frequenz Ihrer Gehirnwellen ist, desto entspannter und friedvoller fühlen Sie sich.

Im Bereich der Alpha-Frequenz scheint die Zeit ohne Dringlichkeit dahinzuschweben und alles scheint sehr klar zu sein. Wenn Sportler während der Ausübung ihres Sports in diesen Zustand eintreten, dann nennen Sie das oft „im Fluss sein". Ein Baseball-Spieler zum Beispiel kann den auf ihn zukommenden Ball dann wie in Zeitlupe sehen, und der Ball scheint größer zu sein als gewöhnlich. Dies ist die Kraft der entspannten Konzentration, die die Frequenz Ihrer Gehirnwellen in den Alpha-Bereich oder niedriger absenkt. Genau das ist das Ziel des *Ji-gam*-Trainings. Es führt zu einem Zustand des Friedens und Glücks, in dem zugleich Ihre Produktivität und Kreativität zunimmt.

Zu Beginn dieses Trainings müssen wir unsere Aufmerksamkeit zuerst einmal nach innen richten. Wir müssen uns von unseren fünf Sinnen, den Gedanken und Gefühlen loslösen. Diesen Prozess nennen wir Ji-gam. Der zuvor schlummernde Sinn, den wir damit zu entwickeln suchen und mit dem wir den Fluss der Ki-Energie fühlen können, wird *Ki-gam* genannt.

Wir leben zwar in der Gegenwart, doch viele Menschen machen sich Sorgen über die Zukunft oder beschäftigen sich mit vergangenen Ereignissen und den damit verbundenen Gefühlen. Ihr Bewusstsein ist wie ein führerlos fahrendes Auto, das unkontrolliert durch die Gegend schlingert. Denn diese Menschen achten mehr auf das, was sich am Straßenrand oder hinter ihnen befindet, als auf der Straße vor ihnen. Ja, sie merken noch nicht einmal, dass sie ja eigentlich der wahre Fahrer des Wagens sind. Die Grundvoraussetzung für die Übung von Ji-gam ist deshalb eine entschlossene Konzentration auf den Körper, wie er hier und jetzt ist.

Wir beginnen das Ji-gam-Training mit den Händen, da die Hände unser sensibelster Körperteil sind; dort können wir die Ki-Energie am leichtesten spüren. Wenn wir in der Lage sind, die Energie in unseren Händen zu spüren, dann fällt es uns leichter, dieselbe Sensibilität in anderen Körperteilen zu entwickeln, einschließlich des Gehirns. Verschiedene Menschen brauchen unterschiedlich viel Zeit, um diese Energie zum ersten Mal zu spüren, aber mit genügend Übung ist das schließlich jedem Menschen möglich.

Wenn Sie sich daran gewöhnen, die Energie in Ihren Händen zu fühlen, dann können Sie diese Sensibilität aufrechterhalten, ohne in einer speziellen Positur oder Umgebung zu sein. Das heißt auch, dass Sie in einem klareren und friedlicheren Bewusstseinszustand in der Alltagswelt funktionieren können. Wenn Sie durch das Ji-gam-Training dazu kommen, die Energie zu fühlen, dann sind Sie so weit, dass Sie mit den fünf Hauptschritten der Gehirnatmung beginnen können.

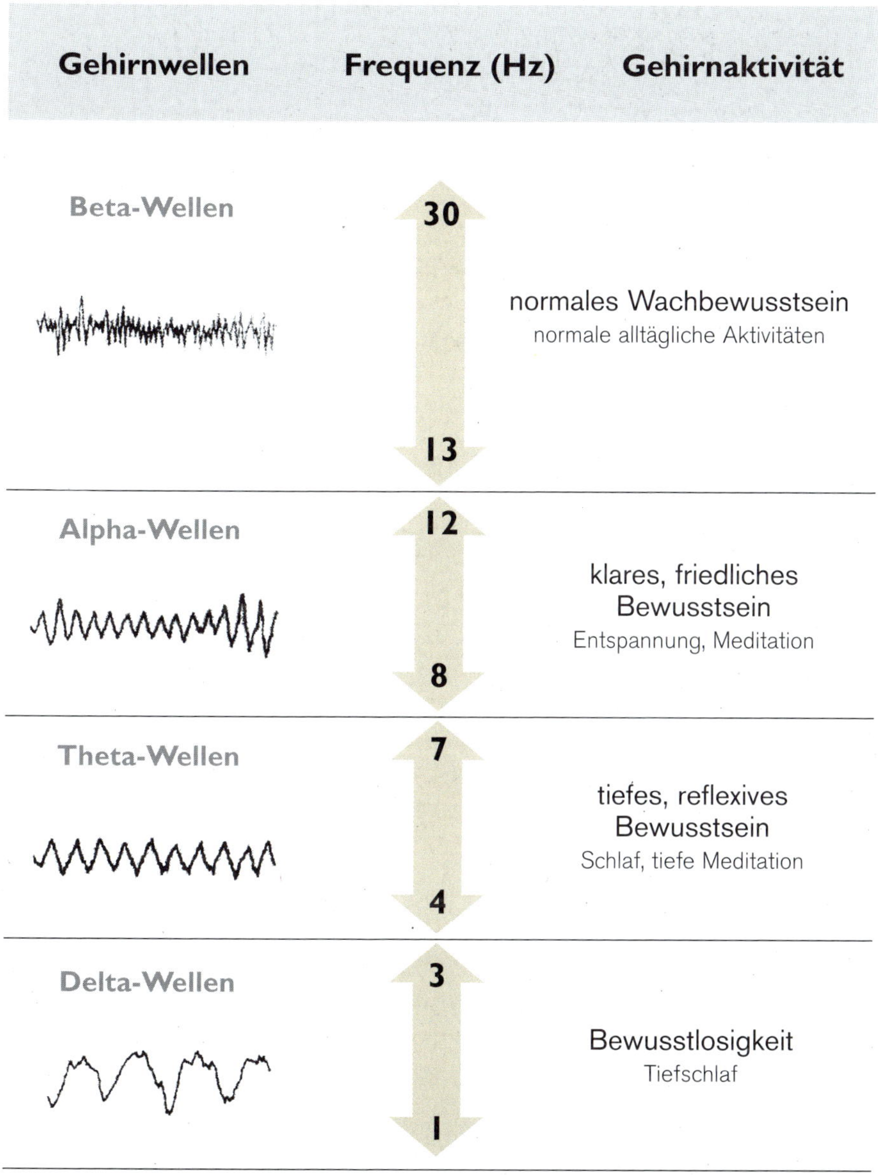

Gehirnaktivität und Gehirnwellen

Anleitung zum Ji-gam-Training

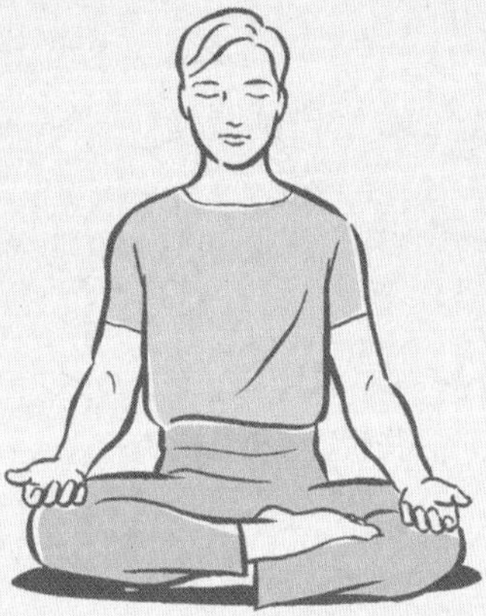

1. Sitzen Sie auf einem Stuhl oder in der Halblotos-Positur und richten Sie den Rücken auf.
2. Legen Sie die Hände mit den Handflächen nach oben auf Ihre Knie und schließen Sie die Augen. Entspannen Sie Ihren Körper, besonders den Nacken und die Schultern. Entspannen Sie Ihren Geist. Atmen Sie tief ein und lassen Sie beim Ausatmen alle noch verbleibende Anspannung los. (Sanfte meditative Musik im Hintergrund kann hilfreich sein.)

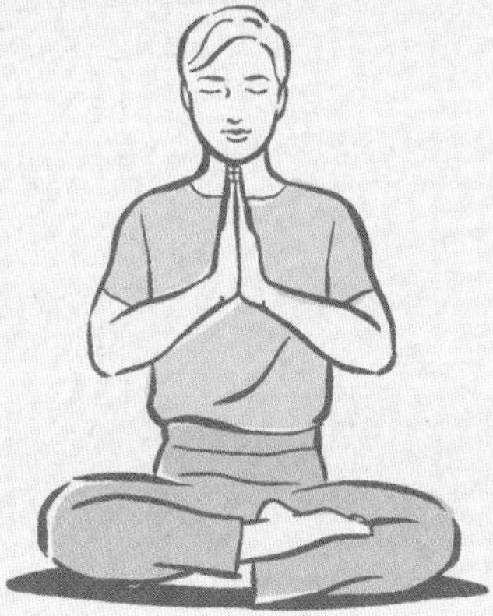

3. Heben Sie die Hände mit zusammengelegten Handflächen langsam auf Brusthöhe. Konzentrieren Sie sich auf alle eventuell auftauchenden Empfindungen zwischen den Handflächen. Zuerst spüren Sie vielleicht Wärme in Ihren Händen, doch bald werden Sie Ihren eigenen Puls spüren.

Selbsthilfe: Wenn Sie die Energie nicht spüren

Wenn Sie die Energie nicht so leicht fühlen können, liegt das wahrscheinlich daran, dass Sie zu angespannt sind oder alle möglichen Gedanken im Kopf haben. Sie werden die Energie spüren können, wenn Sie völlig entspannt sind und sich ganz auf Ihre Hände konzentrieren. Entspannte Konzentration ist der Schlüssel.

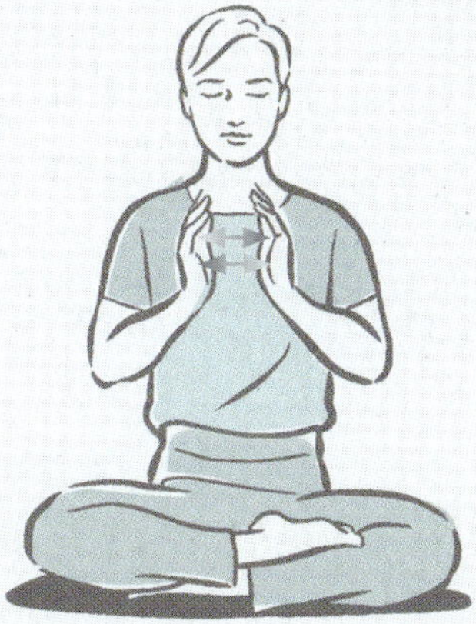

4. Jetzt nehmen Sie die Hände etwa 10 Zentimeter auseinander und konzentrieren sich voll auf den Raum zwischen Ihren Handflächen. Stellen Sie sich vor, dass Ihre Schultern, Arme, Handgelenke und Hände gewichtslos in einem Vakuum schweben.

5. Nehmen Sie die Hände weiter auseinander und führen Sie sie wieder enger zusammen, während Sie Ihre Konzentration aufrechterhalten. Sie empfinden vielleicht eine Art elektrisches Kribbeln in den Händen und eine Art magnetische Anziehung oder auch Abstoßung zwischen den Händen. Es mag sich sogar so anfühlen, als hielten Sie einen weichen Ballen Baumwolle zwischen den Händen oder als bewegten Sie die Hände langsam durch warmes Wasser. Diese Empfindungen sind eine Manifestation Ihres Energieflusses.

6. Wenn die Empfindung immer deutlicher wird, ziehen Sie die Hände weiter auseinander oder drücken Sie sie enger zusammen. Die Empfindung wird nicht verschwinden, sondern sich ausdehnen und stärker werden.

7. Atmen Sie dreimal tief ein und aus.

8. Reiben Sie die Hände kräftig aneinander, bis sie warm sind, und streichen Sie sich dann sanft über die Augen, das Gesicht, den Nacken und die Brust.

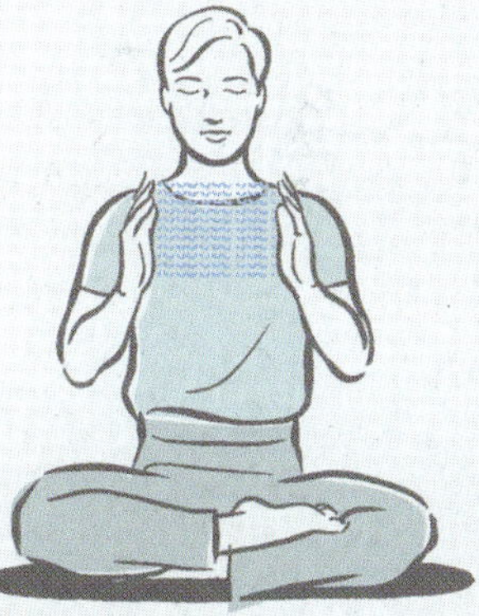

Die Empfindung wird mit zunehmender Entspannung stärker
Die Empfindung der Energie wird mit zunehmender Entspannung stärker. Da es keinen Standard für die Entspannung gibt, die nötig ist, um Energie zu fühlen, entspannen Sie sich einfach, so gut es Ihnen möglich ist, und genießen Sie die Reise in Ihre innere Welt. Wenn die Empfindung anfangs vielleicht zu subtil ist, so dass Sie sie nicht wahrnehmen können, dann nähren Sie sie sorgfältig, bis sie spürbar wird.

Erweitertes Ji-gam-Training

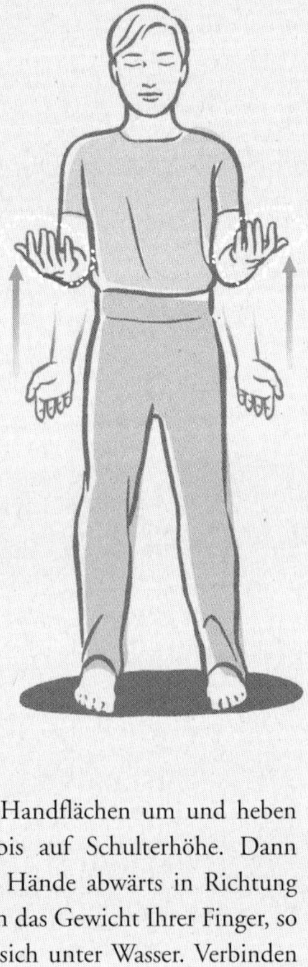

1. Stehen Sie mit geschlossenen Augen und entspanntem Körper, mit den Füßen in schulterbreitem Abstand. Drücken Sie die Brust und die Schultern nach außen und lassen Sie die Hände mit nach oben gekehrten Handflächen an den Seiten herabfallen. Heben Sie die Hände vorwärts nach oben, indem Sie den Arm in den Ellbogen beugen, und konzentrieren Sie sich dabei auf die Empfindungen in Ihren Händen. Wenn Sie sich an den Fluss der Energie gewöhnt haben, können Sie diese Empfindung im Stehen auch mit geöffneten Augen spüren.

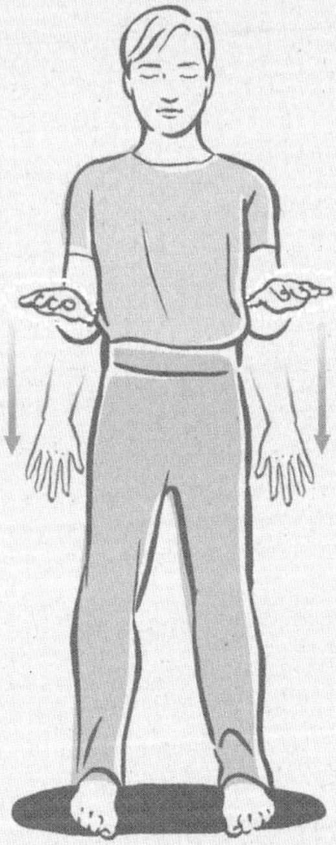

2. Drehen Sie Ihre Handflächen um und heben Sie die Hände bis auf Schulterhöhe. Dann drücken Sie Ihre Hände abwärts in Richtung Boden und spüren das Gewicht Ihrer Finger, so als bewegten Sie sich unter Wasser. Verbinden Sie Punkt 1 und 2 zu einer Bewegung und wiederholen Sie diese.

3. Wenn Sie die Hände nach oben führen, heben Sie gleichzeitig die Fersen hoch. Wenn Sie die Hände nach unten drücken, senken Sie die Fersen wieder ab.

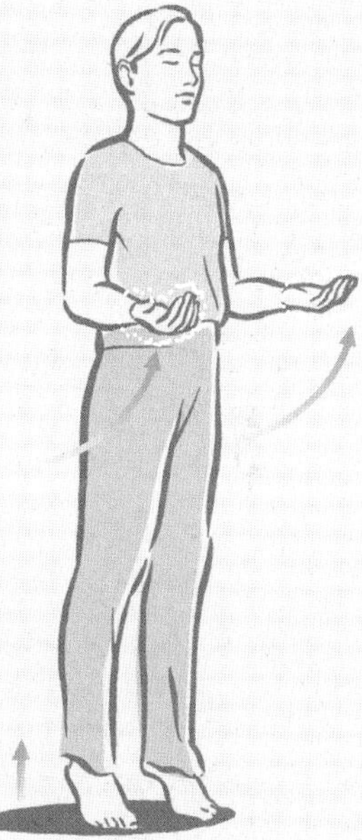

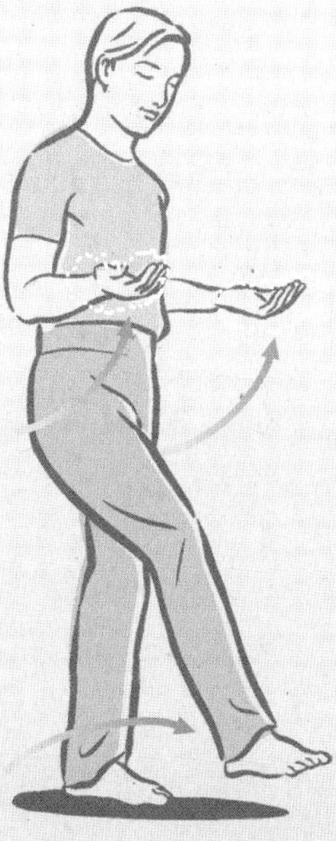

4. Jetzt gehen Sie langsam umher. Machen Sie einen Schritt, während Sie die Hände heben, und einen weiteren Schritt, während Sie die Hände senken. Wenn Sie sich an die Bewegung gewöhnt haben, machen sie zwei Schritte, während sie die Hände heben, und so weiter ...

Die Meditation der Gehirnatmung

Praxis
Teil 3

Der Kreis der Unendlichkeit ist das Zeichen der Gehirnatmung. Unendlichkeit symbolisiert die grenzenlosen Möglichkeiten des menschlichen Bewusstseins.

Was ist die Meditation der Gehirnatmung?

Das letzte Ziel der Gehirnatmung ist, ein Gehirn zu entwickeln, das schöpferisch, friedfertig und produktiv ist. Die Meditation der Gehirnatmung ist in fünf klar unterscheidbare Stadien unterteilt: Sensibilisierung des Gehirns, Flexibilisierung des Gehirns, Klärung des Gehirns, Integration des Gehirns und Meisterung des Gehirns. Diese Stadien sind darauf angelegt, alle drei hauptsächlichen Schichten des Gehirns zu stimulieren, um ihr Potenzial zu maximieren, indem ihre getrennten Funktionsweisen neu integriert werden. Auf der spirituellen Ebene stellt die Gehirnatmung einen Pfad zur Erleuchtung im Alltag dar. Auf der sozialen Ebene ist die Gehirnatmung dazu bestimmt, einen *Neuen Menschen* zu entwickeln, der voller positiver Energie ist, der einen Reichtum an Gefühlen besitzt, dessen Ethik harmonisch und dessen Leben sinnvoll ist.

Die fünf erfahrungsmäßigen Stadien der Gehirnatmung verfolgen alle einen besonderen Zweck. Die Sensibilisierungsphase der Gehirnatmung ist darauf ausgerichtet, die Sinne des gesamten Körpers zu stärken, einschließlich des Gehirns. Die Enthärtungsphase der Gehirnatmung soll zu Flexibilität führen und zu größerer Effizienz der bewussten kognitiven Prozesse des Großhirns. Die Reinigungsphase der Gehirnatmung ist darauf abgestimmt, mit selbstzerstörerischen emotionalen Erinnerungen umzugehen, die in das Limbische System eingebettet sind und die oft die weitere Entwicklung behindern. Die Neuverdrahtungsphase der Gehirnatmung wird dazu führen, dass wir dem Yullyo begegnen, der Wirklichkeit des Lebens in unserem Inneren, und unsere Identität und Zweckgerichtetheit bestätigt wird. Die Meisterungsphase der Gehirnatmung wird dem Individuum schließlich helfen, sein Wahres Selbst zum Ausdruck zu bringen und die Entwicklung des kollektiven Bewusstseins der Menschheit voranzubringen.

Anfangsphase der Gehirnatmung: Die Sensibilisierung des Gehirns

Das Ziel dieser Anfangsphase besteht darin, die Sensibilität des Körpers und des Gehirns zu wecken und zu erhöhen. Anders als bei anderen Körperteilen, können wir das Gehirn nicht direkt berühren oder es trainieren. Allerdings sind die verschiedenen Bereiche des Gehirns eng mit bestimmten Bereichen des Körpers verbunden. Wenn wir diese Körperbereiche trainieren, können wir deshalb die Aktivität in den damit verbundenen Teilen des Gehirns stimulieren. Sobald unsere Sinne einmal geschärft sind und unsere Konzentration zugenommen hat, sind wir in der Lage, den Fluss der Energie durch den Körper direkt zu fühlen. In diesem Stadium können wir das Gehirn trainieren, indem wir den durch die Macht der Konzentration kontrollierten Fluss der Ki-Energie in das Gehirn lenken.

Cortexphase der Gehirnatmung: Enthärtung des Gehirns

Der Zweck dieser Phase der Gehirnatmung besteht darin, die Flexibilität der bereits bestehenden neuronalen Netzwerke zu vergrößern, um unser Lern-Potenzial zu vergrößern und höhere kognitive Funktionen zu fördern. Wir versuchen dabei im Grunde, festgefahrene neuronale Strukturen zu lockern, damit wir zu der Offenheit und Flexibilität gelangen, die zur Einführung neuer Muster nötig sind. Das wirkt sich unmittelbar auf unser soziales Verhalten aus, denn die fixierten Muster des neuronalen Netzwerks manifestieren sich unmittelbar als festgefahrene Gewohnheiten, Vorurteile und Meinungen. Das Cortexstadium der Gehirnatmung enthält deshalb viele Übungen und Programme, die darauf ausgerichtet sind, die Kommunikation zwischen den Neuronen unseres Gehirns aufzuschließen und zu verbessern.

Die Limbische Phase der Gehirnatmung: Reinigung des Gehirns

Der Zweck dieser Phase ist, das emotionale Gepäck bestimmter Erinnerungen, die den Prozess der inneren Heilung und Entwicklung behindern, loszuwerden. Wie schon zuvor erklärt, speichert unser Limbisches System den emotionalen Eindruck unserer Erfahrungen und weist den einzelnen Erinnerungen eine emotionale Ladung zu. Diese „Gefühlserinnerungen" kommen wieder hoch, wenn eine ähnliche Erfahrung auftaucht, und führen oft zu genau denselben Verhaltensmustern. Wenn Sie Ihre Erinnerungen von dieser emotionalen Ladung befreien, versetzt Sie das in die Lage, auf bestimmte Reize mit einer neuen Antwort, einem neuen Verhalten zu reagieren. Dies erreichen wir, indem wir eine Art der emotionalen Befreiung verwenden, die Atmen und Lächeln miteinander verbindet. Sie entwickeln dadurch die Kraft, zum Herrn Ihrer eigenen Gefühle zu werden und den Satz „Ich bin nicht mein Geist, sondern der Geist ist mein" unter Beweis zu stellen.

Stammhirn-Phase der Gehirnatmung: Neuverdrahtung des Gehirns

Das Ziel dieser Phase der Gehirnatmung besteht darin, das unendliche Potenzial der Lebensenergie innerhalb des Gehirnstamms zu erwecken. Sie transzendieren dabei den mit dem Neocortex verbundenen Intellekt sowie die Gefühle des Limbischen Systems, und Ihr Bewusstsein begegnet Yullyo, dem grundlegenden Rhythmus des Lebens. Sie werden dadurch die absolute Einheit mit der Lebensenergie selbst, der Letzten Wirklichkeit, erfahren. In diesem Stadium finden Sie die Antworten auf Fragen wie „Wer bin ich?" und „Was ist der Sinn des Lebens?".

Mit Hilfe der Stammhirn-Phase werden Sie in die Lage versetzt, Ihre eigene Identität zu wählen. Sobald Sie Ihre Identität gewählt haben, werden alles Wissen, die gesamten Informationen und die Fähigkeiten des Gehirns darauf ausgerichtet, die Erfordernisse dieser Identität zu erfüllen. Man kann in der Tat sagen, dass die Identität die Kerninformation Ihres Lebens ist

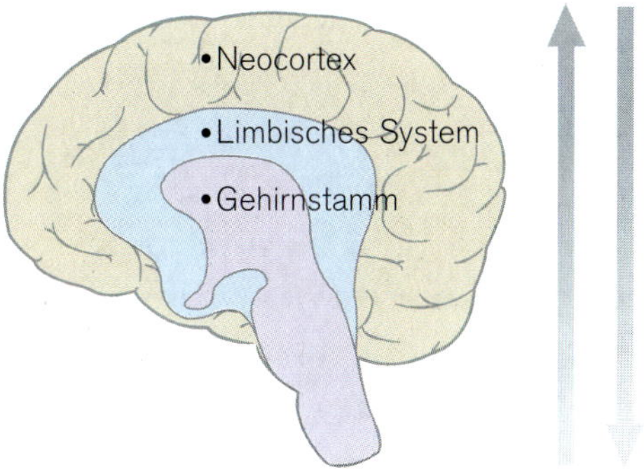

Die fünf Stadien der Gehirnatmung sind darauf ausgerichtet, die drei Schichten des Gehirns so neu zu integrieren, dass sie als Einheit fungieren

Die fünf Stadien der Gehirnatmung und die dreischichtige Struktur

und alle anderen Informationen diese stützen. Vom Standpunkt Ihrer neu verwirklichten Identität aus werden Sie die alten Informationen in einem neuen Licht sehen. Sie werden einschätzen können, ob sie in den Begriffen der neuen Identität, die Sie gewählt haben, zur Verwirklichung Ihres neuen Lebenszwecks nützlich sind. Um diesen Lebenszweck zu erfüllen, wird Ihr Gehirn im Sinne Ihrer neuen Identität so integriert, dass seine Kreativität und Energie maximiert werden, damit es den neuen Zweck erfüllen kann.

Vollendungsphase der Gehirnatmung: Meisterung des Gehirns

Zum Meister Ihres eigenen Gehirns zu werden bedeutet, dass Sie einhundert Prozent des Ihnen angeborenen Potenzials zu nutzen vermögen. Weil das Gehirn von einem ständigen Fluss von Energie genährt wird, liegt der Schlüssel zur Maximierung seines Potenzials darin, es mit positiver und hilfreicher Information zu füttern. „Vision“ ist der Begriff zur Bezeichnung dieser Art von Informationen, die die Gehirnaktivität maximal in Richtung auf die Verwirklichung eines bestimmten Zieles stimulieren. Damit unser Gehirn dazu stimuliert wird, sein maximales Potenzial zu erreichen, brauchen wir eine Vision als grundlegende Motivation für all unsere Aktivitäten. Damit sie effektiv sein kann, muss eine Vision *einfach und klar* genug sein, um leicht verständlich zu sein. Sie muss *realistisch* genug sein, damit sie es auch wert ist, dass wir unsere Zeit und unsere Mühen darein investieren. Sie muss *konkret* genug sein, damit wir auch unseren Fortschritt erkennen können, und sie muss *attraktiv* genug sein, damit wir auch willens sind, einhundert Prozent unserer Energie darein zu investieren. Und das Wichtigste ist, dass unsere Vision letztlich dem Ziel der friedlichen Koexistenz auf dieser Erde dienen muss. Die Göttlichkeit, die in jedem Einzelnen von uns liegt, sehnt sich nämlich nach Frieden, und unser Gehirn ist so konstruiert, dass es auf dieses Ziel hinarbeitet.

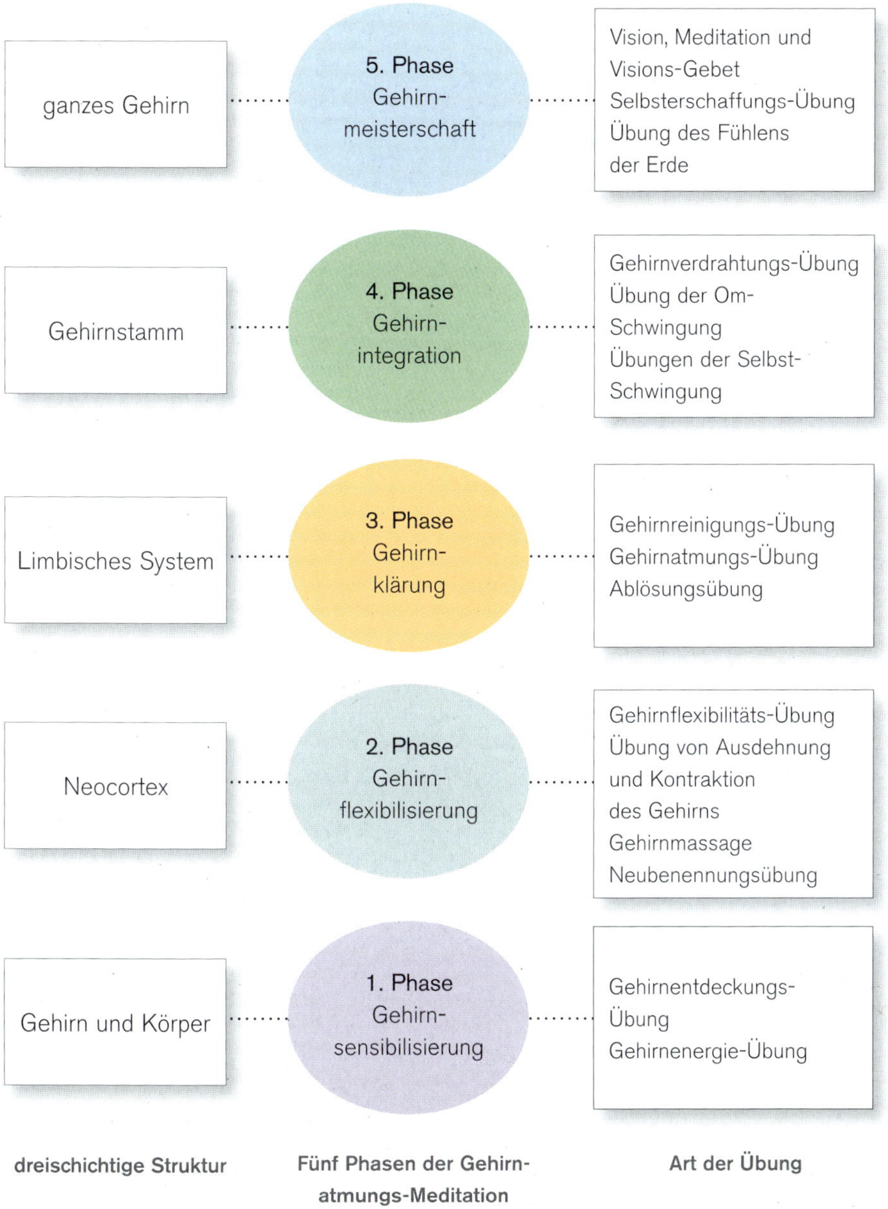

Fünf Phasen der Gehirnatmungs-Meditation

Erste Phase: Anfangsphase der Gehirnatmung

Sensibilisierung des Gehirns

Lassen Sie uns für einen Moment betrachten, was uns an unserem Körper am meisten interessiert. Ist es unser Bauchumfang, unser Gewicht, unsere Größe, unser Cholesterinspiegel, die Frage, wie viel Alkohol wir verkraften können, unser Blutdruck oder unser Blutzucker-Spiegel? Wir selbst definieren unsere Gesundheit oft weitgehend nach solchen Maßstäben. Doch wie gut kennen Sie Ihren eigenen Körper wirklich? Wie vertraut sind Sie mit ihm? Nicht mit irgendeinem menschlichen Körper, sondern mit Ihrem eigenen. Wie tief reicht Ihr Verständnis Ihrer selbst? Wie gut kennen Sie Ihr eigenes Gehirn?

Die Gehirnatmung ist ein Programm der Selbstschulung, das darauf ausgerichtet ist, Sie zu lehren, wie Sie Ihren Geist benutzen können, um die Einstellungen, die Ihr Leben definieren, zu transformieren. Sie werden damit die Kraft und den Willen entwickeln, sich selbst zu transformieren, und zwar durch eine direkte Erfahrung Ihres Körpers und nicht nur, indem Sie auf verbal vermittelte Anweisungen hören. Und damit Sie Ihren Körper voll und ganz erfahren können, ist es nötig, all seine Sinne voll zu erwecken.

Der wichtigste Faktor beim Erwecken der Sinne des Körpers ist die Kommunikation zwischen Geist und Körper. Sie mögen noch so sensibel sein, aber wenn Ihr Bewusstsein anderswo ist und Sie nicht aufmerksam sind, dann werden Sie niemals die subtileren Empfindungen Ihres Körpers wahrnehmen. Unser Bewusstsein sitzt oft im Fegefeuer von Vergangenheit und Zukunft fest. Damit wir unseren Körper voll und ganz erfahren können, müssen wir deshalb in der Gegenwart bleiben.

Das Gehirn mit Hilfe der Lebensenergie fühlen

Um die Anfangsphase der Gehirnatmung ganz und gar erfahren zu können, müssen Sie alle Sinne Ihres Körpers stimulieren und aufwecken. Durch die Stärkung des Dahn-jon und die Übungen für den Darm lösen Sie Spannungen in Ihrem Körper, entspannen Ihre Muskeln und beruhigen den Geist. Die sich daraus ergebende Erfahrung von äußerem Wohlbefinden und innerem Frieden macht es Ihnen möglich, im Verlauf des Ji-gam-Trainings den subtilen Fluss von Energie durch Ihren Körper zu fühlen. In diesem Stadium erhöhter Sensibilität und stärkeren Gewahrseins sind Sie in der Lage, das volle Potenzial Ihres Gehirns zu erwecken, indem Sie es mit dem Fluss von Ki-Energie, den Sie durch die Kraft Ihrer Konzentration zu lenken vermögen, stimulieren.

Zur Erweckung des Gehirns gehört, dass Sie bewusst die einzelnen Schichten des Gehirns fühlen und die schlummernden neuronalen Verbindungen durch die Aufladung mit neuer Energie erwecken. Sie werden Ihr Gehirn vielleicht zum ersten Mal in Ihrem Leben als einen Teil Ihres Körpers erfahren. Damit Sie maximal von dem Ji-gam-Training profitieren können, ist es sehr wichtig, dass Sie einen Zustand der entspannten Konzentration aufrechterhalten. Sie müssen einen spürbaren Fluss der Energie fördern, damit Sie Ihr Gehirn durch dieses Fließen fühlen können. Sie benutzen, kurz gesagt, Ihr Gewahrsein von Energie als ein Medium, durch das Ihr Bewusstsein mit Ihrem Gehirn kommunizieren kann.

1. Die Übung der Entdeckung des Gehirns

Die Übung der Entdeckung des Gehirns ist der erste Schritt für jemanden, der sich mit seinem Gehirn vertraut machen will. Bei dieser Übung werden Sie aufgefordert, sich das Gehirn vorzustellen, so als sähen Sie es tatsächlich vor sich, und sich auf die Empfindungen, die Sie bei der sorgfältigen Betrachtung der verschiedenen Teile Ihres Gehirns haben, zu konzentrieren und sie zu verstärken. Sie spüren dabei vielleicht ein leichtes Prickeln, ein Kribbeln wie von einem schwachen elektrischen Strom oder vielleicht auch ein erfrischendes Gefühl der Auflösung.

Das Prinzip des Shim-Ki-Hyul-Jung (Worauf unser Geist sich richtet, dorthin fließt die Energie) ist die Grundlage dieser Übung. Wenn Sie mit dieser Übung fortfahren, führt dies zu einer Absenkung der Frequenz der Gehirnwellen, einer Beruhigung des Geistes und einer Zunahme der Konzentration. Wenn Sie ein koloriertes Diagramm des Gehirns studieren oder selbst ein solches zu zeichnen versuchen, wird Ihnen das helfen, sich Ihr eigenes Gehirn vorzustellen, und es wird die Wirksamkeit dieser Übung erhöhen.

Anleitungen zur Übung der Entdeckung des Gehirns

1. Wenn Sie auf einem Stuhl sitzen, lassen Sie die Hände leicht auf den Oberschenkeln ruhen. Sitzen Sie in der Halblotosstellung auf dem Boden, dann liegen die Hände mit nach oben gekehrten Handflächen auf den Knien.

2. Atmen Sie dreimal ein und aus und entspannen Sie sich. Schließen Sie die Augen. Stellen Sie sich vor, dass alle Spannungen dahinschmelzen und durch Finger- und Zehenspitzen aus Ihrem Körper austreten.

3. Rufen Sie ein mentales Bild Ihres Gehirns auf und stellen Sie sich zuerst den Schädel vor, der das Gehirn schützt.

4. Stellen Sie sich dann den Neocortex mit all seinen Falten und Spalten vor. Schauen Sie sich Ihr Großhirn von allen Seiten genau an, von vorn, von hinten, von beiden Seiten.

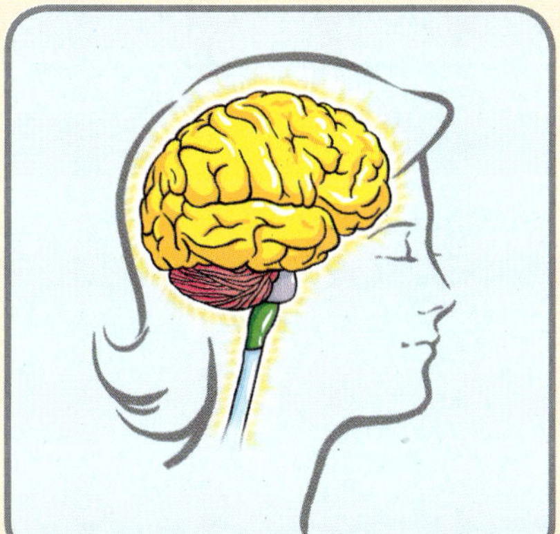

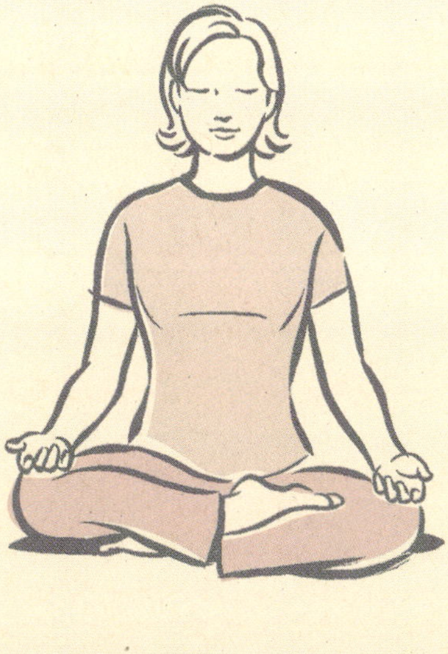

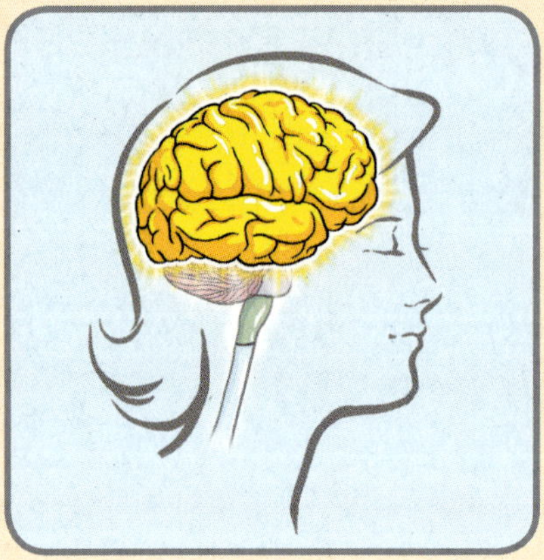

5. Betrachten Sie nun die linke und dann die rechte Gehirnhälfte und lassen Sie Ihren inneren Blick langsam zwischen den beiden Hemisphären hin und her wandern.

6. Jetzt schauen Sie auf die Brücke (Corpus Callosum), die die beiden Hemisphären verbindet, und stellen Sie sich den Fluss von Informationen zwischen den beiden Gehirnhälften vor.

7. Gehen Sie als Nächstes tiefer in das Gehirn hinein zur subkortikalen Region und betrachten Sie die Amygdala, die die Gefühle von Furcht und Angst kontrolliert.

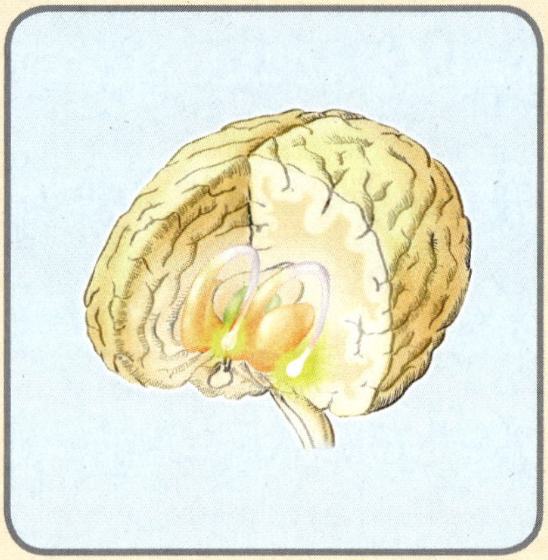

8. Lassen Sie Ihren Blick weiter nach hinten wandern und betrachten Sie das Cerebellum, das Bewegung und Gleichgewicht kontrolliert.

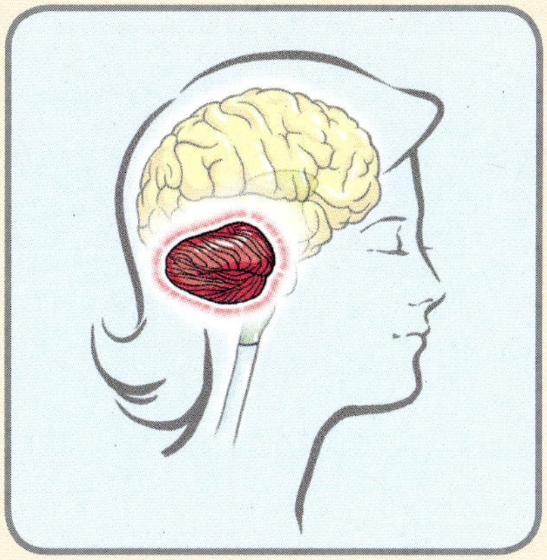

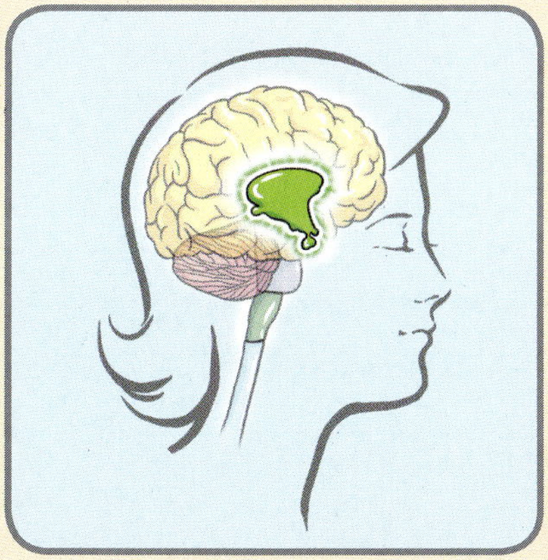

9. Als Nächstes gehen Sie weiter nach unten und betrachten den Thalamus und den Hypothalamus. Lassen Sie Ihren Blick langsam wandern. Stellen Sie sich vor, wie verschiedene Hormone, die vom Hypothalamus freigesetzt werden, in Ihren Blutkreislauf eintreten.

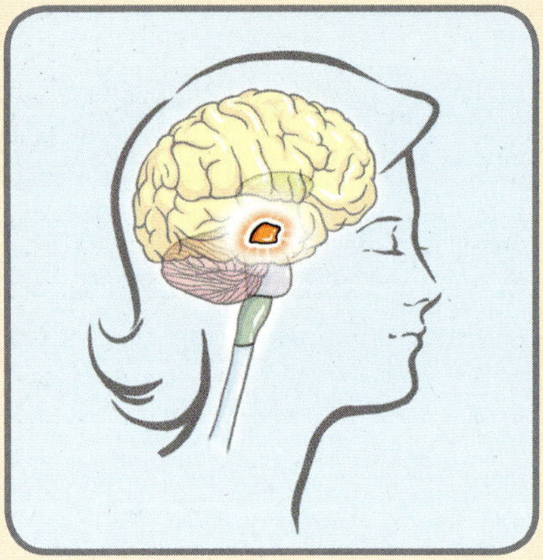

10. Lassen Sie Ihren Blick tiefer schweifen und finden Sie das Mittelhirn; fühlen Sie die Konsistenz und Farbe der verschiedenen Teile.

11. Gehen Sie jetzt noch tiefer und finden Sie die Medulla, die unsere grundlegendsten Lebensfunktionen kontrolliert.

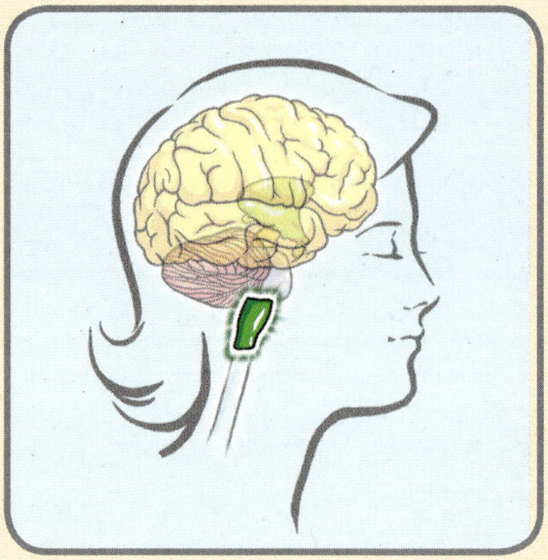

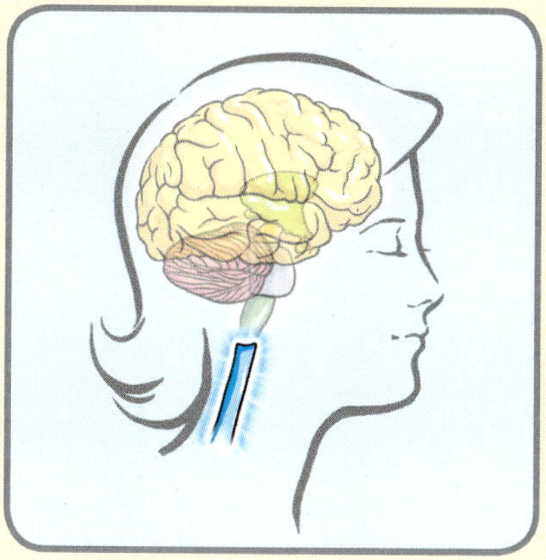

12. Betrachten Sie als Nächstes die ganze Länge des spindelförmigen zylindrischen Fortsatzes unterhalb der Medulla, der die Verbindung zur Wirbelsäule herstellt.

13. Jetzt ziehen Sie Ihren Blick zurück und betrachten das gesamte Gehirn, das im Raum vor Ihnen schwebt, wie es sich langsam vor Ihnen dreht. Lassen Sie den Blick dabei schnell über die verschiedenen Teile des Gehirns, die Sie zuvor betrachtet haben, wandern, vom Großhirn über das Limbische System bis zu den wesentlichen Teilen des Stammhirns.

14. Atmen Sie dreimal tief ein und aus und öffnen Sie die Augen. Stellen Sie sich vor, dass beim Ausatmen die stagnierende Energie aus ihrem Gehirn mit dem Atem aus Ihnen austritt.

15. Reiben Sie die Hände kräftig gegeneinander, bis sie warm sind, und massieren Sie sich dann sanft Ihr Gesicht, den Nacken und den Kopf.

Selbsthilfe: Wenn Sie das Gehirn nicht visualisieren können

Haben Sie keine Eile, wenn es Ihnen nicht leicht fällt, die Gestalt Ihres Gehirns zu visualisieren. Die Energie Ihres Bewusstseins teilt sich auch dann Ihrem Gehirn mit, wenn Sie nur an die spezifischen Teile Ihres Gehirns denken, ohne sie bildlich vor sich zu sehen. Der Zweck dieser Übung besteht darin, Ihr Bewusstsein durch den Fluss der Lebensenergie mit dem Gehirn zu verbinden. Wenn es Ihnen schwer fällt, die spezifischen Bereiche des Gehirns zu visualisieren, dann versuchen Sie einfach, sich die ganze allgemeine Form des Gehirns vorzustellen. Erweist sich auch das als schwierig, dann richten Sie Ihre Aufmerksamkeit einfach still auf das Gehirn, ohne es zu visualisieren. Sie können auch versuchen, die groben Umrisse des Gehirns auf ein Blatt Papier zu malen, und sich dabei vorstellen, dass Energie übertragen wird, während Sie die Umrisse zeichnen.

2. Gehirn-Energieübung

Die Gehirn-Energieübung trainiert Sie dazu, Ihr Gehirn durch die Energie in Ihren Händen zu spüren. Da Ihre Hände die Teile Ihres Körpers sind, die für den Energiefluss am sensibelsten sind, können selbst Anfänger durch den Austausch von Energie zwischen den Händen leicht das Gehirn spüren. Wenn Sie sich auf Ihre Hände konzentrieren, während Sie sich das Gesicht und den Kopf massieren, werden Sie die von der Gehirntätigkeit ausgesandten Energieschwingungen fühlen.

Wie fühlt sich die Energieschwingung des Gehirns an? Das ist zwar von Person zu Person etwas unterschiedlich, aber im Allgemeinen fühlt es sich ähnlich an wie die Empfindung bei der Ji-gam-Übung: ein Kitzeln, Prickeln oder Kribbeln. Ganz gleich, wie schwach oder subtil das Gefühl ist, es ist wichtig, sich darein einzufühlen und es sich ausdehnen zu lassen.

Wenn Ihre Sensibilität für Ihr Gehirn größer geworden ist, werden Sie in der Lage sein zu diagnostizieren, welche Teile Ihres Gehirns überbeansprucht sind, welche Teile durch mangelnden Gebrauch starr geworden sind und welche Bereiche verstopft sind. Sie können Ihr Gehirn dann heilen, indem Sie einen nährenden Strom von Energie in jene Bereiche des Gehirns lenken, die es nötig haben. Nach dem Prinzip des Shim-Ki-Hyul-Jung wird die Steigerung der Zufuhr von Blut und Sauerstoff sowie die Bildung neuer Synapsen den Zustand des Gehirns verbessern und seine Effizienz erhöhen. Diese Übung wirkt auch unmittelbar darauf hin, durch Stress hervorgerufene Spannungen zu lindern.

Anleitung zur Gehirn-Energieübung

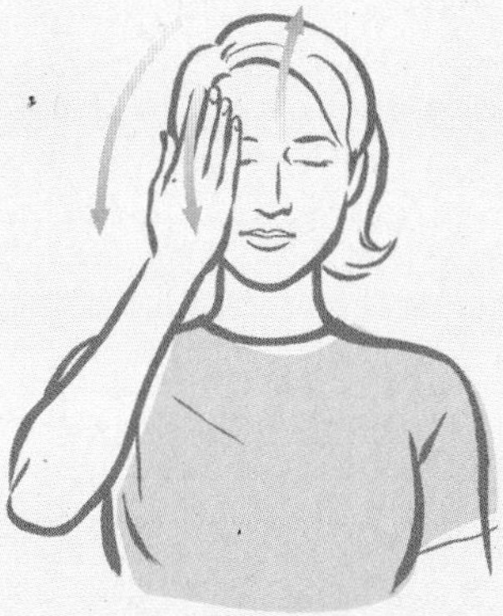

1. Wenn Sie auf einem Stuhl sitzen, lassen Sie die Hände sanft auf den Oberschenkeln ruhen. Sitzen Sie in der Halblotosstellung auf dem Boden, dann liegen die Hände leicht auf den Knien.
2. Heben Sie die rechte Hand und halten Sie die Handfläche in einem Abstand von etwa zwei bis fünf Zentimeter von Ihrem Gesicht entfernt.
3. Spüren Sie die Empfindung von Energie in Ihrer Hand und fahren sie (immer in einem Abstand von zwei bis fünf Zentimeter) mit einer langsamen und bedachten Bewegung über Ihr Gesicht abwärts. Gehen Sie dann wieder aufwärts und fahren Sie, der Kontur Ihres Kopfes folgend, von der Stirn über den Kopf und Hinterkopf bis zum Nacken. Lassen Sie die Hand um die rechte Seite Ihres Gehirns kreisen und spüren Sie, wie die Energie Ihres Gehirns zu Ihrer rechten Hand hin ausstrahlt. Sobald Sie die Energie gefühlt haben, senken Sie langsam die Hand.

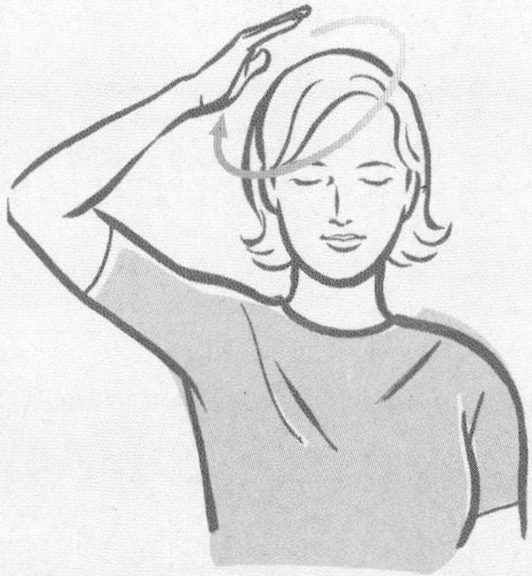

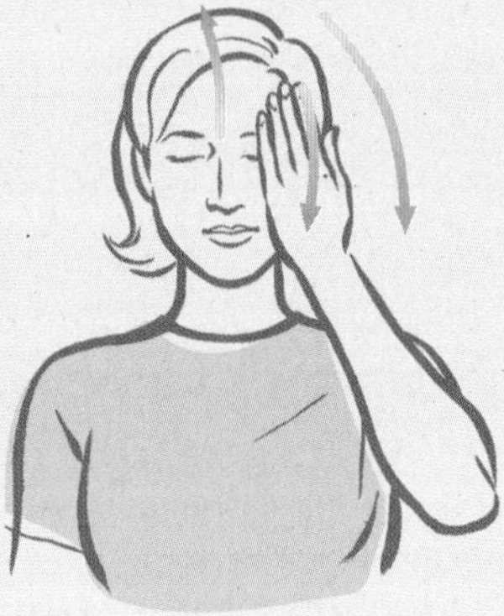

4. Wiederholen Sie Punkt 2 und 3 mit Ihrer linken Hand. Wenn Sie die Energie der linken Seite Ihres Gehirns gespürt haben, senken Sie langsam die Hand.

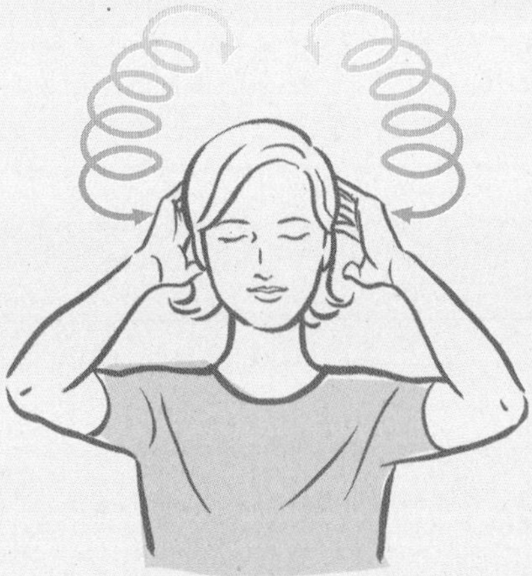

5. Heben Sie jetzt beide Hände und spüren Sie die Energie beider Gehirnhälften gleichzeitig.

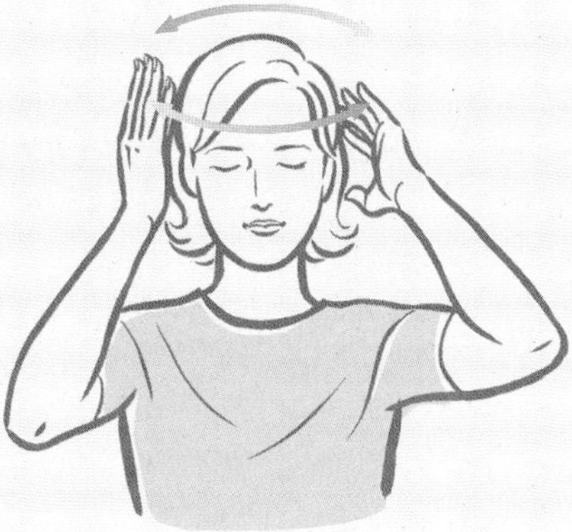

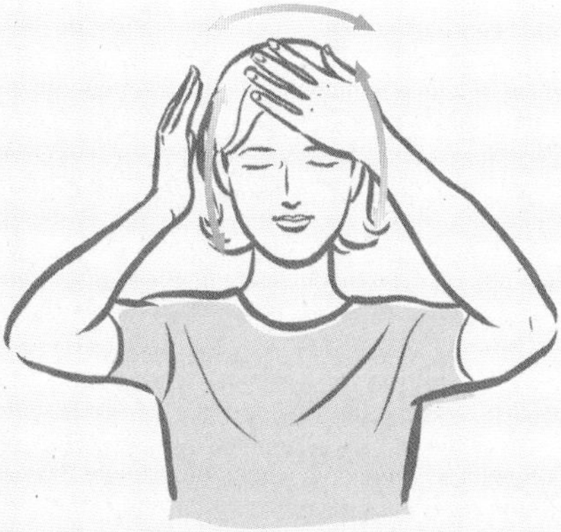

6. Reagiert eine Seite weniger gut als die andere, dann führen Sie beide Hände über die weniger ansprechende Seite und flüstern Ihrem Gehirn dabei mental positive und unterstützende Botschaften zu.

7. Reiben Sie zum Abschluss die Hände kräftig aneinander, bis sie warm werden, und massieren Sie sich dann sanft das Gesicht, den Nacken und den Kopf.

Selbsthilfe

Der Neocortex ist der Sitz des menschlichen Intellekts und der höheren kognitiven Funktionen. Er bedarf einer großen Menge an Energie und Sauerstoff. Versuchen Sie, den Energiefluss zum Großhirn zu konzentrieren. Versuchen Sie ebenfalls, den Energiefluss in die einzelnen Gehirnhälften zu lenken. Wenn Sie zuvor mit logischem Denken oder mathematischen Berechnungen beschäftigt waren, senden Sie Energie in die linke Gehirnhälfte. Waren Sie mit kreativen und künstlerischen Aktivitäten beschäftigt, nähren Sie die rechte Gehirnhälfte mit Energie.

Zweite Phase: Cortex-Phase der Gehirnatmung *Enthärtung des Gehirns*

Wir wollen uns einmal das Gehirn eines Neugeborenen vorstellen. Was für ein Gehirn hat wohl ein Säugling mit seinem unschuldigen Lächeln? Ganz gleich, wie es aussieht, es wird ganz und gar offen sein für neue und aufregende Informationen und Erfahrungen. Als wir geboren wurden, war unser Gehirn gewiss so beschaffen. Während wir dann jedoch aufwuchsen und allen möglichen Informationen ausgesetzt waren, haben wir unseren eigenen mentalen Käfig aus Gewohnheiten und Vorurteilen aufgebaut.

Die Enthärtung des Gehirns wird, wie der Name schon sagt, ihr Gehirn nicht wegschmelzen lassen. Sie wird Ihre Denkprozesse vielmehr flexibler und formbarer machen, so dass Sie aus Ihrem selbstgebauten inneren Käfig ausbrechen können. Sie wird Ihnen helfen, sich auf eine sehr bedeutsame Weise zu befreien. Sind erst einmal gewisse Hindernisse beseitigt, dann antwortet unser Gehirn mit größerer Kreativität und Empfänglichkeit für neue Informationen darauf.

Verbesserung der kognitiven Fähigkeiten

Die Enthärtung des Gehirns wird die Kommunikation unter den Neuronen des Gehirns fördern, was zu einer besseren Kommunikation und Kooperation führt. Dadurch wird die Klarheit und Einsichtigkeit aller kognitiven Prozesse vergrößert und das Fenster unseres Bewusstseins erweitert.

Die Gehirnforschung hat gezeigt, dass den fünf Sinnen sowie Sprache, Intellekt, Logik und so weiter jeweils bestimmte Bereiche des Gehirns zugeordnet sind. Doch in vielen Fällen, in denen eine Schädigung des Gehirns vorliegt, können andere Teile des Gehirns wenigstens einen Teil der durch den Gehirnschaden verlorenen Funktionen übernehmen. Das beweist eine ganz erstaunliche Flexibilität eines dermaßen komplexen Organs. Außerdem verstärkt das Gehirn die Sensibilität eines bestimmten Sinnes, wenn es ihm an der von einem anderen Sinn vermittelten Information mangelt. So mag zum Beispiel ein blinder Pianist sich an ein ganzes Lied erinnern, das er nur einmal gehört hat. Und unsere eigene Erfahrung lehrt uns, dass unser Gehörsinn während der Nacht geschärft ist. Da wir bei Dunkelheit weniger visuelle Informationen erhalten, hat unser Gehirn als Kompensation dafür dem Hören bei Nacht eine größere Priorität zugewiesen. Indem wir uns diese angeborene Fähigkeit des Gehirns bewusst zunutze machen, ist es uns möglich, besser zu hören, zu sehen und zu schmecken, und damit wird unsere Erfahrung des Lebens reicher und lebendiger.

Das Fenster des Bewusstseins ausweiten

Vergleichen Sie einmal die Diagramme A und B. Wir wollen einmal jede Scheibe des Fensters mit der Begrenzung des Bewusstseins eines spezifischen Individuums vergleichen. Und den Pfeil vergleichen wir mit unserem Bewusstsein. Würden wir das Fenster mit den vier Scheiben benutzen, dann könnten wir durch das Fenster ein größeres Bild sehen. Wir könnten auch in alle Richtungen sehen. Wenn unser Bewusstsein also von den Grenzen des Fensters des Bewusstseins eingeschränkt ist, dann könnten wir nur in eine bestimmte Richtung „sehen", wenn wir das Fenster nicht so weit ausdehnen, dass der Pfeil sich in alle Richtungen drehen kann. Eine Person, die die Welt durch das Fenster A betrachtet, und eine andere Person, die durch Fenster B schaut, werden also dasselbe sehen. Und dennoch werden sie einen völlig unterschiedlichen Eindruck von dem gewinnen, was eine jede dieser Personen individuell gesehen hat. Die Übungen der Enthärtung

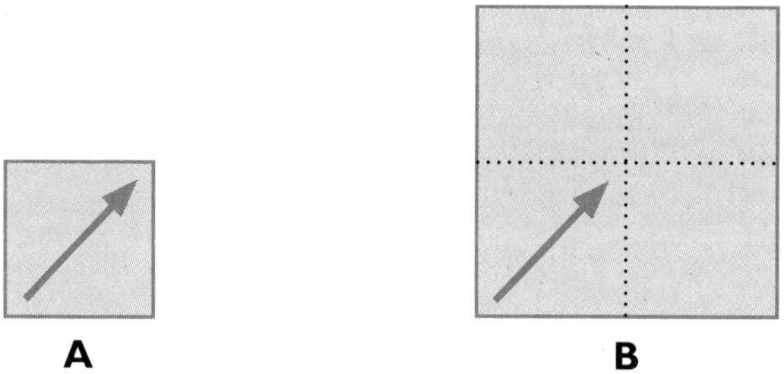

Das Fenster des Bewusstseins ausweiten

des Gehirns sollen den Horizont Ihres Bewusstseins ausdehnen, so dass Ihre Wahrnehmungsfähigkeit nicht eingegrenzt ist. Sie werden dann eine tiefere Wirklichkeit erfahren und tiefere Einsicht in die der heutigen Welt zugrunde liegende Dynamik gewinnen.

Zwei Weisen, Ihr Gehirn zu „enthärten"

Es gibt zwei Weisen, Ihr Gehirn flexibler zu machen. Wie ein Computer besteht auch ein Gehirn aus Hardware und Software. Das physische Gehirn ist die Hardware und die vom Gehirn verarbeitete Information ist die Software. Der Unterschied zwischen einem Computer und einem Gehirn besteht darin, dass die Software und die Hardware in einem Gehirn in einer symbiotischen Beziehung wechselseitiger Transformation stehen. Eine Veränderung der Software kann, mit anderen Worten gesagt, die Hardware transformieren.

Die Hardware des Gehirns zu „enthärten" bedeutet, dass wir das Gehirn durch physische Stimulation trainieren. Genauso, wie Sie Ihre Muskeln stimulieren müssen, um Sie zu entwickeln, müssen Sie auch Ihr Gehirn stimulieren, um das neuronale Netzwerk zu entwickeln und zu verbessern. Und die richtige „Gymnastik" wird latenten Stress in Ihrem Gehirn ebenso lindern wie in ihren Muskeln, ganz zu schweigen von der größeren Effektivität des Gehirns durch ein verbessertes neuronales Netzwerk.

Die Software des Gehirns zu „enthärten" bedeutet, die Informationsverarbeitung im Gehirn vielseitiger zu machen und zu transformieren. Je vielseitiger die Prozesse der Informationsverarbeitung sind, desto größer ist die mentale Stimulation Ihres Gehirns. Das führt dazu, dass eine größere Zahl von Synapsen gebildet wird, wodurch faktisch das neuronale Straßennetz Ihres Gehirns erweitert wird. Sie werden neue Einsichten hinsichtlich der Welt gewinnen, ein neues Wertesystem für Ihr Leben formulieren und sich auf kreativere und innovativere Vorgehensweisen zur Erreichung Ihrer Ziele konzentrieren. Reisen, neue Menschen treffen und sich neuen Umgebungen aussetzen, das führt alles zu Veränderungen im Gehirn, denn diese Erfahrungen hinterlassen neue neuronale Eindrücke in Ihrem Gehirn.

Wir sind also in der Lage, die „Software" des Gehirns zu verändern, indem wir seine „Hardware" verändern. Oder wir können die „Hardware" transformieren, indem wir die „Software" verändern. Wie können wir dann das Gehirn stimulieren? Da das Gehirn keine motorischen Nerven oder Muskeln hat, um sich selbst zu bewegen, können wir es nicht physisch in Bewegung setzen. Doch wir können die Körperteile benutzen, die mit dem Nervensystem des Gehirns verdrahtet sind und können unsere Sensibilität für Energie dazu verwenden, das Gehirn anzuregen. Auf diese Weise können wir eine Art „energetische Gymnastik" für das Gehirn ausüben.

1.. Übung für die Flexibilität des Gehirns

Alle unsere Bewegungen, von einem Zucken unseres Auges bis hin zu der subtilen Bewegung eines zarten Lächelns stehen mit einem spezifischen Bereich unseres Gehirns in Verbindung, denn unser Gehirn kontrolliert jede einzelne Bewegung, die wir bewusst ausführen. Wenn wir deshalb mit bestimmten Körperpartien arbeiten, so übersetzt sich dies in eine Anregung der damit verbundenen Bereiche des Gehirns.

In unserem alltäglichen Leben folgen wir einem relativ festgelegten Muster von Bewegungen. Selbst wenn wir in einem Fitnessstudio trainieren, neigen wir dazu, immer wieder die gleichen Bewegungen zu wiederholen. Das heißt, dass wir auch immer wieder dieselben Gehirnregionen stimulieren. Wollen wir die weniger benutzten Bereiche des Gehirns anregen, dann müssen wir mit den Körperpartien arbeiten, die wir bisher vernachlässigt haben. Wir müssen neue Bewegungsmuster für unser Training finden. Genau das ist es, was wir in der Übung der Flexibilisierung des Gehirns tun. Wir werden hier neue Übungen mit anderen Rhythmen ausprobieren und uns auf die Koordination von rechter und linker Gehirnhälfte und auf die Stimulierung und Flexibilisierung des Gehirns konzentrieren.

Wenn wir eine Bewegung ausführen, dann ist ihr Muster vom Gehirn bereits vorgezeichnet und festgelegt, bevor es dem Körper signalisiert, sie zu konkretisieren. Eine körperliche Bewegung zeigt also an, dass bereits ein mentaler Entwurf feststeht. Wenn wir zum Beispiel mit der Hand das Unendlichkeitszeichen in der Luft beschreiben, dann hat das Gehirn bereits dasselbe Zeichen auf seine Oberfläche geschrieben.

Anleitung zur Übung der Abwechslung unterschiedlicher Handbewegungen

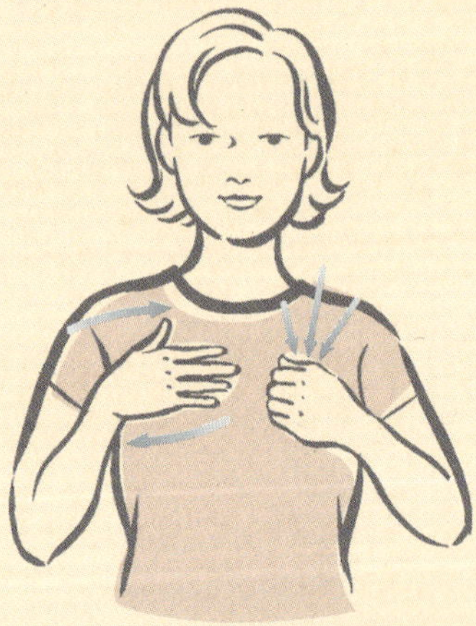

1. Legen Sie beide Hände auf Ihre Brust, wobei eine zur Faust geballt und die andere offen ist. Reiben Sie mit der offenen Hand auf der Brust auf und nieder, und klopfen Sie sich gleichzeitig mit der Faust auf die Brust.
2. Wiederholen Sie dies zehnmal und Wechseln Sie Stellung und Bewegung der Hände dann ab.
3. Wiederholen Sie dies wiederum zehnmal und wechseln Sie die Hände dann ab.

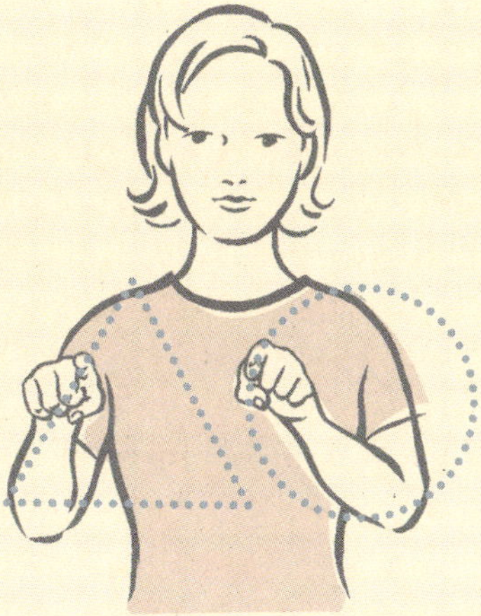

Anleitung zur Übung des abwechselnden Beschreibens unterschiedlicher Formen mit den Händen

1. Beschreiben Sie mit der linken Hand einen Kreis und mit der rechten Hand ein Dreieck in der Luft.
2. Beschreiben Sie als Nächstes mit der linken Hand ein Quadrat und mit der rechten Hand ein umgekehrtes Dreieck.
3. Wiederholen sie die Punkte 1 und 2 jeweils mit der anderen Hand.

Übung des Armkreisens in der Schulter

1. Strecken Sie die Arme mit einander zugekehrten Handflächen nach vorn.
2. Lassen Sie einen Arm im Uhrzeigersinn und den anderen Arm gegen den Uhrzeigersinn kreisen.
3. Kehren Sie die Richtung um und wiederholen Sie die Übung.

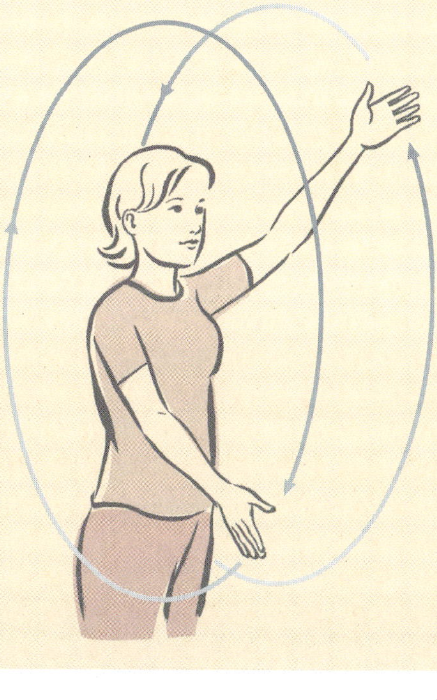

Koordinierung von Auge und Hand mit dem Unendlichkeitszeichen

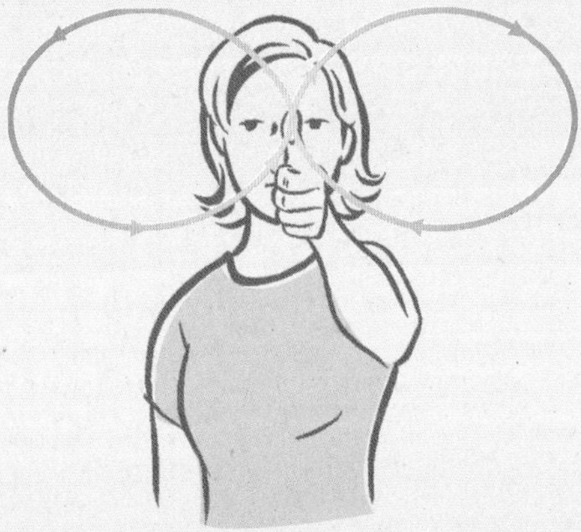

1. Heben Sie die Hand mit nach oben gestrecktem Daumen auf Augenhöhe; der Ellbogen ist sanft gebeugt, so dass der Arm nicht steif ist. Beschreiben Sie mit dem Daumen das Unendlichkeitszeichen (eine liegende Acht) im Raum vor Ihnen. Bewegen Sie die Hand langsam und bedacht und konzentrieren Sie sich voll auf die Bewegung Ihres Daumens. Bewegen Sie den Kopf nicht und folgen Sie der Bewegung Ihres Daumens nur mit den Augen. Wiederholen Sie das mindestens dreimal.
2. Wiederholen Sie die Bewegung mit der anderen Hand.
3. Benutzen Sie nun beide Hände. Verschränken Sie die Finger und überkreuzen Sie die Daumen beim oberen Gelenk. Fokussieren Sie den Schnittpunkt der Daumen und beschreiben Sie die Form des Unendlichkeitszeichens.
4. Wenn Sie viele Stunden an einem Schreibtisch arbeiten und oft Steifheit in Schultern und Nacken verspüren, ist dies eine gute Übung, um die Spannung etwas zu lockern.

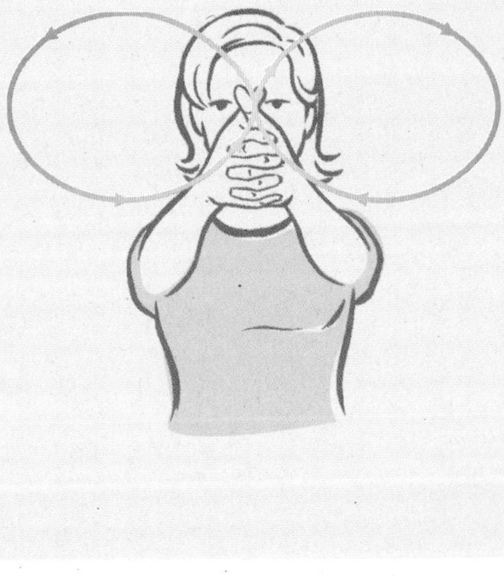

Übung der Unendlichkeits-Körperkoordination

1. Heben Sie beide Arme und beschreiben Sie die Form eines großen Unendlichkeitszeichens in der Luft, wobei eine Hand der anderen folgt.

2. Bewegen Sie den Hals zusammen mit den Armen.

3. Nun bewegen Sie Arme, Hals, Taille und Hüfte zusammen.

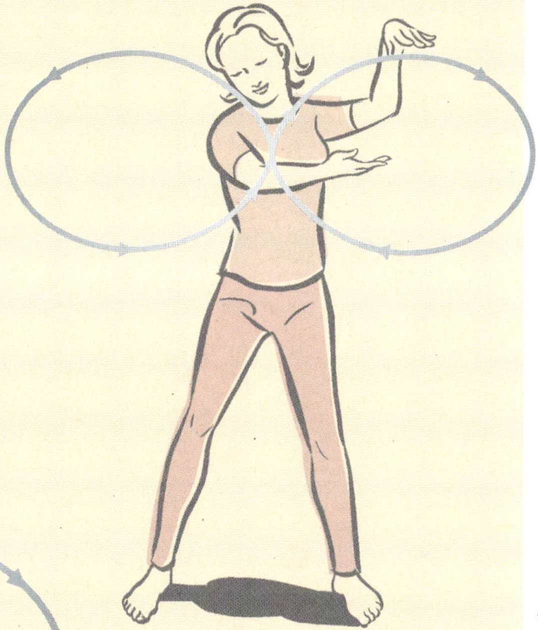

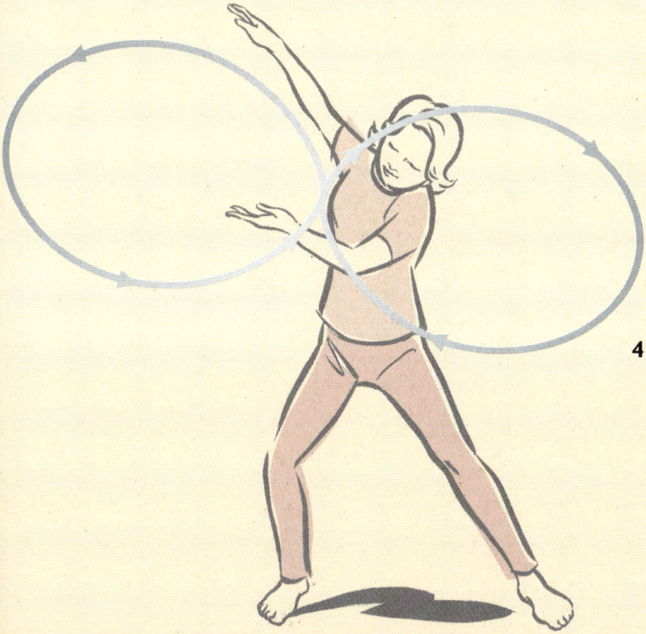

4. Beschreiben Sie als Nächstes das Unendlichkeitszeichen mit einer Bewegung des ganzen Körpers, und stellen Sie sich dabei vor, dass das Zeichen auch in Ihrem Kopf gezeichnet wird.

5. Nun halten Sie die Hände still hinter Ihrem Rücken. Stellen Sie sich vor, dass ein großes Unendlichkeitszeichen auf den Boden vor Ihnen gemalt ist, und hüpfen Sie auf einem Bein die imaginäre Linie entlang.

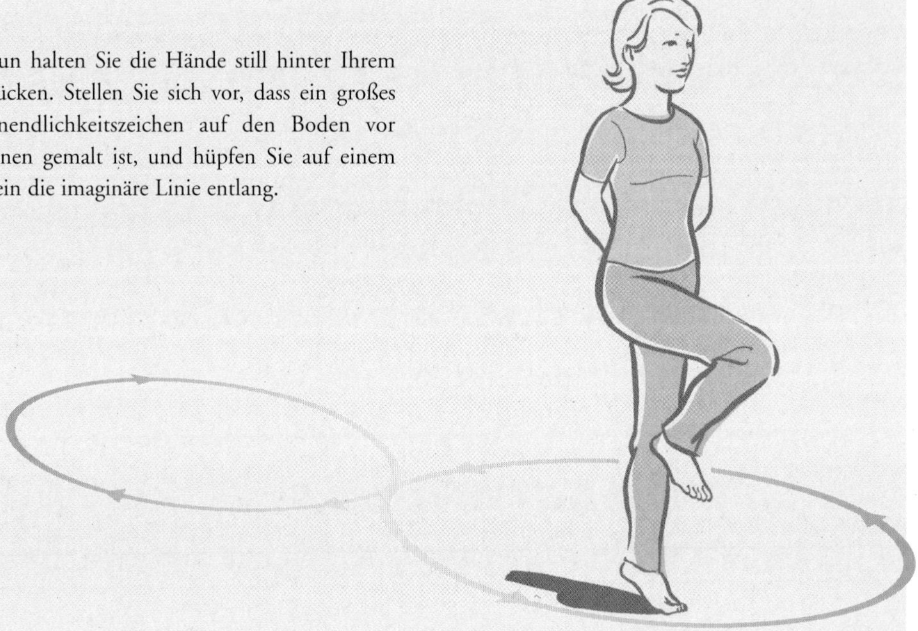

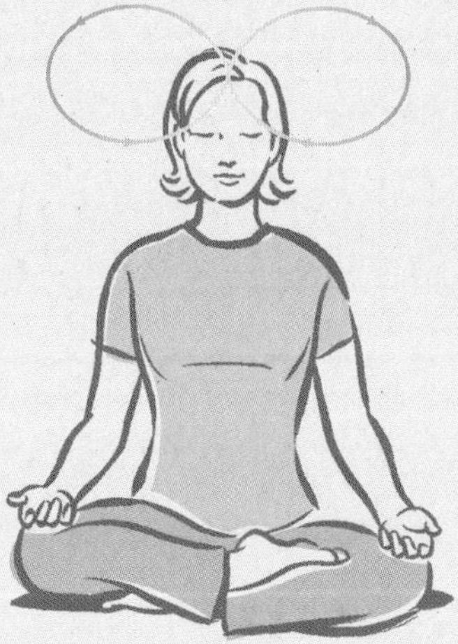

6. Halten Sie inne und setzen Sie sich in der Halblotosstellung auf den Boden. Beschreiben Sie das Unendlichkeitszeichen in Ihrer Vorstellung in Ihrem Kopf.

2. Übung der Ausdehnung und Kontraktion des Gehirns

Auch wenn wir die Größe unseres Gehirns nicht auf der physischen Ebene verändern können, lässt es sich doch auf der energetischen Ebene tun. Die Übung der Ausdehnung und Kontraktion des Gehirns benutzt die Kraft der Imagination, um das Gehirn zu strecken und zu dehnen, um die fixierten neuronalen Pfade zu stimulieren und die Gehirntätigkeit anzuregen. Mit der Zeit wird es Ihnen gelingen, den Ausdehnungs-Kontraktions-Zyklus des Gehirns mit dem Rhythmus Ihres Herzschlags in Einklang zu bringen. Bei dieser Übung nutzen Sie die Sensibilität Ihrer Hände für die Energie, die Sie beim Ji-gam-Training ausgebildet haben. In der Tat wird diese Übung oft „Gehirn-Ji-gam-Training" genannt.

Wenn Ihr Atem, die Hände und das Gehirn auf einen gemeinsamen Rhythmus abgestimmt sind, werden Sie das Gefühl haben, dass Ihr gesamter Körper sich beim Einatmen ausdehnt und beim Ausatmen zusammenzieht. Bei hinreichender Konzentration werden Sie nach einer Weile das Gefühl haben, dass Ihr Körper sich beim Einatmen unendlich ausdehnt und beim Ausatmen zu einem Punkt zusammenzieht.

Bei noch tieferer Versenkung scheint Ihr Körper selbst schließlich zu verschwinden und nur noch Ihr Bewusstsein wird sich im Rhythmus des Atems zur Unendlichkeit ausdehnen und zu Nichts zusammenziehen. Wenn Sie eine Verbindung zwischen Ihrem Oberen, Mittleren und Unteren Dahn-jon herstellen, werden Sie die Erfahrung machen, dass Ihr Körper in ein helles Licht transformiert wird. Nach dreißig Minuten in diesem Zustand werden Sie spüren, dass Ihr Körper von frischer Energie erfüllt ist und jede einzelne Zelle Ihres Körpers gereinigt und verjüngt ist.

Anleitung zur Übung der Ausdehnung und Kontraktion des Gehirns

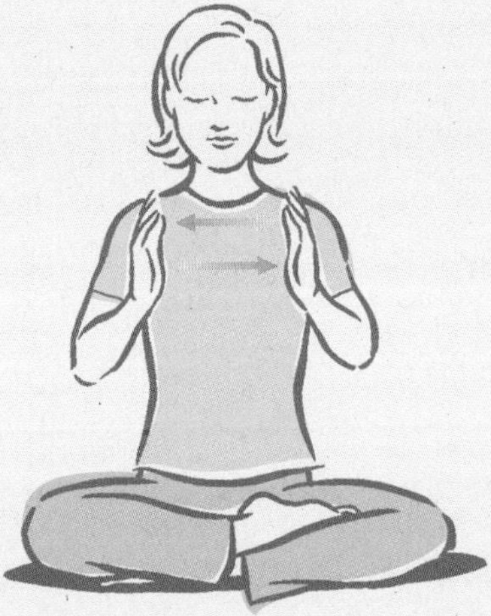

1. Sitzen Sie in einer bequemen Positur und heben Sie die Hände mit zueinander weisenden Handflächen auf Brusthöhe. Fangen Sie mit der Ji-gam-Übung an, indem Sie die Hände aufeinander zu und wieder voneinander weg bewegen.
2. Bewegen Sie Ihre Hände jetzt mit dem Ein- und Ausatmen.
3. Stellen Sie sich, während Sie mit dieser Übung fortfahren, Ihre Lunge vor, wie sich die Lungenflügel beim Einatmen ausdehnen und beim Ausatmen wieder zusammenziehen, während Ihre Hände sich auseinander und aufeinander zu bewegen. Fühlen Sie, wie frische Luft beim Einatmen in Ihre Lunge eindringt und verbrauchte Luft und Gase beim Ausatmen ausströmen.

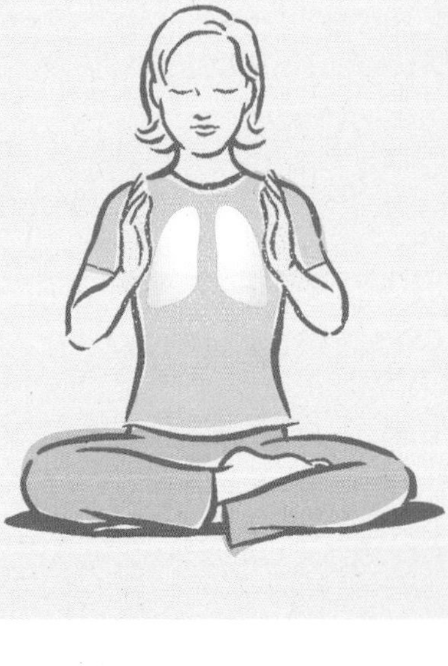

4. Umfangen Sie den Kopf mit Ihren Händen, ohne ihn zu berühren, und fühlen Sie das Fließen der Energie, die aus Ihrem Gehirn ausstrahlt.

5. Wenn Sie die Energie, die aus Ihrem Gehirn kommt, spüren, spreizen Sie die Finger auseinander und legen Sie sie wieder zusammen, um die Empfindung von Energie auszudehnen. Führen Sie die Hände näher an den Kopf heran und ziehen Sie sie wieder auseinander, während Sie spüren, wie sich die Kraft der Energie als eine magnetische Anziehung und Abstoßung manifestiert.

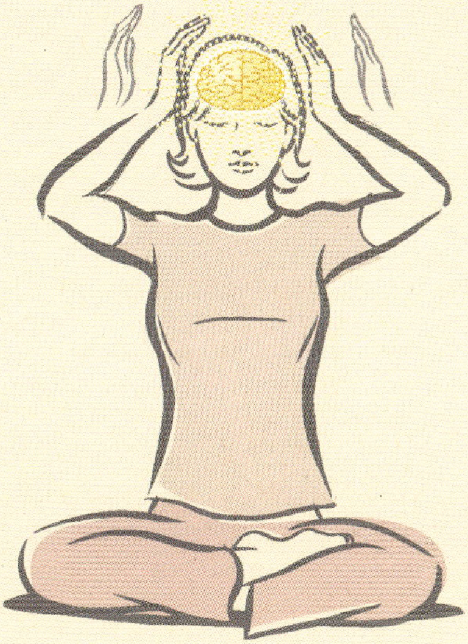

6. Lassen Sie die Bewegung Ihrer Hände, des Atems und des Gehirns in einem einzigen Rhythmus zusammenfinden.

7. Spüren Sie, dass Ihr Körper sich im Rhythmus der Atmung wie ein Ballon ausdehnt und zusammenzieht.

8. Lassen Sie alle Anspannung in den Schultern los und legen Sie Ihre Hände auf die Knie.

9. Konzentrieren Sie sich auf das Untere Dahn-jon und atmen Sie dreimal tief ein und aus.

10. Klatschen Sie schnell zehnmal in die Hände, reiben Sie die Hände kräftig aneinander und massieren Sie sich dann sanft Ihr Gesicht, den Nacken und die Brust.

3. Gehirnmassage

Die Gehirnmassage ist eine Übung, die darauf abzielt, die Kraft der Energie zu benutzen, um dem Gehirn wieder die rechte Gestalt und Position zu geben. Jedes Gehirn ist an einigen Stellen aus unterschiedlichen Gründen leicht verzerrt. Solche Gründe können physische Erschütterungen, genetische Faktoren, Stress und mentale Traumata sein. In unserer komplexen und gestressten Welt sind die beiden Gehirnhälften bei vielen Menschen nicht im Gleichgewicht und linke und rechte Hemisphäre funktionieren nicht optimal. Solche Entstellungen, die zu chronischer Spannung führen, können Persönlichkeitsstörungen und emotionale Probleme zur Folge haben.

Unter Nutzung des Prinzips des Shim-Ki-Hyul-Jung lenkt die Gehirnmassage den Fluss der Energie in beeinträchtigte Bereiche des Gehirns, um das Problem durch Entspannung und sanfte Stimulation zu beheben. Die Gehirnmassage bedient sich also der Macht des Geistes und der Imagination, um wirksam Probleme im Gehirn zu korrigieren.

Anleitung zur Gehirnmassage

1. Heben Sie die Hände in der Gebetshaltung, ohne dass die Handflächen sich berühren. Verbinden Sie sich mit der Empfindung der Energie, indem Sie das Ji-gam-Training ausführen. Sagen Sie sich beim Ji-gam-Training, dass Ihre Hände das Licht der Heilung umfangen.
2. Fühlen Sie, wie sich strahlende Energie in Ihren Händen ansammelt, und spüren Sie Ihren eigenen Puls. Sehen Sie die Energie, die Ihre Hände umflutet.

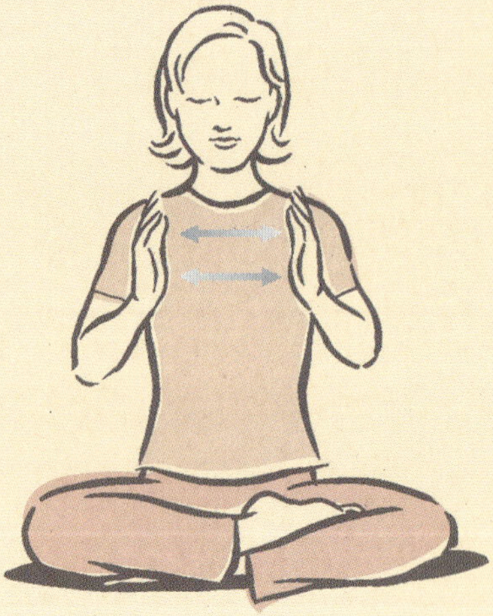

3. Beobachten Sie Ihr Gehirn, während Sie sich Ihres Atems bewusst werden. Tasten Sie das Gehirn nach Bereichen ab, die der Korrektur bedürfen, sei es aufgrund von Energieblockaden oder von physischen Entstellungen der Gestalt des Gehirns.

4. Nun stellen Sie sich vor, dass Sie das Gehirn sanft ergreifen und es vor sich auf Brusthöhe herabziehen, wo es von dem heilenden Licht Ihrer Hände umgeben und geschützt ist, während Sie es ungehindert, aber sanft berühren und streicheln.

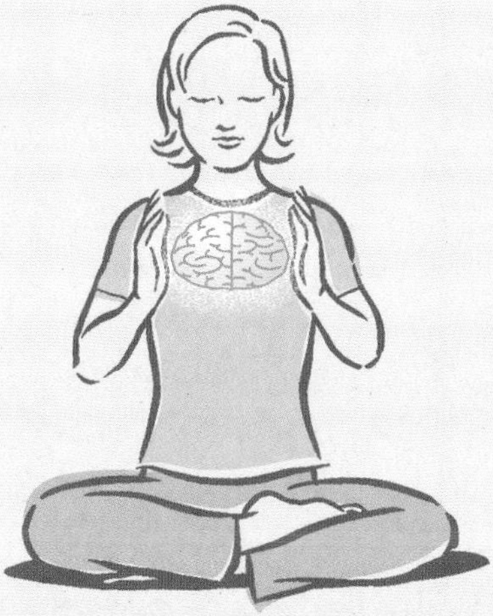

5. Versuchen Sie, alle Beeinträchtigungen und Verzerrungen, die Sie an Ihrem Gehirn bemerken, zu korrigieren, indem Sie es sanft kneten, massieren und dabei besänftigen.

6. Jetzt dehnen Sie das Gehirn in alle Richtungen, nach oben, seitlich und diagonal. Je nach der Verfassung des Individuums fühlt sich eine Richtung angenehmer an als die anderen.

7. Rollen Sie das Gehirn nun hin und her, so als spielten Sie mit einem Fußball.

8. Dann platzieren Sie das Gehirn sanft wieder in Ihrem Kopf.

9. Verlagern Sie Ihre Konzentration in das Untere Dahn-jon und atmen Sie dreimal ein und aus. Öffnen Sie die Augen.

10. Reiben Sie die Hände kräftig aneinander, bis sie warm sind, und massieren Sie dann sanft Ihr Gesicht, den Nacken und die Brust.

Selbsthilfe: Geräusche im Gehirn ...

Wenn Sie diese Übung mit voller Konzentration ausführen, kann es sein, dass Sie dabei gelegentlich unidentifizierbare Geräusche hören, die aus Ihrem Gehirn zu kommen scheinen, so als würden die Zellen tatsächlich auseinander gezogen oder der Schädel gedehnt. Lassen Sie sich davon nicht beunruhigen, das ist ein natürlicher Teil dieser Übung.

4. Übung der Neubenennung

Wir leben mit zahllosen Namen. Auch wenn die verschiedenen Namen, die wir den Dingen und Menschen geben, die Kommunikation erleichtern, erzeugen Namen doch einen künstlichen Käfig, in dem unser Gewahrsein gefangen ist. Schauen Sie sich um und versuchen Sie, ein Objekt wahrzunehmen, ohne sich bewusst auf Namen zu stützen. Da wir dazu erzogen wurden, allen Dingen einen Namen zu geben und sie damit zu identifizieren, fällt es uns schwer, irgendetwas wahrzunehmen, das sich der Benennung entzieht.

Doch wie genau definieren Namen eigentlich die Dinge, die sie bezeichnen? Wir glauben zu wissen, was ein Objekt ist, wenn wir seinen Namen kennen, aber was wissen wir dann wirklich über das Objekt? Ein Name ist bloß ein Name. Er ist nicht das Ding selbst. Wir gelangen nicht zur Realität des Objekts, sondern belegen es nur mit einer verbalen Repräsentation.

Dass wir uns so weitgehend auf Namen stützen, engt das Potenzial unseres Gehirns, beim Denken und in der Imagination flexibel zu sein, stark ein. Namen sind der Stoff, aus dem die stärksten Vorurteile in unserer inneren Welt sind. Wir sträuben uns dagegen, den Dingen andere Namen zu geben, weil der mit einem Objekt assoziierte Name nicht nur ein Name ist, sondern etwas, das als ein Muster neuronaler Verbindungen in unser Gehirn eingeprägt ist. Neubenennung ist ein Versuch, das Muster absichtlich zu verändern. Das erklärt, warum man weniger Widerstand erfährt, wenn man bei der Neubenennung abstrakte Nomina verwendet. Mit einem abstrakten Nomen verbindet sich kein konkretes Bild, es widerspricht dem ursprünglichen Namen des Objekts also nicht und erzeugt keine Reibung und keinen Widerstand in den entsprechenden neuronalen Verbindungen. Die Neubenennungsübung ermöglicht es uns erst einmal, uns des von Namen erzeugten Käfigs bewusst zu werden. Wir sind dann in der Lage, Wege zu finden, wie wir dieser heimtückischen Falle entgehen können, indem wir unser Gehirn dazu trainieren, jedes Objekt aus neuen Blickwinkeln zu sehen. Das führt zu einem verstärkten Gewahrsein der Dinge selbst.

Anleitung zur Neubenennungsübung

1. Machen Sie Bildkarten verschiedener alltäglicher Dinge.
2. Wenn Sie mit mehreren anderen zusammen sind, teilen Sie die Gruppe in zwei Teams auf.
3. Jedes Team wählt einen Führer.
4. Der Führer des ersten Teams zeigt einem Mitglied des zweiten Teams (sehr kurz) ein Bild. Das Mitglied des zweiten Teams muss dann sofort den Namen eines Objekts ausrufen, das keinerlei Beziehung zu dem gezeigten Ding hat.
5. Zögert die Person oder ruft sie einen Namen, der etwas mit dem Ding auf dem Bild zu tun hat, dann scheidet sie aus. Jetzt ist der Führer des zweiten Teams an der Reihe, ein Mitglied des ersten Teams herauszufordern. Das Team, das am Ende des Neubenennungsspiels noch die meisten nicht disqualifizierten Mitglieder hat, gewinnt.
6. Stellen Sie sicher, dass das Bild ein definitives, klar erkennbares Objekt darstellt und nicht ein abstraktes Konzept. Die Antworten dürfen ebenfalls nicht aus einem abstrakten Konzept bestehen.
7. Sie können auch allein mit den Bildkarten üben.

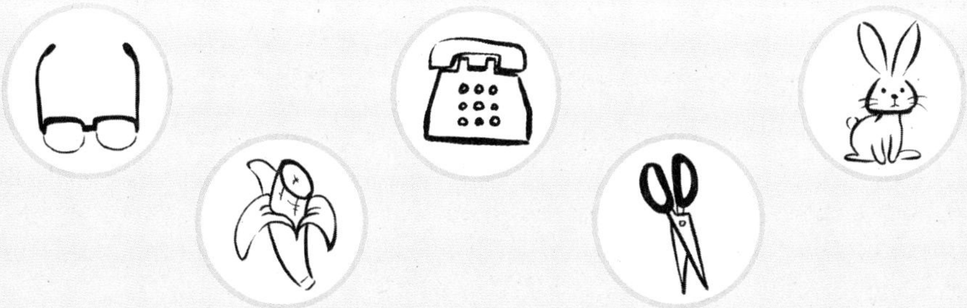

Dritte Phase: Die Limbische Phase der Gehirnatmung *Reinigung des Gehirns*

Unsere Selbstschulung geht nun über den Bereich des Neocortex hinaus und wir kommen zum Limbischen System. Im Limbischen System mögen wir Spaß und Freude begegnen, aber wir können zu unserer Überraschung auch auf einige unangenehme Fallstricke stoßen. Mit negativen Gefühlen wie Trauer oder Zorn umzugehen ist besonders schwierig, weil allen diesen negativen Emotionen Furcht zugrunde liegt.

Wir neigen dazu, viel Zeit und Energie damit zu vergeuden, dass wir uns mit allen möglichen Gefühlen herumschlagen. Jedermann weiß, wie wir manchmal zu kämpfen haben, um uns von einem unerwünschten Gefühl zu lösen. Unser Gehirn speichert die Erinnerung an eine Erfahrung zusammen mit den damit verbundenen Gefühlen. Deshalb ist jede Erfahrung, an die wir uns erinnern, mit der damit assoziierten emotionalen Energie aufgeladen. Erfahrungen sind notwendig für unsere Entwicklung, doch manchmal hindern uns emotionale Erinnerungen daran, voranzugehen, und so werden sie zu einem Hindernis für unser Wachstum.

Wir tragen unzählige Erinnerungen in unserem Gehirn, zusammen mit Unmengen damit assoziierter emotionaler Energie. Wenn wir kein gesundes Ventil für diese Erinnerungen finden, dann kann der mentale Stress, den sie hervorrufen, zu scheinbar unerklärlichen mentalen oder emotionalen Problemen führen. Bei der Reinigung des Gehirns versuchen wir, das Limbische System, das als unser emotionales Zentrum fungiert, klar zu diagnostizieren und es, wenn nötig, zu heilen und zu stärken. Wir tun das, indem wir das Gehirn von negativen Gefühlen „reinigen" und unser Vermögen, mit künftigen negativen Gefühlen umzugehen, stärken. Reinigung des Gehirns ist der Prozess, durch den wir zum Meister unseres Gehirns werden, indem wir kontrollieren, wie unser Gehirn mit Gefühlen umgeht.

1. Übung zur Reinigung des Gehirns

Die Übung zur Reinigung des Gehirns zielt darauf ab, durch den Gebrauch von Imagination und Energie negative und einschränkende Erinnerungen aus der Vergangenheit zu reinigen. Die Vorstellungskraft ist die höchste und kreativste Funktion unseres Gehirns. Imagination an sich ist bereits ein wundervolles Programm zum Gehirntraining. Um den Nutzen der Gehirnatmung zu maximieren, ist es ganz wichtig, dass wir unsere Vorstellungsfähigkeit als Antriebskraft zur Transformation des Gehirns vergrößern. Wir müssen auch daran glauben, dass eine Kombination aus Energie und Imagination tatsächlich zu gewissen Veränderungen im Gehirn führen wird. Wandel verlangt den Glauben, dass ein Wandel möglich ist.

Wenn Sie die Reinigung des Gehirns üben, werden dabei viele Erinnerungen an die Vergangenheit auftauchen, und manche davon werden hart und schmerzlich sein. Dies ist ein ganz natürliches Phänomen des Reinigungsprozesses der Gehirnatmung. Versuchen Sie, diese Erinnerungen nicht mit Gewalt beiseite zu schieben, sondern beobachten Sie, wie sie sich vor Ihnen entfalten, etwa so, als sähen Sie einen Film an. Dann werden sie ihre Macht, Sie negativ zu beeinflussen oder zu begrenzen, verlieren. Nur wenn Sie zu den Gefühlen, die Sie bisher eingeschränkt haben, auf Abstand gehen, werden Sie sich wahrlich aus dem unsichtbaren emotionalen Gefängnis, das oft als unser inneres Glashaus fungiert, befreien können.

Anleitung zur Übung der Reinigung des Gehirns

1. Sitzen Sie bequem auf einem Stuhl oder auf dem Boden. Heben Sie die Hände über Ihren Kopf und umfangen Sie Ihren Kopf damit, ohne ihn zu berühren. Schließen Sie die Augen und fühlen Sie die Energie, die aus Ihrem Gehirn ausstrahlt.

2. Stellen Sie sich vor, dass Ihre Hände und Ihr Gehirn miteinander verbunden sind. Ziehen Sie die Hände etwas auseinander und führen Sie sie dann wieder näher an den Kopf heran. Wiederholen Sie diese Bewegung einige Minuten lang. Stellen Sie sich vor, dass sich Ihr Gehirn ausdehnt, wenn die Hände nach außen gehen, und dass es sich zusammenzieht, wenn die Hände zum Kopf gehen.

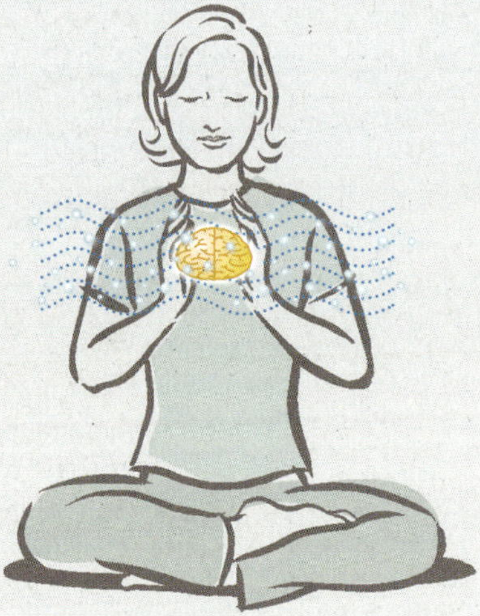

3. Nun koordinieren Sie die Bewegung der Hände mit Ihrem Atem, so dass sie sich im Rhythmus des Einatmens und Ausatmens nach innen und außen bewegen.

4. Dann stellen Sie sich vor, dass Sie Ihr Gehirn mit den Händen ergreifen, und ziehen es langsam vor Ihre Brust herab.

5. Untersuchen Sie mit Ihrem geistigen Auge, welche Teile Ihres Gehirns schmerzen und welche gestört oder blockiert sind.

6. Jetzt stellen Sie sich vor, dass ein Rinnsal reinen Frühlingswassers Ihr Gehirn mit kühler Frische und Klarheit auswäscht.

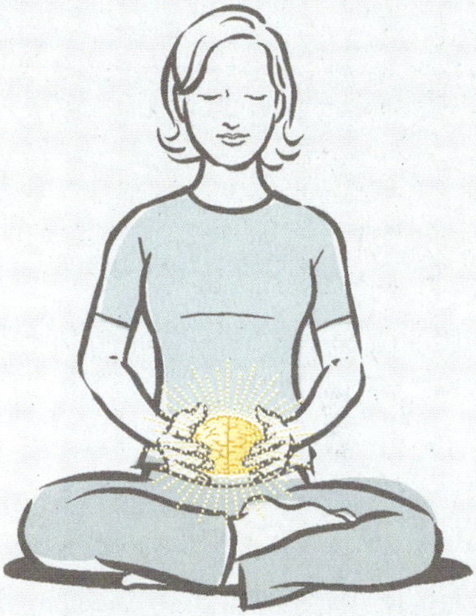

7. Fahren Sie fort, Ihr Gehirn in den Fluss reinen Frühlingswassers zu waschen. Waschen Sie den Schmutz ab, den emotionale Reaktionen längst vergangener Ereignisse hinterlassen haben, und spülen Sie die verbrauchte und stagnierende Energie weg. Schütteln Sie Ihr Gehirn sanft in diesem Strom, so dass aller Schmutz gelöst wird und davongespült wird.

8. Jetzt stellen Sie sich vor, dass Sie Ihr Gehirn in das Untere Dahn-jon hinabziehen, und fühlen, wie es sich dort im Rhythmus Ihrer Atmung ausdehnt und zusammenzieht. Spüren Sie, wie Licht aus Ihrem Gehirn ausstrahlt und Ihren ganzen Körper ausfüllt.

9. Führen Sie Ihr strahlendes Gehirn nun in Ihrer Imagination sanft wieder zurück in Ihren Kopf.

10. Atmen Sie dreimal tief ein und aus.

11. Reiben Sie die Hände kräftig aneinander, bis sie warm sind, und massieren Sie sich dann sanft das Gesicht, den Kopf und den Nacken.

2. Übung der Gehirnatmung

Wie bereits erklärt, besitzen wir ein System von Meridianen oder Pfaden, entlang derer Energie durch u[illegible] sind die Tore oder Öffnung[illegible] Scheitelpunkt des Kopfes li[illegible] „Schnittpunkt der hundert [illegible] auf den Baek-hwe-Punkt [illegible] Ihrer Atmung konzentriere[illegible] haben, dass Energie durch [illegible] Gebrauchs der durch den [illegible] nigung des Gehirns wird G[illegible] sich Ihr Gehirn nach dieser [illegible]

Wenn Sie sich erst einm[illegible] men und durch den Mund [illegible] dieselbe Übung auch auf an[illegible] wie etwa die Schläfen (Ta[illegible] können sich vorstellen, wie [illegible] nierende Energie aus Ihrem Mund ausströmt.

Die Gehirnatmung ist eine Übung, die darauf abzielt, den natürlich erfolgenden Austausch mithilfe der Macht Ihrer Imagination zu maximieren. Je lebhafter Ihre Imagination ist, desto wirksamer wird diese Übung sein.

Anleitung zur Übung der Gehirnatmung

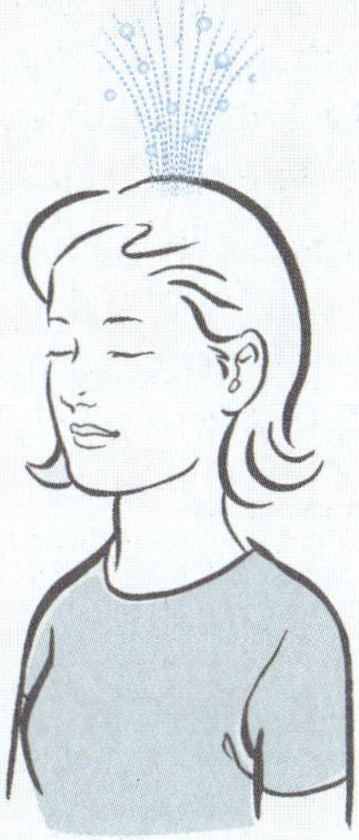

1. Sitzen Sie in einer bequemen Haltung und legen Sie bei geschlossenen Augen die Hände auf Ihre Knie. Entspannen Sie Körper und Geist, indem Sie mehrere tiefe Atemzüge nehmen. Spüren Sie, wie ein Strom von Energie in Ihren Scheitelpunkt eintritt und durch Ihre Brust in das Untere Dahn-jon hinabfließt.
2. Konzentrieren Sie sich auf ihr Baek-hwe, indem Sie sanft das Wort „Baek-hwe“ (gesprochen etwa „pae-hue“) wiederholen.
3. Stellen Sie sich vor, dass, während Sie durch die Nase einatmen, ein Strom von Energie durch Ihren Scheitelpunkt eintritt und durch Ihren Kopf strudelt und dabei Ihr Gehirn von stagnierender oder negativer Energie reinigt.

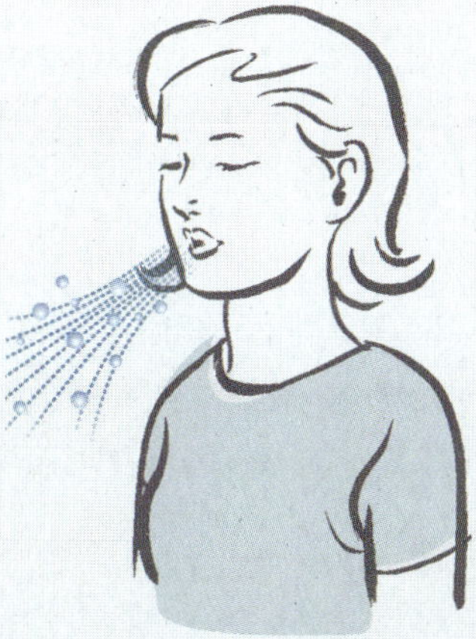

4. Atmen Sie mit einem sanften „Huhhh“ durch den Mund aus und stellen Sie sich dabei vor, dass stagnierende, negative Energie aus Ihrem Körper ausgestoßen wird.
5. Atmen Sie langsam weiter ein und aus, während Sie sich vorstellen, dass frische Energie eintritt und stagnierende Energie ausströmt.
6. Atmen Sie dreimal tief ein und aus und öffnen Sie die Augen.
7. Reiben Sie die Hände kräftig aneinander, bis sie warm sind, und massieren Sie dann sanft Kopf und Gesicht.

3. Übung des Loslassens

Zwei Menschen, die sich mit derselben ärgerlichen Situation konfrontiert sehen, können auf völlig unterschiedliche Weise reagieren. Der eine reagiert vielleicht mit Zorn, der andere mit Resignation. Wieder andere reagieren vielleicht angesichts der Herausforderung, die die Situation darstellt, mit verstärktem Enthusiasmus. Jedermann hat seine ganz eigene Weise mit Emotionen umzugehen.

Die meisten Menschen gehen auf zwei unterschiedliche Weisen mit Gefühlen um, sie bringen sie entweder zum Ausdruck oder sie unterdrücken sie. Auch wenn die Unterdrückung einwärts und der Ausdruck nach außen gerichtet ist, sind doch beide Weisen insofern gleich, als sie beide schädlich sein können.

Ein negatives Gefühl verschwindet nicht einfach, nur weil man es unterdrückt. Es wird einfach als eine emotionale Erinnerung in Ihrem Gehirn vergraben und will dann ständig wieder aus seiner Grube hervorkommen, so dass es den Frieden, den Sie suchen, bei jeder sich ihm bietenden Gelegenheit stört. Vergrabene negative Gefühle können in einem plötzlichen Wutausbruch gegenüber anderen zum Ausdruck kommen oder durch körperliche Krankheit. Hinterher haben wir ein Gefühl der Schuld, was diesen Teufelskreis der Negativität nur noch verstärkt.

Gefühle nach außen zum Ausdruck zu bringen ist gesünder, als sie zu unterdrücken. Doch auch der Ausdruck von Gefühlen kann problematisch sein, weil ein Gefühlsausbruch ebenfalls machtvolle und anhaltende Spuren in Ihrer Psyche hinterlässt. So wie eine in den Himmel aufsteigende Rakete schwarze Brandspuren auf dem Boden hinterlässt, hinterlässt ein Ausbruch von Gefühlen seine eigenen inneren Spuren.

Was sollen wir also tun? Wie viel einfacher wäre das Leben doch, wenn wir Informationen ohne das emotionale Gepäck, das mit den Informationen einhergeht, austauschen könnten. Dies ist möglich durch das „Loslassen“, eine Methode der Kontrolle von Gefühlen, die weder Unterdrücken noch Ausdrücken ist. Durch das „Loslassen“ ist es Ihnen möglich, dann, wenn Sie es wünschen, die Emotion aus dem Austausch von Informationen heraus-

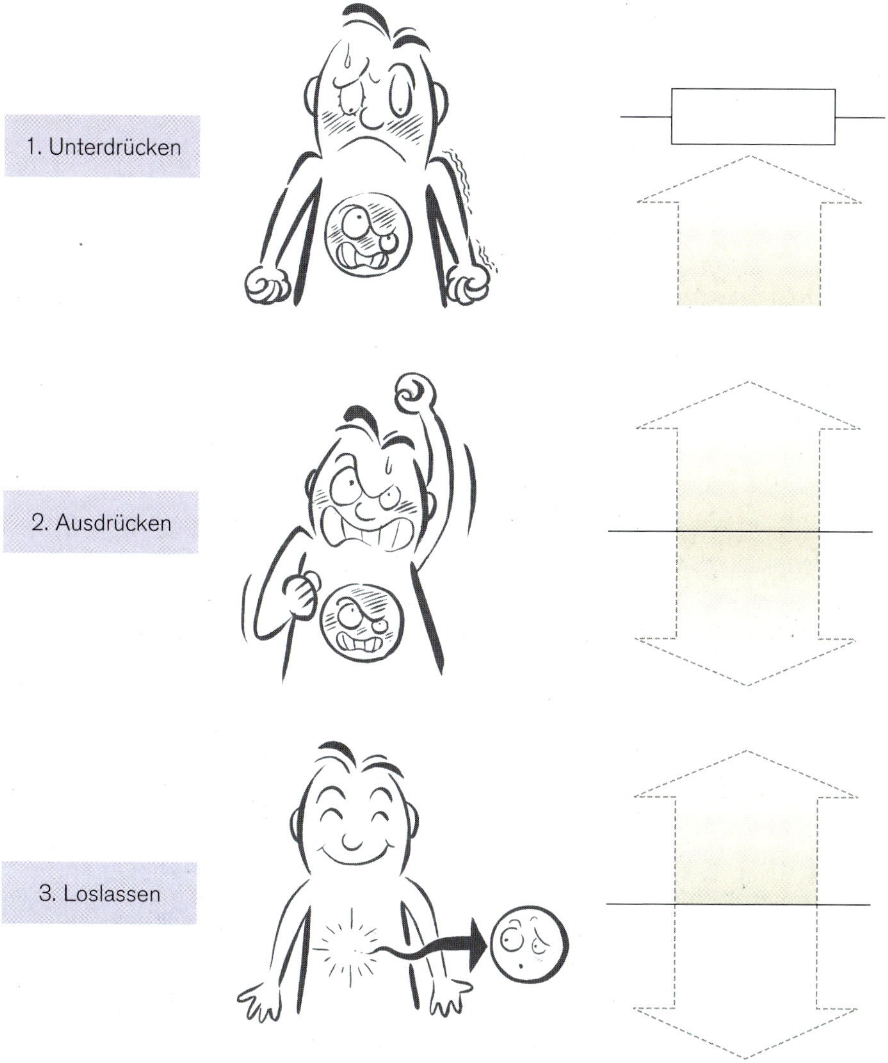

Drei Weisen des Umgangs mit Gefühlen

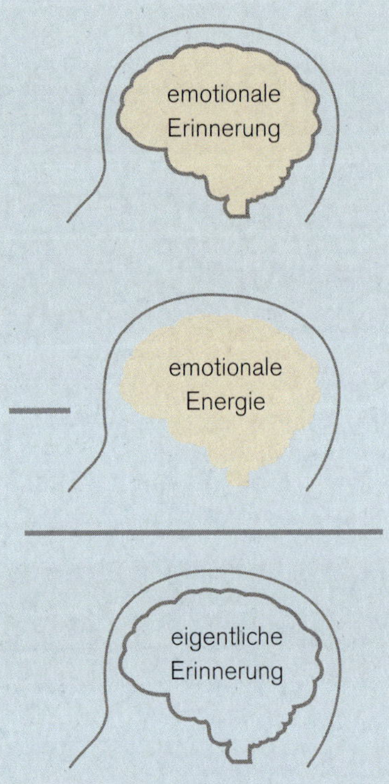

Der Sinn des Loslassens als mathematische Gleichung formuliert

zunehmen. Und das wichtigste Hilfsmittel zum „Loslassen“ von Gefühlen ist das Lächeln. Wir können den einfachen Akt des Lächelns benutzen, um unsere Gefühle ganz bewusst in den Griff zu bekommen.

Die Macht des Lächelns

Depression schwächt unseren Willen und vermindert die Effizienz unseres Körpers. Gefühle sind Energie und haben eine direkte Wirkung auf unseren Körper einschließlich des Gehirns. Negative Gefühle, die in Furcht wurzeln, führen zu einer Kontraktion des Gehirns und senken unsere Effektivität, während positive Gefühle unsere Effektivität steigern.

Wir lächeln auf der physischen Ebene, indem wir fünfzehn getrennte Muskeln in unserem Gesicht kontrahieren. Lächeln bewegt 230 der insgesamt 630 Muskeln unseres Körpers. Lächeln ist also einfach eine wundervolle Übung. Nach einer berühmten Studie von Dr. William Fry von der Stanford Universität regt Lächeln das Gehirn auf natürliche Weise dazu an, morphinartige Substanzen freizusetzen, die Entzündungen hemmen und Schmerzen lindern. Das Lächeln senkt auch den Spiegel von mit Stress verbundenen Hormonen, steigert den Pulsschlag und fördert den Blutkreislauf. Drei oder vier Minuten Lächeln hat dieselbe Wirkung wie ein Training des Oberkörpers.

Lächeln Sie, weil Sie glücklich sind? Sie sind glücklich, weil Sie lächeln!

Lächeln ist eine der besten Übungen für das Gehirn. Ein Lächeln ist sehr viel mehr als ein bloßes Lächeln. Ein Lächeln kann Ihr Gehirn transformieren, weil das Gehirn einen großen Teil der Arbeit tun muss, die ein Lächeln hervorbringt. Und damit Sie wirklich mit dem ganzen Körper in Lachen ausbrechen, muss Ihr Gehirn mit Bereichen des Körpers arbeiten, mit denen es zuvor nicht gearbeitet hat, und dabei Muskeln in Bewegung setzen, die schon eine Weile nicht in Bewegung waren. Lächeln und Lachen führen dazu, dass im Nu eine Menge Sauerstoff in Ihr Gehirn geführt wird. Lächeln und Lachen sind die Essenz der Gehirnatmung; sie stimulieren das Gehirn durch totalen Körpereinsatz. Fünf Minuten Lächeln sind in der Tat besser als fünf Stunden Körpertraining. Zehn Sekunden Lächeln bewirken so viel wie drei Minuten ein Boot zu rudern. Lächeln ist eine Weise, die innere Freude in Ihrem Herzen zum Ausdruck zu bringen. Alle Menschen lächeln, wenn sie glücklich sind. Was aber, wenn wir ohne Grund lächeln? Kommt Ihnen das verkrampft und unnatürlich vor? Lassen Sie uns unser Denken einmal für einen Augenblick auf den Kopf stellen. Anstatt zu lächeln, weil wir glücklich sind, ist es tatsächlich möglich, glücklich zu werden, weil wir lächeln. Lächeln Sie, um Glücksgefühle zu erzeugen. Forschungen haben erwiesen, dass ein bloßes Heben der Mundwinkel eine positive biologische Reaktion im Körper hervorruft. Andererseits verfällt ein Schauspieler, der über lange Zeit eine tragische Rolle spielt, sehr viel leichter in eine wirkliche Depression.

Üben Sie das Lächeln jeden Tag und beobachten Sie, wie Ihr Gesicht sich verändert. Beobachten Sie, wie Ihre Gesundheit sich zum Besseren verändert. Sie werden sogar mehr glückliche Zufälle erleben. Also lassen Sie uns nicht länger mit unserem Lächeln geizen. Lächeln Sie, selbst wenn Sie allein sind. In Ihnen ist stets ein inneres Lächeln vorhanden, das darum kämpft, an die Oberfläche zu kommen. Freude und Glück sind Ihr natürlicher Seinszustand.

Gefühle durch Atmen und Lächeln loslassen

Unser Gehirn ist nicht dafür eingerichtet, gleichzeitig mit zwei verschiedenen Informationen umzugehen. Wir können nicht gleichzeitig glücklich und traurig sein. Wir können abwechselnd glücklich und traurig sein, aber wir können nicht beides gleichzeitig sein. Das ist ein Schutzmechanismus, den unser Gehirn benutzt, um zu vermeiden, dass unser Intellekt lahm gelegt wird. Diese Eigenschaft des Gehirns bedeutet, dass wir nicht an negativen Gefühlen festhalten können, wenn wir uns glücklich fühlen. Wir können uns, mit anderen Worten gesagt, nicht traurig oder zornig fühlen, während wir lächeln oder lachen. Andererseits können wir nicht lächeln und uns glücklich fühlen, solange wir noch im Griff negativer Emotionen sind.

Was würde geschehen, wenn Sie lächelten, wenn Sie in negativen Gefühlen feststecken? Zunächst könnten Sie aufgrund der widerstreitenden Emotionen eine gewisse Spannung verspüren. Doch lächeln Sie noch ein wenig kräftiger, und Sie werden bald ein Wunder erleben. Das negative Gefühl wird verdrängt und vom Winde verweht. Ein Lächeln ist weit mehr als eine bloße Bewegung der Gesichtsmuskeln. Ein Lächeln besitzt tatsächlich die Macht, Ihr Leben positiv zu beeinflussen. Zugegeben, es ist nicht leicht zu lächeln, wenn wir uns mit einer schwierigen oder schmerzlichen Situation konfrontiert sehen. Versuchen Sie dennoch, Ihre Mundwinkel anzuheben, und Sie werden bald bemerken, dass Sie die negativen Gefühle mit der Macht Ihres Lächelns vertreiben.

Die Übung des Loslassens bedient sich Ihres Atems, des Lächelns und der Kraft Ihres Willens, um die emotionale Energie im Inneren zu bändigen. Lächeln und Atmen sind bereits wirksam, wenn sie getrennt eingesetzt werden, aber wenn man sie kombiniert, sind sie noch machtvollere Werkzeuge für das Loslassen von Emotionen. Wenn Sie dieser machtvollen Mischung noch den bewussten Willen hinzufügen, dann haben Sie etwas, womit Sie wirklich den Eisberg negativer Gefühle, der im Meer Ihres Geistes schwimmt, zertrümmern können. Mit einiger Übung wird es Ihnen ein Leichtes sein, negative Gefühle und Stress in Ihrem Alltagsleben loszulassen.

Indem Sie lernen, wie man negative Gefühle loslässt und sie durch

Glück und Freude ersetzt, werden Sie in die Lage versetzt, Ihre Gefühle zu beherrschen. Es wird Ihnen möglich, Ihre Gefühle zu dirigieren, so wie der Dirigent eines Orchesters schöne Musik dirigiert. Ihre Gefühle werden Ihr Leben bereichern, statt Sie an die Negativität vergangener Erfahrungen zu fesseln. Sie werden in der Lage sein, gut mit sich selbst, mit anderen und mit Himmel und Erde zu spielen.

Anleitung zu einer auf das Loslassen durch Lächeln vorbereitenden Übung

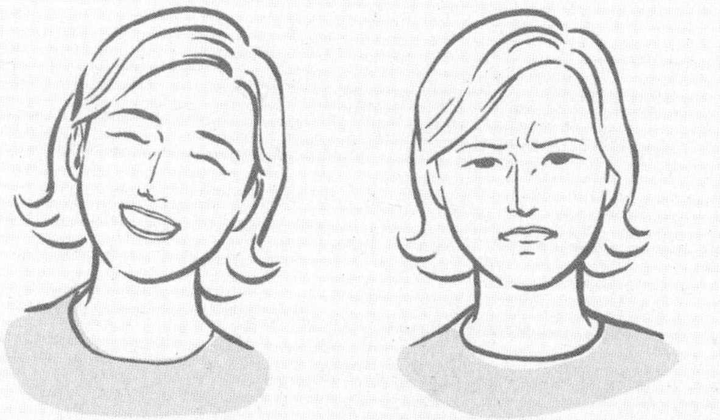

1. Entspannen Sie die Schultern, schließen Sie die Augen und lassen Sie ein Lächeln über Ihr Gesicht gleiten. Fühlen Sie, wie Körper und Gehirn sich entspannen. Spüren Sie, wie die Entspannung Ihrer Brust sich nach oben zu Ihrem Kopf hin ausweitet.
2. Dann runzeln Sie so intensiv, wie es Ihnen möglich ist, die Stirn und spüren die in Ihrem Körper erzeugte Spannung.
3. Setzen Sie abwechselnd ein Lächeln und einen finsteren Blick auf. Tun Sie dies mehrmals und beachten Sie dabei die Reaktionen Ihres Körpers. Dies ist eine gute Übung für das Gehirn.
4. Jetzt beginnen Sie mit einem Lächeln und weiten dies langsam zu schallendem Gelächter aus; beachten Sie dabei die Veränderungen in Ihrem Körper.
5. Lachen Sie so laut Sie nur können. Gestatten Sie Ihrem gesamten Körper von Kopf bis Fuß zu lachen. Spüren Sie die erfrischende Empfindung in Ihrem Gehirn.

Anleitung zur Übung des Loslassens durch Lächeln

Erster Schritt: Lächeln beim Ausatmen

1. Sitzen Sie bequem da, ziehen Sie die Schultern hoch und lassen Sie sie wieder fallen, um sie zu entspannen.
2. Atmen Sie mehrmals ein und aus; massieren Sie dabei Ihr Gesicht, um Spannungen in den Gesichtsmuskeln zu lösen.
3. Atmen Sie ein, schließen Sie sanft die Augen und atmen Sie aus, während Sie ein leichtes Lächeln bilden. Atmen Sie tief und natürlich ein und aus.
4. Kombinieren Sie beim Ausatmen den Ausatem mit einem immer breiteren Lächeln. Wiederholen Sie dies mehrfach und konzentrieren Sie sich dabei auf die Bewegung des Lächelns auf Ihrem Gesicht, während Ihr sanfter Atem wie eine leichte Brise durch den Mund ausströmt.
5. Verlagern Sie Ihre Aufmerksamkeit langsam auf Ihr Gehirn und spüren Sie Ihr Gehirn, während Sie mit einem Lächeln ein- und ausatmen. Sie werden das Gefühl haben, dass Ihr Gehirn leichter wird und erfrischt ist.

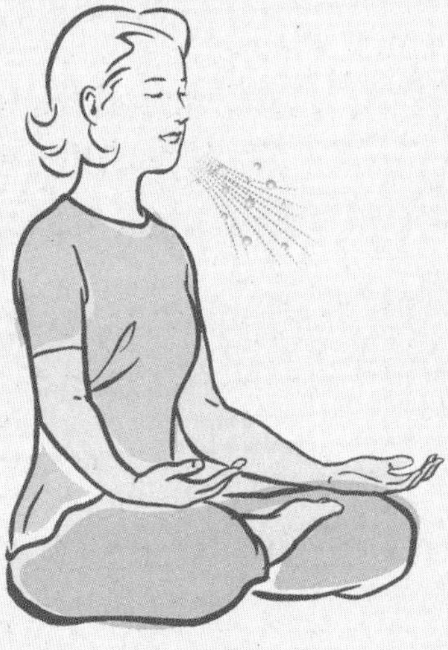

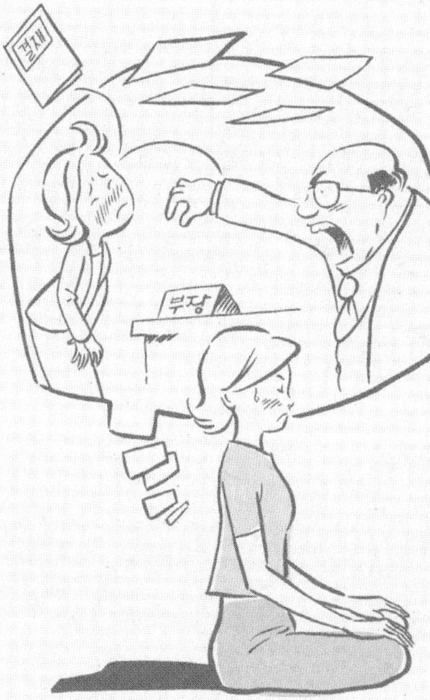

Zweiter Schritt: Ihre Erinnerungen in eine Lernerfahrung transformieren

1. Rufen Sie eine emotional traumatische oder problematische Erinnerung ab. Spielen Sie die Erfahrung in Ihrem Geist durch und beobachten Sie dabei jedes Detail der Szene genau, während das mit dem Geschehen verbundene Gefühl Sie erneut durchströmt.
2. Wenn Sie spüren, dass Sie ganz von dem Gefühl überflutet sind, atmen Sie tief ein und lächeln dann, während Sie ausatmen. Halten Sie Ihre Handflächen etwa auf Höhe des Solarplexus parallel und ziehen Sie die Hände beim Einatmen auseinander und drücken sie wieder näher zusammen, während Sie ausatmen. Versuchen Sie, Atem, Lächeln und Handbewegung zu synchronisieren.

3. Beginnen Sie mit einem sanften, kaum sichtbaren Lächeln. Lassen Sie das Lächeln dann mit jedem Ausatem etwas kräftiger werden. Zuerst mag sich Ihr Lächeln künstlich, gezwungen und unwillig anfühlen. Vielleicht zuckt Ihr Gesicht, Ihre Lippen zittern und Ihre Augen tränen. Das Lächeln mag angesichts der Negativität aus der Vergangenheit verschwinden und es mag Ihnen schwer fallen, es wiederkommen zu lassen. Doch versuchen Sie es weiter, bis das Lächeln die Oberhand gewinnt.

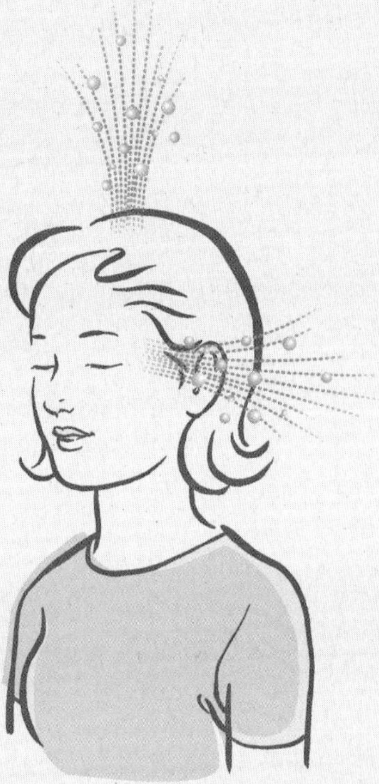

4. Schließlich werden Sie spüren, wie die Spannung aus Ihrem Gesicht entweicht, als hätte man ein gespanntes Gummiband losgelassen. Ihr ganzes Gesicht wird lächeln und zu einer strahlenden Blüte werden. Vielleicht spüren Sie, wie eine innere Schranke zerbricht und einen Strom von Licht einlässt. Fühlen Sie, wie Ihr Kopf klar wird, während negative Energie durch Ihre Schläfen und Ihr Baek-hwe entweicht.

5. In diesem Moment weichen die negativen Gefühlen, die mit der schmerzlichen Erfahrung verbunden sind. Alles, was bleibt, ist die objektive Wirklichkeit der Erfahrung selbst, ohne die schmerzlichen Gefühle. Sie sind endlich von dem Gefühl befreit und nun bereit, diese Erfahrung als Teil eines Lernprozesses zu begreifen, der Ihnen wertvolle Lektionen für Ihre weitere Reise durchs Leben erteilt.

Dritte Stufe: Die Übung des Loslassens im Alltagsleben

Nun wollen wir einige Zeit darauf verwenden, Ihr Gehirn von der negativen emotionalen Energie, die Sie unwissentlich in Ihrem Limbischen System gespeichert haben, zu befreien.

1. Machen Sie eine Liste der verschiedenen Arten von negativen Gefühlen, die Sie loslassen möchten.
2. Schreiben Sie eine Erfahrung auf, die einer der Kategorien entspricht. Sie müssen nicht alle Details niederschreiben, nur ein oder zwei Stichwörter, die die Erinnerung an diese Erfahrung aktivieren.
3. Sobald Sie die Liste beendet haben, wiederholen Sie die Schritte der zweiten Stufe und lassen die mit den Erinnerungen verbundenen Gefühle mit Hilfe der Macht des Lächelns los.
4. Wenn Sie lange genug geübt haben, können Sie die einzelnen Schritte zu einem Schritt komprimieren. Sie werden dann in der Lage sein, alle Negativität mit einem einzigen Atemzug fortzupusten.

Mit dem Gefühl von Scham verbundene Erinnerungen:

a) Als die anderen Kinder mich ein Schwein genannt haben.

b) Als ich es nicht geschafft habe, in die Fußballmannschaft aufgenommen zu werden.

c) Als mich niemand zum Tanzen aufgefordert hat.

Tabelle loszulassender Gefühle

Traurigkeit	Gefühl gegenwärtig			losgelassen
	stark	schwach	keins	

5. Versuchen Sie jeden Tag, die negativen Gefühle einer Kategorie zu reinigen, bis Sie mit allen Kategorien fertig sind. Danach sind Sie dann in der Lage, Negativität in dem Moment loszulassen, in dem sie auftaucht. Machen Sie das Loslassen von negativer emotionaler Energie zu einer täglichen Gewohnheit.

Vierte Phase: Stammhirn-Phase der Gehirnatmung *Neuverdrahtung des Gehirns*

Die drei Schlüssel zur Gehirnatmung sind *Energie* (Ki), *Botschaft* (Information) und *Aktion*. Sie haben sich nun mit den Fähigkeiten Ihres Gehirns vertraut gemacht und Praktiken erlernt, sie mit Energie und bewusstem Willen zu benutzen. Nun ist es an der Zeit herauszufinden, wer der wahre Meister Ihres Gehirns ist. Dies ist der Punkt, an dem Sie über die Fähigkeiten des Großhirns und des Limbischen Systems hinausgehen in den Bereich des Stammhirns, wo die kosmische Energie, die letzte Quelle des Lebens, zu finden ist. Dies stellt die Neuintegrierung der drei „Schichten" des Gehirns dar, die zuvor bereits angesprochen wurde. Ihre eigene göttliche Natur wohnt im Gehirnstamm. Und Sie werden diese Göttlichkeit erfahren, wenn Sie die drei Schichten Ihres Gehirns integrieren.

Es gibt zwei Weisen, auf die man die Integration des Gehirns angehen kann: die Software-Methode und die Hardware-Methode. Die Hardware-Methode besteht darin, dass man das Gehirn mit Energieströmen stimuliert. Energie kommt als Licht, Klang und Schwingungen zum Ausdruck. Das Licht lässt sich weiterhin in Gestalt und Farbe unterteilen, während man Klang in Rhythmus, Tonlage und Takt unterteilen kann. Schwingung ist durch Variationen ihrer Frequenz charakterisiert. Die Neuverdrahtung des Gehirns benutzt die Kraft von Licht, Klang und Schwingung, um die drei Schichten des Gehirns neu zu integrieren.

Die Software-Methode besteht darin, dass man Fragen wie „Wer bin ich?" und „Warum bin ich hier?" kontempliert und Antworten formuliert. Diese Fragen beantwortet zu haben bedeutet, dass man sich für eine bestimmte

Identität entschieden hat, dafür, wer man in dieser Welt ist. Wenn Sie Ihre eigene Identität bestimmen, wird Ihr Gehirn darauf hinwirken, diese Identität zu stützen, und wird helfen, sie zu manifestieren. Durch diesen Prozess werden Sie alte Meinungen und Information in Frage stellen, um herauszufinden, ob sie für Ihre neue Ichempfindung hilfreich oder schädlich sind. Sie müssen sich dann entscheiden, was Sie behalten und was Sie wegwerfen wollen. Sie werden sich dann auf der Grundlage Ihrer eigenen Entscheidungen und nicht dessen, was andere von Ihnen erwarten, selbst neu erfinden. Dies ist die ultimative Selbstbefreiung.

Da die Stammhirn-Phase der Gehirnatmung verlangt, dass Sie tief in sich selbst hinabtauchen, müssen Sie an sich selbst glauben und zudem in der Lage sein, sich über längere Zeit zu konzentrieren. Sie müssen auch den aufrichtigen Wunsch hegen, mit Ihrer inneren Seele in Berührung zu kommen. Deshalb ist anzuraten, dass Sie sich mit einem erfahrenen Führer auf die Reise in diese Phase der Gehirnatmung begeben.

1. Gehirnschaltkreis-Übung

„Schaltkreis“ bezieht sich in diesem Zusammenhang auf das einzigartige Muster von Energiebewegungen eines jeglichen Dings. Alles im Kosmos hat sein eigenes charakteristisches Muster des Energieflusses in Übereinstimmung mit seiner Form, Farbe, Masse und Größe. Der Schaltkreis selbst sendet in Abhängigkeit von seiner Form und seinem Muster seine eigene Energie aus. Es gibt viele traditionelle geistige Disziplinen, einschließlich des Buddhismus und des Hinduismus, die Muster und Formen als Hilfsmittel benutzen, um tiefe meditative Zustände zu induzieren. Die komplexen Strukturen der Fenster und Fußböden der alten Kathedralen haben ebenfalls eine stark beruhigende Wirkung auf die Gläubigen.

Formen und Muster haben einzigartige Energieausstrahlungen. Ein Viereck sendet eine „viereckige“ Energie aus und ein Kreis eine „kreisförmige“ Energie. Tatsächlich kann man die Persönlichkeit eines Menschen voraussagen, indem man das charakteristische Muster des von seinem Gehirn ausgestrahlten Energieflusses untersucht.

Befindet sich das Gehirn in einem friedvollen Zustand, dann zeigt sich ein bestimmtes energetisches Muster. Die folgenden Bilder des Energieschaltkreises ähneln den Mustern des Flusses neuronaler Energie im Gehirn. Die einzigartigen wiederholten Muster dieses neuronalen Energieflusses induzieren im Beobachter einen sehr ruhigen und friedvollen Geisteszustand. Wenn Ihr Bewusstsein die Muster dieser Energieschaltkreise nachvollzieht, wird die stagnierende Energie in Ihrem Gehirn gereinigt, was zu einem stabileren und harmonischeren Muster der Energieemission führt.

Anleitung zu den Gehirnschaltkreis-Übungen

1. Sitzen Sie bequem, atmen Sie tief und entspannen Sie sich.
2. Zeichnen Sie das Muster des jeweiligen Schaltkreises in der vom Pfeil angezeigten Richtung auf einem leeren Blatt Papier nach. Benutzen Sie zuerst die rechte Hand, dann die linke Hand und schließlich beide Hände gleichzeitig. Wiederholen Sie dies jeweils fünfmal. Zeichnen Sie das Muster zuerst ziemlich groß. Wenn Sie sich an die Form gewöhnt haben, variieren Sie die Größe.
3. Konzentrieren Sie sich und fixieren Sie das Bild des Musters des Schaltkreises. Versuchen Sie, die Energie zu spüren, die von der Zeichnung ausstrahlt. Wenn Sie sich in einen tieferen Zustand der Konzentration versenken, sehen Sie vielleicht um den Schaltkreis herum eine Aura.
4. Jetzt folgen Sie dem Schaltkreis mit den Augen, wie Sie ihn mit der Hand zeichnen würden. Spüren Sie, wie die komplexen Gedanken und Gefühle, die Ihr Gehirn erfüllen, in den Hintergrund treten. An ihre Stelle wird ein Gefühl der Ruhe und des Friedens treten. Diese Übung ist besonders hilfreich, wenn Sie sich mit intensiven Gefühlen herumschlagen.

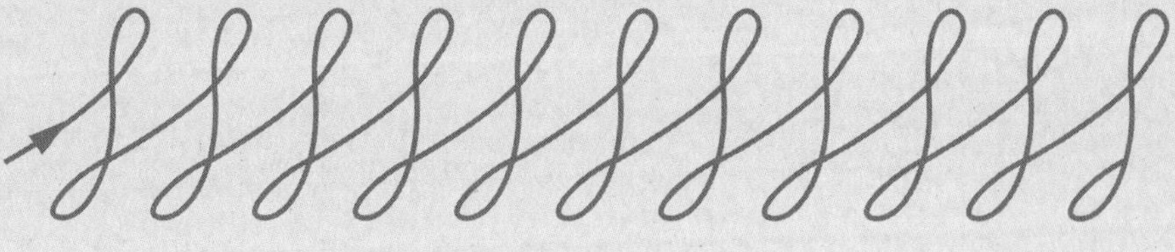

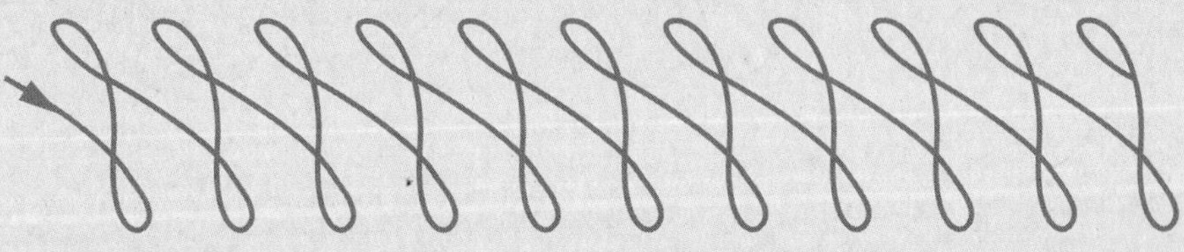

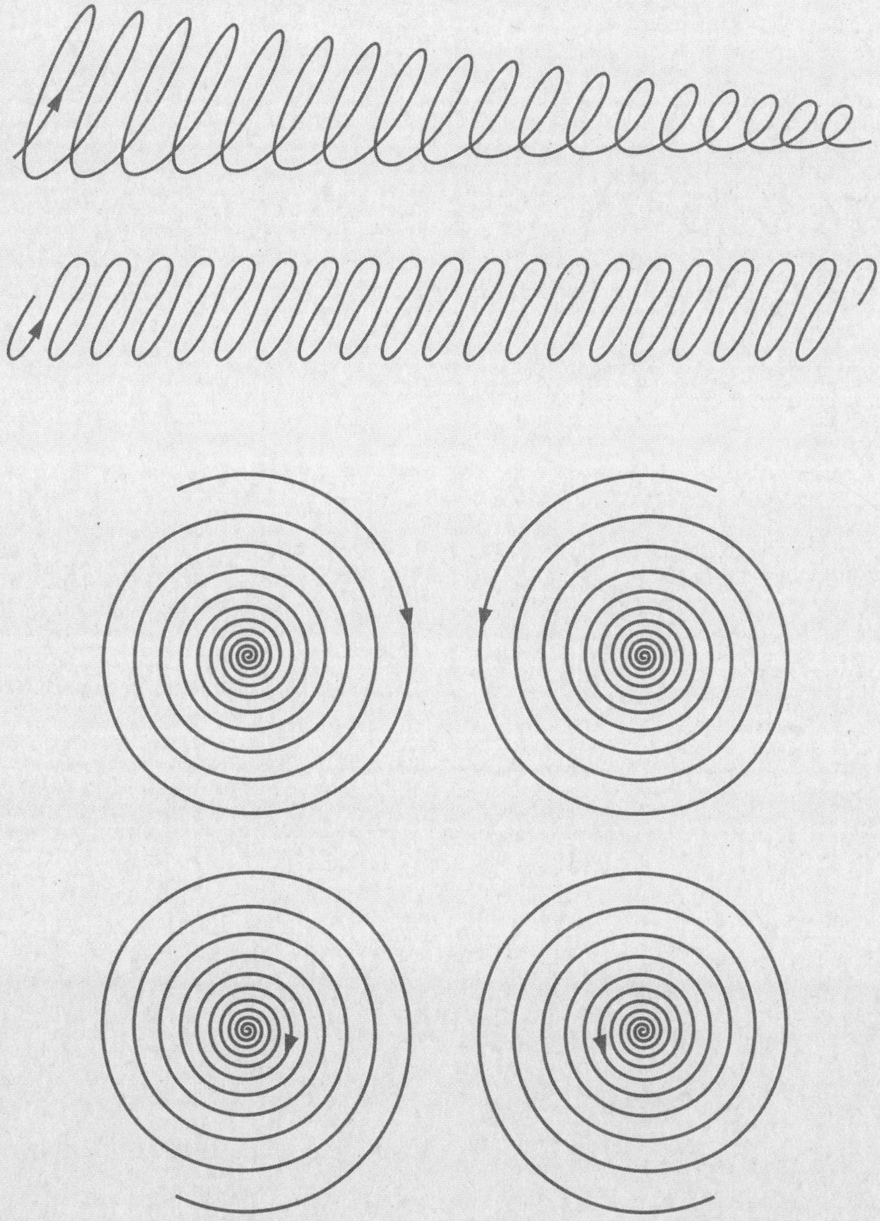

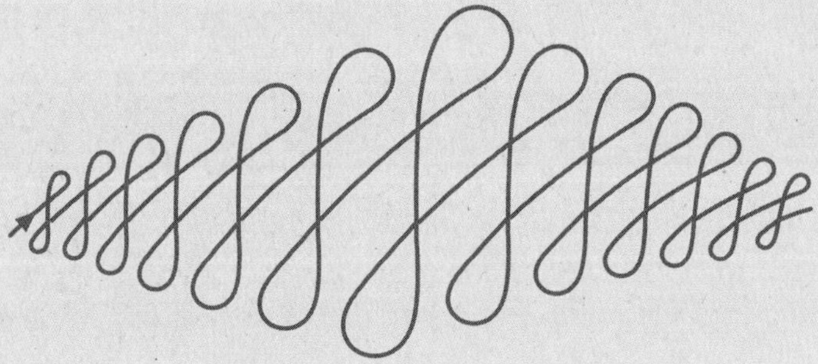

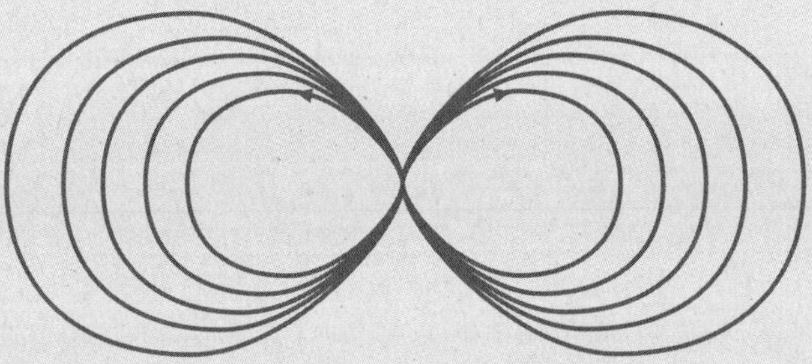

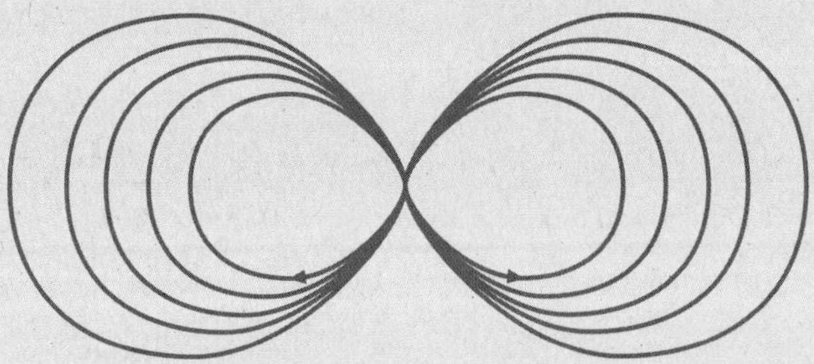

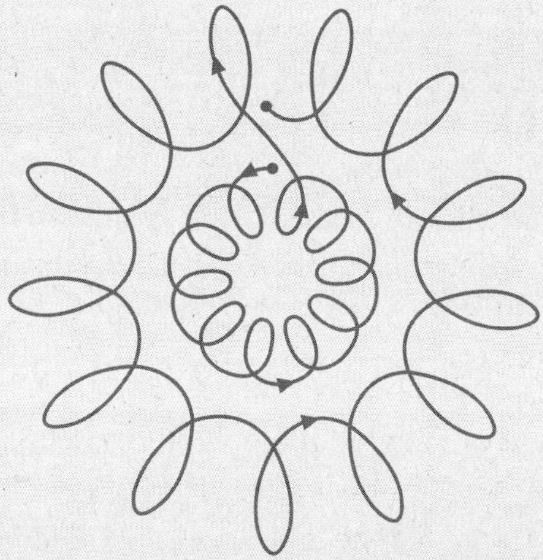

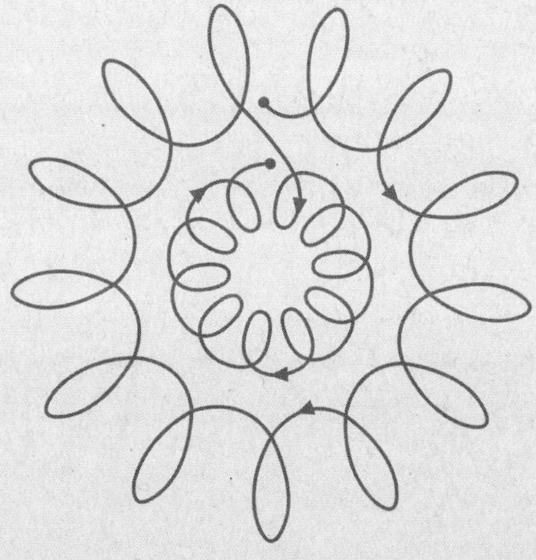

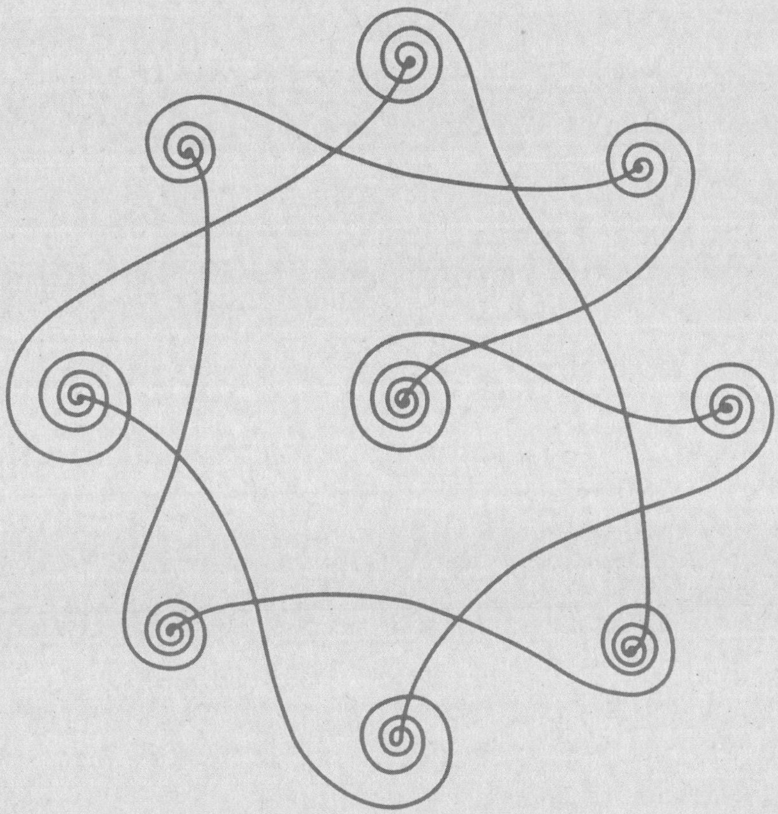

Selbsthilfe: Zeichen Sie einen Gehirn-Schaltkreis, wenn Sie traurig oder verletzt sind!

Gefühle können Ihr Gehirn so weit aufheizen, dass es „anschwillt". Da die Muster der Schaltkreise bloß reine Repräsentationen von Energiebahnen sind, enthalten sie keinerlei emotionale Aufladung. Sie können Ihre Gefühle abkühlen und die Ruhe in Ihrem Gehirn wiederherstellen, indem Sie das Muster des Schaltkreises auf einem Stück Papier zeichnen. So finden Sie zu einem gesunden Gleichgewicht in Ihrem Leben zurück.

2. Übung mit der Om-Schwingung

Die vom Gehirn ausgesandte Energie wird durch Gehirnwellen repräsentiert, die nach ihrer Frequenz in unterschiedliche Kategorien eingeteilt werden. Diese Wellen, die Ihre Gehirntätigkeit repräsentieren, reichen von den Gamma-Wellen, die einem übererregten Zustand entsprechen, bis zu den Delta-Wellen, die dem Zustand des Tiefschlafs entsprechen.

Alpha-Wellen treten auf, wenn Ihr Körper und Geist in Ruhe sind, frei von Spannung und Stress, und entsprechen oft einem Zustand erhöhter Kreativität. Dies ist der optimale Geisteszustand für die Verarbeitung von Information. Könnten wir den Alpha-Wellen-Zustand in unserem Alltagsleben aufrechterhalten, statt ihn nur für kurze Zeit in der Meditation zu erreichen, dann wären wir besser in der Lage, mit unseren eigenen Gefühlen und den Gefühlen unserer Mitmenschen umzugehen. Wir würden sogar über größere intellektuelle und akademische Fähigkeiten verfügen.

Die Übung mit der Om-Schwingung benutzt Klang, um einen Alpha-ähnlichen Geisteszustand zu induzieren. Der Klang *Om* hilft uns auch, die Harmonie und das Gleichgewicht unserer inneren Organe aufrechtzuerhalten. Wie es bei Licht und Schwingung der Fall ist, hat auch Klang eine tief greifende Wirkung auf jede Zelle Ihres Körpers. Den Akt, bei dem wir der inneren Energie eine Stimme geben, nennt man „Tönen". Nach Dr. Don Campbell vom American Sound Education Health Research Institute erhöht das „Tönen" die Sauerstoffzufuhr und fördert die Entspannung des Körpers durch Verbesserung des Energieflusses. Klang oder Stimme sind ein sehr wirksamer Weg zur Verlangsamung des Flusses von Gedanken und Gefühlen; sie erzeugen einen Raum, innerhalb dessen Sie sich auf Ihren Körper, Ihren Geist und Ihre Energie konzentrieren können.

Die Klänge Ihrer inneren Organe

Wenn Sie „Ahh“ ausrufen, dann wird Ihr Brustkorb vibrieren. „Ahh“ ist der Klang, den die Energie Ihres Herzens macht, wenn man sie tönt. Wenn Ihre Brust sich blockiert anfühlt, legen Sie sich die Hände auf die Brust und rufen Sie laut „Ahh“. Sie werden bald spüren, wie die Feuerenergie Ihres Herzens nach außen fließt und Kühle und Gleichgewicht wiederhergestellt werden.

Nun tönen Sie den Klang „Ihh“. Fühlen Sie den Klang „Ihh“, wie er in Ihrer Brust zirkuliert und die Wirbelsäule emporsteigt. Dies ist der Klang, der mit dem Magen in Verbindung steht. Der Klang „Ohh“ stärkt den Unterbauch, das Zentrum Ihrer Körpermasse. Der Klang „Huh“ stimuliert die Lunge, und der Klang „Shii“ stärkt den Uterus. Der Klang „Sch“ stimuliert die Nieren.

Jeder Klang hat seine einzigartige Frequenz der Energieschwingung, die das jeweilige innere Organ stimuliert. Der Klang „Om“ enthält alle fünf Elemente der Energie und stimuliert nicht nur die inneren Organe, sondern auch das Gehirn. Wenn Sie sich auf die Pfade konzentrieren, auf denen die von den Klängen ausgesandten Energieschwingungen reisen, dann können Sie fühlen, wie der Klang vom Gehirn aus vibriert, sich durch die Brust ausdehnt und dann den ganzen Körper ausfüllt, während Sie sich in einen einzigen großen Klang des Kosmos verwandeln. Die beste Zeit zur Übung mit der Om-Schwingung ist um Sonnenaufgang.

3. Die Übung der Selbstschwingung

Der Neocortex, das Limbische System und der Gehirnstamm haben nicht nur ihre unterschiedlichen Rollen und Aktivitäten, sie besitzen auch eine einzigartige Energiefrequenz, auf die sie reagieren. Versteht man es, die richtige Energiefrequenz auszuwählen, so kann man damit bestimmte Teile des Gehirns stimulieren und stabilisieren. Der Neocortex reagiert im Allgemeinen schneller auf kompliziertere Musikstücke mit vielfältigen Klängen,

Anleitung zur Übung mit der Om-Schwingung

1. Machen Sie es sich in jeder gewünschten Positur bequem. Sie können im Liegen, Sitzen oder Stehen üben. Schließen Sie die Augen und flüstern Sie den Klang Om ... Om, und beobachten Sie, was das für eine Wirkung auf Ihr Gehirn hat.
2. Brechen Sie den Klang Om nicht plötzlich ab, sondern lassen Sie ihn nachklingen und konzentrieren Sie sich auf die subtilen Schwingungen des Klangs, wie er in Ihrer Brust vibriert und in Ihrem Unterbauch ein Echo findet. Lassen Sie die Schwingung des Klangs in Ihr Gehirn einsickern und fühlen Sie, welche Wirkung das auf Ihre Gehirnzellen hat.
3. Legen Sie Ihre Hände auf die Brust und tönen Sie den Klang aus tiefstem Herzen. Lassen Sie ihn so lange wie möglich nachklingen. Mit zunehmender Übung können Sie die den Klang immer mehr verlängern.
4. Jetzt tönen Sie den Klang Om mit Rhythmus. Es kann jeder Rhythmus sein, der Ihnen gefällt. Lassen Sie Ihre Stimme zu einem Instrument werden, auf dem das Lied des Om erklingt. Stellen Sie sich vor, dass Sie sich innerhalb einer großen Glocke befinden, die den Klang des Om läutet. Lassen Sie die Schwingung des Klangs Ihren ganzen Körper umhüllen.
5. Zum Abschluss atmen Sie dreimal tief ein und aus. Reiben Sie die Hände kräftig aneinander und massieren Sie sich dann Gesicht und Nacken.

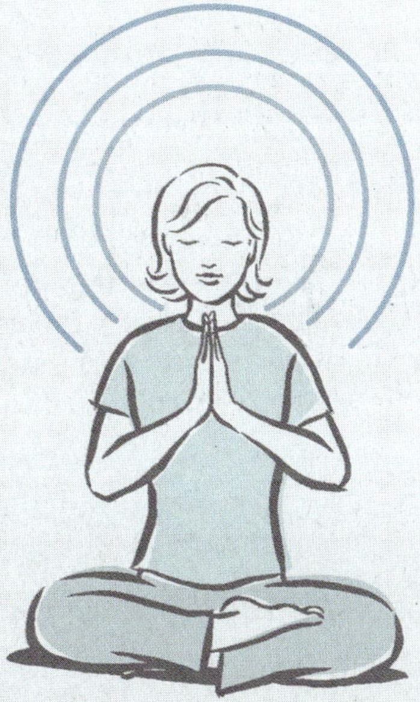

wie etwa eine Symphonie, während das Stammhirn besser auf die „primitiveren", einfachen und treibenden Rhythmen der alten Musik der asiatischen und afrikanischen Ureinwohner reagiert.

Licht hat eine beruhigende Wirkung auf das Großhirn und Klang einen unmittelbaren Einfluss auf die Gefühlskontrolle des Limbischen Systems. Schwingung in der Form eines kräftigen, einfachen Takts hat eine sehr deutliche Wirkung auf den Gehirnstamm, denn dieser ist der Sitz von Yullyo, dem Rhythmus des Lebens. Gelingt es unserem Bewusstsein, die Schichten des Großhirns und des Limbischen Systems zu durchdringen und in den Gehirnstamm vorzudringen, dann können wir dort der Energie des Lebens begegnen.

Das Großhirn der Menschen von heute ist so stark entwickelt, dass es manchmal sogar das gesunde Funktionieren des Limbischen Systems und des Stammhirns unterdrücken kann. Die effektivste Weise, die Aktivität des Neocortex zu dämpfen und die Lebensenergie des Gehirnstamms zu maximieren, ist ein sich wiederholender fortlaufender Rhythmus. Wenn wir beim monotonen Brummen eines Automotors einschlafen, ist das etwas Ähnliches. Die Selbstschwingungs-Übung benutzt sich wiederholende rhythmische Schwingungen, um die Aktivitäten des Großhirns zu dämpfen, das Limbische System zu aktivieren und uns zu ermöglichen, der Lebensenergie zu begegnen, die im Gehirnstamm residiert.

Die Schwingung des Lebens

Wenn Lebensenergie durch die Meridiane strömt, ist Schwingung ein natürlicher Ausdruck des Körpers. Werden die inneren Energiepfade durch die frische Zufuhr äußerer Energie stimuliert, dann dehnen sie sich nicht nur mit Kraft und Bewegung aus, sondern es werden auch bestehende Blockaden aufgelöst. Setzt man dies über längere Zeit fort, dann neigt der Körper dazu, sich zu schütteln und zu vibrieren wie ein zusammengerollter Wasserschlauch, durch den mit starkem Druck Wasser fließt. Dieses Phänomen nennt man *jin-dong*.

Bei der Selbstschwingungs-Übung warten wir nicht, bis der Körper von selbst zu schwingen anfängt. Wir übernehmen vielmehr die Initiative und setzen die Schwingbewegung in unserem Körper selbst in Gang. Für die Selbstschwingung gibt es keine festgelegten und vorherbestimmten Bewegungsmuster. Sie lassen Ihren Körper einfach dem natürlichen Rhythmus des Lebens folgen.

Einfache sich wiederholende Bewegungen und Klänge erlauben es den Schaltkreisen des Großhirns sich auszuruhen. Solche Ruhe finden wir nicht, wenn wir komplexe und schwierige Bewegungen ausführen. Wenn man einen Sack Reis hin und her kippt, dann sinkt der Reis zum tiefsten Punkt im Sack ab. Lassen Sie Ihren Körper natürlich hin und her schwanken, dann sinkt die Energie in Ihrem Körper, ohne dass Sie sonst etwas dazu tun müssen, im Allgemeinen ab und sammelt sich im Unteren Dahn-jon. Wenn Ihre Energie so zu ihrem natürlichen Zentrum im Unterbauch findet, werden Ihre Bewegungen größer und ausgeprägter und Sie gleiten in einen Zustand tieferer Entspannung hinüber.

Die Leute glauben oft fälschlicherweise, zu ruhen sei angenehmer als sich zu bewegen. Doch in Wirklichkeit trifft das Gegenteil zu. Der menschliche Körper ist dafür geschaffen, sich zu bewegen. Aktivität ist unser natürlicher Seinszustand. Wenn wir mit Gewalt die natürlich auftretenden Bewegungen unseres Körpers unterdrücken, dann stagniert unser Leben. Gestatten wir es dem Körper also, sich ganz auszudrücken, und beobachten wir, welche Bewegungen er hervorbringt. Sie werden dann bald bemerken, dass die Bewegungen dem Fluss der Energie folgen und versuchen, geschwächte Teile Ihres Körpers zu stärken. Die kräftigen Teile des Körpers werden weiter gestärkt und die schmerzenden Teile geheilt. Natürliche Körperbewegungen werden helfen, das Gleichgewicht im Körper wiederherzustellen.

Versuchen Sie nicht, Ihren Atem zu kontrollieren. Lassen Sie ihn fließen. Sie werden bemerken, dass Ihr Atem seinen eigenen Rhythmus hat. Während der Selbstschwingungs-Übung werden Sie bemerken, dass der Brennpunkt Ihrer Aufmerksamkeit sich ständig verschiebt – vom Ellbogen zum Knie, von den Fersen zum Bein ... Dies ist Teil der Selbstheilung des Körpers, der sein natürliches Gleichgewicht wiederherstellt.

Entfesseln Sie Ihr Bewusstsein

Damit die Selbstschwingungs-Übung erfolgreich sein kann, brauchen Sie einen offenen Geist. Sie dürfen sich dabei nicht Ihres Körpers bewusst sein und sich Gedanken darüber machen, was für komische Bewegungen Sie da ausführen, denn solche Gedanken werden den natürlichen Fluss der Energie und die Bewegung Ihres Körpers behindern. Sie müssen die Schwingung mit Ihrem Körper erfahren, ohne sie mit dem Intellekt zu analysieren. Stellen Sie sich ein großes Schiff vor, das langsam im Ozean versinkt. Auf ähnliche Weise sollten Sie Ihr Gewahrsein in den Körper einsinken lassen. Dann werden Sie finden, dass Ihr Gewahrsein nicht von der Schwingung, die durch Ihren Körper läuft, getrennt, sondern damit in Einklang ist. Lassen Sie alle Selbstbefangenheit los, die den natürlich auftretenden Bewegungen Ihres Körpers in die Quere kommen könnte. Und lassen Sie sich nicht irritieren, wenn irgendwelche Gedanken und Gefühle in Ihrem Geist auftauchen, sondern lassen Sie sie einfach vorüberziehen.

Der Höhepunkt der Selbstschwingung

Es wird während der Selbstschwingungs-Übung einen Punkt geben, an dem Sie besonders aktiv sind. Dies ist der Höhepunkt Ihrer Sitzung mit der Übung des Schwingens. Manche Menschen brauchen fünf oder zehn Minuten, um diesen Punkt zu erreichen, bei anderen kann es zwanzig Minuten oder länger dauern. Während einer Übungsperiode können auch mehrere Höhepunkte auftreten. Dieser Höhepunkt kann physischer oder mentaler Natur sein oder beides zusammen.

Ein physischer Höhepunkt ist ein Punkt, an dem jede einzelne Zelle des Körpers an dem offensichtlichen schwingenden Tanz des Körpers teilnimmt, wobei die Knochen sich ausrichten und automatisch in die richtige Stellung einrasten. Einen mentalen Höhepunkt kann man definieren als ein Gefühl, als seien die Schranken des Bewusstseins verschwunden und Sie selbst zu einem hell leuchtenden Feld von Gewahrsein geworden. Eine solche Empfindung ist ein machtvolles spirituelles Erwachen. Es mag sein, dass Ihre Erfahrung des Höhepunkts der Selbstschwingung nicht stark genug ist, um Ihnen die Erfahrung der absoluten Einheit zu bescheren, doch die lebhafte Erfahrung der Lebensenergie, zu der Sie durch die Selbstschwingung gelangen, kann die Energie Ihres Körpers, einschließlich des Gehirns, reinigen und aktivieren. Die Selbstschwingung ist ein machtvolles Hilfsmittel, welches Schwingungen benutzt, um in die Welt der Lebensenergie, die im Gehirnstamm wohnt, einzutreten.

Es kann gut und gerne dreißig Minuten bis zu einer Stunde dauern, bis Sie die ersten Schwingungen erleben. Mit zunehmender Übung wird es Ihnen jedoch in immer kürzerer Zeit möglich sein, eine körperliche Schwingung auszulösen. Da das Schwingen ein körperlich anspruchsvoller Prozess ist, wäre es anzuraten, in Gegenwart eines erfahrenen Übungsleiters zu praktizieren. Im Allgemeinen empfiehlt es sich, die stärksten Schwingungen nicht länger als höchstens zehn Minuten andauern zu lassen.

Anfangs müssen Sie den Prozess der Schwingung wahrscheinlich bewusst einleiten und nicht von der bewussten Teilnahme daran ablassen, bis die Schwingung ihren ganzen Körper ergriffen hat. Wenn Sie größere Erfahrung mit der Übung haben, wird es Ihnen möglich sein, die Stärke und den Fluss der Schwingung zu steuern. Die Selbstschwingung ist keine Übung der totalen Selbstaufgabe. Sie können und müssen dabei die Kontrolle über sich selbst behalten, so wie Sie das Gaspedal kontrollieren, wenn Sie am Steuer eines Autos sitzen. Die Übung der Selbstschwingung verlangt, dass Sie in ein Meer von Schwingungen eintauchen und den Fluss der Schwingung kontrollieren, während Sie den Strömungen dieses Meeres folgen. Das ist kein Widerspruch, sondern Teil ein und desselben Prozesses.

Salmunori, die rhythmische Musik der Eingeborenen von Korea, und die Musik der Eingeborenen vieler anderer Kulturen dieser Welt sind machtvolle Kunstformen, die eine solche Schwingung induzieren können. Auch wenn man Musik verwenden kann, um die Schwingung zu induzieren, sollten Sie sich dabei nicht auf die Musik verlassen. Verlassen Sie sich vielmehr auf die Empfindung spontan auftretender Schwingungen, die durch Ihren Körper laufen. „Reiten“ Sie auf dieser Empfindung, um tief in den Rhythmus des Lebens einzutauchen.

Selbstschwingungs-Übung 1: Stehende Positur

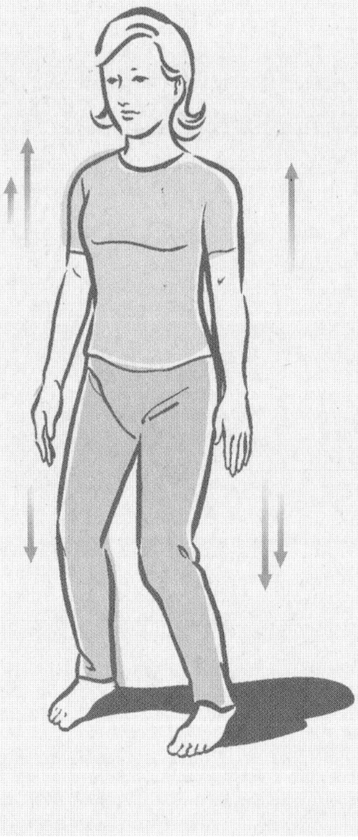

1. Stehen Sie mit schulterbreit voneinander entfernten Füßen. Lassen Sie die Arme und Hände völlig entspannt herabhängen.

2. Beginnen Sie damit, die Knie und Hüftgegend leicht auf und ab zu schütteln. Lassen Sie diese Bewegung sich durch den ganzen Körper ausbreiten, bis alle Teile Ihres Körpers in diese Schüttelbewegung einbezogen sind.

3. Schwingung: Lassen Sie langsam die natürliche Schwingung Ihres Körpers übernehmen. Lassen Sie ihren Geist still werden und folgen Sie Ihrem Körper, der seinen eigenen Rhythmus hervorbringt. Fühlen Sie, wie alles in Ihrem Körper, einschließlich der Lippen, der Zunge, der Augen, der Haut ... sich schüttelt und vibriert. Auf und ab, schüttelnd und rollend ... all diese Bewegungen können ins Spiel kommen. Ihr Atem wird sich spontan mit Ihren Bewegungen synchronisieren.

4. Höhepunkt: Ihr bewusstes Denken wird verschwinden und Sie werden nur noch der Schwingungen gewahr sein. Ihre Hände werden spontan dorthin gehen, wo sich Blockaden befinden, um diese Bereiche zu heilen.

5. Meditation: Wenn Sie den Höhepunkt überschritten haben und Ihr Körper sich locker und entspannt anfühlt, verlangsamen Sie das Schwingen allmählich und sitzen schließlich für eine Weile still.

6. Beobachten Sie Ihren Puls, Ihre Atmung und Ihren Geist. Während Sie das tun, lassen Sie den Atem sich beruhigen und Ihre Aufmerksamkeit im Unteren Dahn-jon verweilen.

Selbstschwingungs-Übung 2: Sitzende Positur

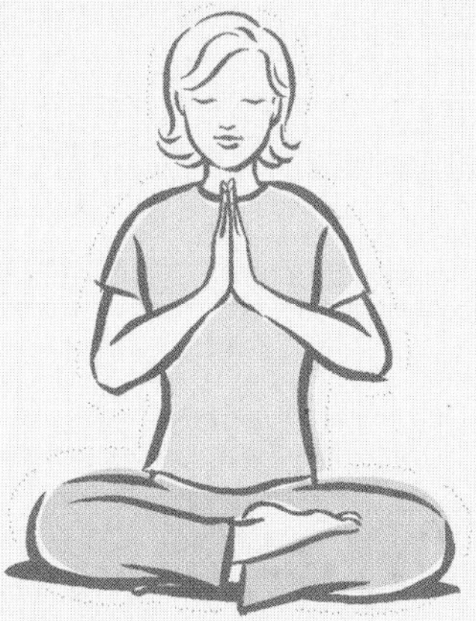

1. Sitzen Sie bequem in der Halblotos-Positur.
2. Beginnen Sie mit den Händen auf Brusthöhe mit der Ji-gam-Übung. Konzentrieren Sie sich auf die Empfindung des Energieflusses zwischen Ihren Händen, während Sie die Handflächen aufeinander zu und voneinander weg bewegen.
3. Schwingung: Legen Sie die Hände zusammen und rufen Sie in Ihrer Vorstellung ein Schwingen auf. Spüren Sie der subtilen Empfindung nach, die in den Fingerspitzen beginnt. Bleiben Sie bei dieser Empfindung und verstärken Sie sie, bis sie kräftig genug ist, so dass sie sich über Ihre Arme bis in die Schultern ausdehnen kann. Versuchen sie nicht, den Vorgang zu kontrollieren, sondern lassen Sie einfach zu, was geschieht.
4. **Höhepunkt:** Wenn das Schwingen oder Schütteln sich über Ihren ganzen Körper ausbreitet, vertrauen Sie einfach Ihrer inneren Lebensenergie und überlassen Sie Ihren Körper den Wellen von Schwingungen, die durch Sie hindurchlaufen. Sie werden spüren, wie Ihr bewusstes Denken verschwindet, und Sie werden eine starke Empfindung von Energie haben. Ihr Bewusstsein ist dem Phänomen des Lebens begegnet. Während Ihr Körper sich schüttelt und vibriert, werden Sie zusammen mit den Schwingungen Licht und Klänge erfahren.
5. **Meditation:** Lassen Sie die Schwingungen langsamer werden und konzentrieren Sie sich tief auf Ihren Körper. Spüren Sie das letzte Nachklingen des Schüttelns. Das Licht, das Sie ganz ausgefüllt hat, wird langsam verschwinden, indem es durch Ihre Fingerspitzen und Zehen ausfließt. Horchen Sie auf das Schlagen Ihres Herzens. Lassen Sie sich an einem inneren Ort zur Ruhe kommen, der sich als ein mildes Licht zeigt.
6. **Abschluss:** Atmen Sie dreimal tief ein und aus und öffnen Sie dann die Augen.

Was Ihre Vision für die Entwicklung Ihres Bewusstseins bedeutet

Besteht der Hardware-Ansatz zur Integration des Gehirns im Gebrauch von Licht, Klang und Schwingung, so benutzt der Software-Ansatz die Macht von Botschaften (Informationen), womit Sie nach Ihren Wünschen eine neue Identität erzeugen.

Identität und Sinn sind die beiden hauptsächlichen Arten von Information, die die Funktionen unseres Gehirns antreiben. Die Antworten auf die Fragen „Wer bin ich?“ und „Wozu lebe ich?“ geben uns die Grundmotivation für unser Leben. Sind diese Antworten einmal gefunden, dann werden alle anderen Informationen dazu benutzt, um diese Antworten zu stützen. Um diese Fragen zu beantworten, müssen Sie sich im Grunde neu erfinden. Und wenn Sie sich neu erfinden, müssen Sie die Informationen in Ihrem Gehirn neu organisieren, damit sie zu der Identität passen, die Sie entdeckt haben.

Der Mangel an Bemühung und Verständnis ist nicht der einzige Grund dafür, dass wir nur fünf bis zehn Prozent unserer Gehirnkapazität benutzen. Das liegt auch daran, dass wir noch nicht die richtige Motivation gefunden haben, auch das übrige Potenzial unseres Gehirns zu erschließen. Bis jetzt waren die motivierenden Kräfte, die uns angetrieben haben, Wettbewerb und Eigeninteresse. Diese Kräfte sind zu engstirnig und begrenzt, um der Schlüssel zur Entfesselung des gesamten Gehirns sein zu können. Damit wir in der Lage sind, einhundert Prozent unseres Gehirns zu benutzen, müssen wir das, was wir sind und was wir mit unserem Leben anfangen wollen, neu definieren.

Persönlichkeit ist eine Gruppierung von Informationen

In gewisser Weise ist das Gehirn einfach eine ganz bestimmte Gruppierung von Informationen, die wir im Lauf der Jahre angesammelt haben. Und diese Gruppierung von Informationen macht unsere Persönlichkeit und unseren Charakter aus. Diese besondere Gruppierung von Informationen funktioniert nach einem in unserem Gehirn arbeitenden Programm und kommt in unseren Taten und unserem Verhalten zum Ausdruck.

Oft beurteilen wir uns selbst und andere nach Worten und Taten. Der Schlüsselfaktor zur Bestimmung unseres menschlichen Charakters sind jedoch die in unserem Gehirn gespeicherten Informationen, insbesondere die Informationen, die, mit der Frage „Wer bin ich?" zu tun haben. Versuchen Sie einmal, die folgenden einfachen Fragen zu beantworten: „Welche Früchte mögen Sie am liebsten?" – „Welche Farben bevorzugen Sie?" – „Welche Blumen lieben Sie besonders?" Wer ist die Person oder das Wesen, das diese Fragen beantwortet? Worüber Sie sich klar werden müssen, ist die Tatsache, dass derjenige, der diese Fragen beantwortet, nicht Ihr wahres „Ich" ist. Es ist ein Ich, welches das Resultat einer Ansammlung von Information ist, der Sie im Laufe Ihres Lebens auf dieser Erde begegnet sind.

Wenn wir weinen, lachen, Freude empfinden oder ärgerlich sind, so tun wir das nach dem Diktat dieser Ansammlung von Informationen. Diese Reaktionen und Ausdrucksweisen sind einfach nur das Resultat von Informationen, die zur Gewohnheit geworden sind. Wenn Sie über irgendetwas traurig oder ärgerlich sind, dann reagieren Sie entsprechend der Art und Weise, auf die zu reagieren Sie programmiert worden sind. Diese Reaktionsmuster und Verhaltensweisen sind unserem Gehirn eingeprägt und machen unser Verhalten vorhersehbar. Auch wenn wir gern glauben möchten, wir handelten spontan, leben wir in Wirklichkeit nach einem Skript, das unserem Gehirn schon von früher Kindheit an eingeschrieben wurde.

Allerdings sind Informationen bloß das, was sie sind – Informationen. Fragen Sie sich selbst einmal: „Welche Begrenzungen erlege ich mir selbst aufgrund von Meinungen und falschen Vorstellungen von mir selbst auf?" Zuerst denken Sie vielleicht an Ihre Größe, Ihr Gewicht, Ihr Aussehen, Ihren akademischen Hintergrund oder Ihre Berufserfahrung. Doch dann werden Sie erkennen, dass Sie letztlich von den Informationen in Ihrem Gehirn eingeschränkt werden. Doch mit denen ist es genauso, wie mit allen anderen Informationen: man kann sie bewerten, verändern und löschen. Wer also hat letztlich das Recht, die Informationen in Ihrem Gehirn zu beurteilen, zu verändern und zu löschen? Was ist Ihr Wahres Selbst? Ich meine nicht das

„Ich“, das durch Millionen von Informationssplittern, die Sie angesammelt haben, erzeugt wurde – nein, Ihr *wahres* Ich! Es ist die letztendliche Antwort auf die Frage: „Wer bin ich?“

Schlüsselinformation Nr. 1: Wer bin ich?

Das Ich, für das ich mich gehalten habe

Ich bin ein Manager mittlerer Position in einer Unternehmensberatungsfirma und für die Arbeit von sechs mir unterstellten Beratern verantwortlich. Ich bin der Ehemann von Susanne. Ich bin der Vater von Roland. Ich bin Student an der Universität von München mit dem Hauptfach Anthropologie. Ich habe diese und jene Träume. Ich bin die Tochter, der Sohn, die Freundin von diesem und jenem.

Wie sind wir dazu gekommen, uns auf diese Weise zu definieren? Wenn wir einmal die Aufkleber betrachten, die wir uns selbst anheften, dann sehen wir, dass wir uns durch die Beziehungen, die wir haben, sowie durch die Rollen, die zu spielen man von uns erwartet, definieren. Manche Männer glauben, sie wären zuerst und vor allem anderen ein „Vater“, während andere meinen, sie wären in erster Linie der Generaldirektor einer Firma. Wenn wir diese beiden Männer fragen, was sie gewöhnlich am Wochenende tun, dann zeigt sich, dass der „Vater“ höchstwahrscheinlich etwas mit seinen Kindern unternimmt, während der „Generaldirektor“ eher Besprechungen mit seinen Angestellten durchführt.

Unser übliches Verhalten hat sehr viel mit dem zu tun, was wir in diesem Leben zu sein glauben. Wenn Sie jedoch genauer hinschauen, dann werden Sie merken, dass andere Leute Ihre Identität erzeugt haben. Wie viel hatten Sie wohl selbst mit der Hervorbringung Ihrer Identität zu tun? Unsere Eltern, unsere Gesellschaft, unsere Ethik, unsere Schulen haben uns mit einer vorgefertigten Identität ausgestattet. Und wir haben uns diese Informationen ohne uns dessen bewusst zu sein, zu Eigen gemacht. Doch wir sind uns nur

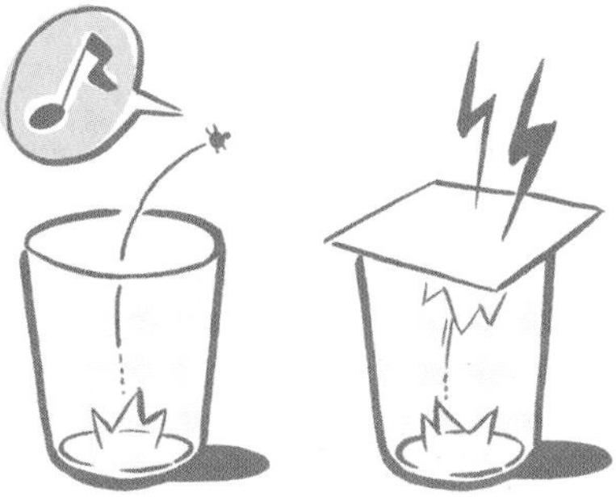

Wie ein Floh, der nicht mehr aus einem Glas zu springen vermag, weil man sein Gedächtnis dementsprechend konditioniert hat, begrenzen wir uns selbst, indem wir Schranken in unserem Gehirn erzeugen.

selten dessen bewusst, das unsere Vorstellung von dem, was wir sind, aus Informationen besteht, die sich *bewerten, verändern und löschen* lassen.

„Ich bin dieser und jener..." oder „Ich habe dieses und jenes zu tun..." – all dies sind nur Informationen in Ihrem Gehirn. Wir besitzen immer die Freiheit, uns zu entscheiden, was wir von diesen Informationen behalten wollen. Es ist für uns von ganz entscheidender Bedeutung zu erkennen, dass wir die Möglichkeit haben, zu wählen. Neue Informationen werden zu Ihrem neuen „Ich", wenn sie in die tieferen Schichten Ihres Gehirns eingeschrieben werden.

Das neu definierte Ich

Versuchen wir es einmal mit der folgenden Übung: Stellen Sie sich vor, Sie wären gestorben, und überlegen Sie sich, welche Worte Sie gern auf Ihrem Grabstein sähen. Wie sollte man sich an Sie erinnern?

Ein überraschendes Ergebnis dieser Übung ist, dass fast alle Menschen es gern sähen, wenn man sich an sie als an jemanden erinnerte, der etwas Gutes für die Menschheit und die ganze Welt getan hat – nicht nur für die eigene Familie, das eigene Land oder die eigene Organisation. Dieser Wunsch ist universal, ganz gleich, unter welchen Umständen jemand lebt oder wie er oder sie sich selbst beurteilt. Wie lässt sich dieser allen gemeinsame Wunsch erklären? Entstammt er einem angeborenen Sinn für Selbstüberschätzung? Ist er das zufällige Resultat einer selten erfolgreichen philanthropischen Erziehung? Nein, das kann es nicht sein. Dies ist das Resultat eines längst vergessenen Versprechens unserer Seele, das tief in unser Gehirn eingebettet ist und das wieder zum Vorschein kommt, wenn wir auf unser Leben zurückblicken und uns selbst ohne alles illusorische persönliche Anhaften sehen. Wenn wir den Punkt, an dem wir alles losgelassen haben, überschritten haben, dann erfahren wir wieder den grundlegendsten und göttlichsten Instinkt des Lebens ... den Wunsch, anderen Gutes zu tun. Im alten Korea nannte man diesen Instinkt *Hong-Ik*. Wörtlich übersetzt heißt dies in etwa, andere „umfassend nützen". Hong-Ik ist die unserem Leben zugrunde liegende Kraft. Dies ist der Grund, warum wir so oft eine innere Leere verspüren, weil wir nämlich unserem innersten Instinkt nicht gerecht werden. Tief in sein Herz eingebettet, hat nämlich jeder von uns das Bedürfnis nach Hong-Ik. *Statt der Erbsünde tragen wir die ursprüngliche Göttlichkeit in uns.*

Die ganze Menschheit hat einen Traum gemeinsam. Dieser Traum geht über unseren Wunsch, unsere Familie, die Gemeinschaft, die Gesellschaft, ja die Welt einzubeziehen hinaus. Ganz gleich, was für einen Beruf wir ausüben, wir alle haben das Bedürfnis, die Welt, in der wir leben, zu einer besseren Welt zu machen. Wir alle möchten ein *Hong-Ik-In-Gan*, ein „umfassend nützlicher Mensch" sein.

Und genau darin liegt der Schlüssel zur Erschließung des vollen Potenzials des Gehirns. Wenn wir uns der gesamten Welt bewusst werden und nicht nur der Welt, die von unserem „Ich" definiert ist, dann wird unser Gehirn dazu angeregt, seine Befähigung zu Hong-Ik voll einzusetzen. Dann setzen wir den Prozess in Gang, durch den das gesamte Potenzial unseres Gehirns – das glücklich ist, sich endlich ganz ausdrücken zu können – für die Erfüllung unseres Wunsches mobilisiert wird.

Schlüsselinformation Nr. 2: Was ist der Sinn meines Lebens?

Erleuchtung als das Alltagsbewusstsein unseres Lebens

Die Erkenntnis, dass wir ein angeborenes Bedürfnis haben, der Welt nützlich zu sein, und dass uns eine göttliche Güte zu Eigen ist, ist Erleuchtung. Erleuchtung ist keine große Sache, nichts was mit Pauken und Trompeten daherkommt. *Erleuchtung bedeutet, dass Sie wissen, wer Sie wirklich sind – nicht mehr und nicht weniger.*

Die Erleuchtung wird uns nicht durch eine besondere Kommunikation zuteil. Wir haben selbst die Wahl. Erleuchtung besteht darin, dass Sie herausfinden, wer Sie wirklich sind. Es geht darum, zu erkennen, dass Sie nicht nur das Endergebnis einer Ansammlung von Informationen sind, sondern die Essenz des Lebens selbst, ohne Anfang und Ende. Mit einem Wort: Ihre wahre Wirklichkeit ist Ihre Seele.

Wenn Sie zu Ihrer Seele erwacht sind, werden Sie die wahre Bedeutung der Tatsache erkennen, dass Sie die Wahl haben. Durch die Erleuchtung erhalten wir wahrhaft die Möglichkeit, frei zu wählen und zum Meister unseres Lebens zu werden. Wenn wir unserer Seele gewahr sind, vermögen wir die Informationen, die unser Leben definieren, zu meistern, statt von ihnen beherrscht zu werden. Wir können Informationen nach unserer Wahl benutzen. Die Seele ist in der Lage, die Welt objektiv zu sehen, zu erkennen, was nötig ist, und auf die Verwirklichung dieser Notwendigkeit hin zu arbeiten.

Die Erleuchtung ist nicht nur einigen wenigen „besonderen" Menschen vorbehalten. Erleuchtung muss vielmehr zum Standard des Alltagsbewusstseins in dieser Welt werden. Ohne diesen Zustand der Erleuchtung gibt es keine Hoffnung für die Zukunft der Menschheit.

Log	Stufe	Gefühl und Prozess
700–1000	Erleuchtung	unbeschreiblich, reines Bewusstsein
600	Frieden	Glückseligkeit, Lichtheit
540	Freude	Gelassenheit, Transfiguration
500	Liebe	Verehrung, Offenbarung
400	Vernunft	Verständnis, Abstraktion
350	Akzeptanz	Vergebung, Transzendenz
310	Bereitschaft	Optimismus, Absicht
250	Neutralität	Vertrauen, Loslassen
200	Mut	Bestätigung, Ermächtigung
175	Stolz	Verachtung, Inflation
150	Zorn	Hass, Aggression
150	Begierde	Verlangen, Versklavung
100	Furcht	Angst, Rückzug
75	Kummer	Bedauern, Niedergeschlagenheit
50	Apathie	Verzweiflung, Verzicht
30	Schuld	Tadel, Zerstörung
20	Scham	Erniedrigung, Auslöschung

Ebenen des Bewusstseins

Bewusstseinsebenen

Im Verlauf eines einzigen Tages schwankt unsere Bewusstheit. Je nach unserem Gefühlszustand kann unser Bewusstsein heller oder dunkler werden. In einem Moment machen wir uns vielleicht Sorgen um eine finanzielle Transaktion, im nächsten Moment machen wir uns Gedanken über den Zustand der Umwelt oder die Aids-Epidemie in Südafrika. Unser Verhalten und unser

Tun sind je nach unserem Bewusstseinszustand ganz unterschiedlich. Und unser Energiezustand variiert in Übereinstimmung mit unserem Bewusstseinszustand.

In seinem Buch *Power vs. Force* („Macht kontra Kraft") hat Dr. David Hawkins die Bewusstseinsebenen auf einer Skala, die von zwanzig bis eintausend Lux reicht, angeordnet. Er merkt an, dass eine Person nicht auf eine bestimmte Bewusstseinsebene festgelegt ist, sondern sich entlang der gesamten Skala bewegen kann. Wir haben alle die Buddha-Natur und sind zugleich zu den schlimmsten menschlichen Entgleisungen fähig.

Das Ziel und die Heimat des Bewusstseins

Wir nehmen oft fälschlicherweise an, dass der Stand unseres Bewusstseins der Ebene unseres Verständnisses entspricht. Doch nur weil Sie die Bibel lesen und ihre Botschaft verstehen oder weil Sie die buddhistischen Sûtras lesen und deren Lehren interpretieren können, bedeutet das noch lange nicht, dass Sie auf dem Bewusstseinsstand eines Jesus oder Buddha sind. Auf welcher Grundlage kann man dann aber den Bewusstseinsstand eines Menschen einschätzen? Und, was noch wichtiger ist, wie können Sie Ihren eigenen Fortschritt und die Bewusstseinsstufe, die Sie erreicht haben, messen?

Es gibt zwei grundsätzliche Maßstäbe für die Einschätzung des Bewusstseins. Der Erste ist Sinn und Zweck Ihres Lebens. Wofür leben Sie? Zwei Menschen können dieselbe Arbeit für dieselbe Firma leisten, und doch können Sinn und Zweck ihres Lebens völlig unterschiedlich sein. Der zweite Maßstab ist die Frage, wo Ihr Bewusstsein beheimatet ist. Das bezieht sich auf das Gleichgewicht Ihres Bewusstseins. Gemeint ist die Ebene, zu der Ihr Bewusstsein besonders leicht zurückkehrt, um dort zu verweilen. Wie in der folgenden Abbildung dargestellt. mag die Bandbreite des Bewusstseins bei drei Menschen dieselbe sein, doch die Heimat (der Gleichgewichtspunkt) ihres Bewusstseins ist verschieden.

Haben Sie erst einmal Ihr neues „Ich" gefunden, dann müssen Sie beginnen, sich auf eine Weise zu verhalten und so zu handeln, wie es Ihrem neu gewählten Ich und der jeweiligen Bewusstseinsebene entspricht. Mit bestän-

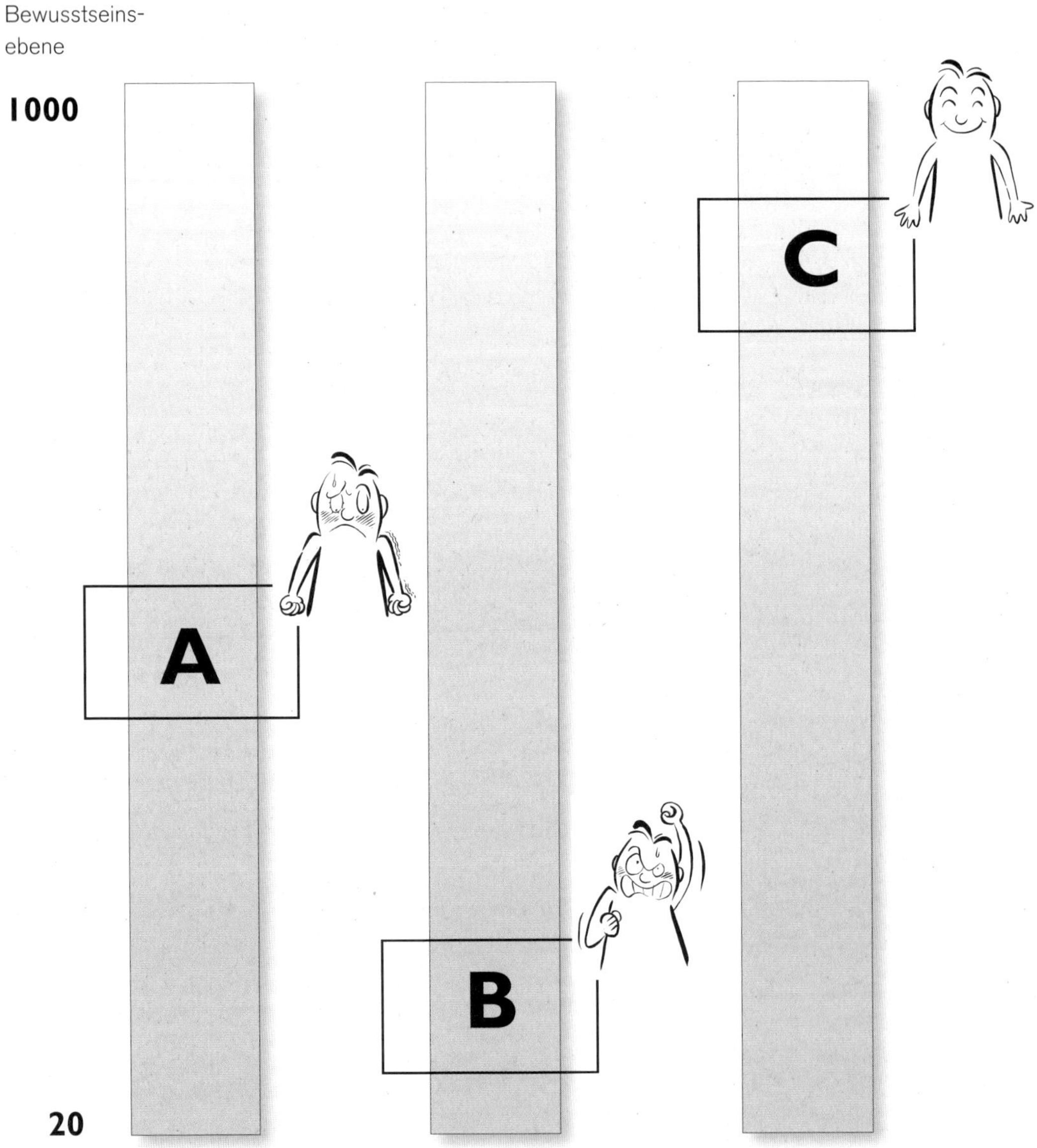

Ausgangspunkt des Bewusstseins

digem Bemühen wird es Ihnen möglich sein, den Gleichgewichtspunkt Ihres Bewusstseins auf eine neue Ebene zu heben und diese Ebene zu Ihrer neuen Heimat zu machen.

Schlüsselinformation Nr. 3: Die Vision, Pfad zur Vollendung

Vision und Wachstum

Wir alle möchten, dass unser Bewusstsein sich ständig weiterentwickelt und eine höhere Ebene erreicht. Allerdings wird sich ein Individuum nach Einschätzung von Dr. David Hawkins während seines Lebens im Allgemeinen nur um zwei bis drei Lux weiterentwickeln. Überlegen Sie sich für einen Moment, worüber Sie sich vor zehn Jahren die meisten Gedanken gemacht haben und worüber Sie sich heute die meisten Gedanken machen. Auch wenn Ihr Denken vielleicht um einiges komplexer geworden ist, hat sich das, worum Ihre Gedanken kreisen, wahrscheinlich nicht allzu sehr verändert. Mit anderen Worten: Sie machen sich immer noch über dieselben Dinge Sorgen, über die Sie sich schon immer Sorgen gemacht haben. Was Ihren Bewusstseinsstand angeht, hat es also keinen wesentlichen Fortschritt gegeben.

Wie können wir eine höhere Bewusstseinsebene erreichen? Die Antwort ist: mit einer Vision. Menschen können nur dadurch reifen, dass sie eine Vision formulieren und diese dann verwirklichen. Eine Vision sollte aus Zielen bestehen, die an der äußersten Grenze unserer Fähigkeiten liegen, an der äußersten Grenze unseres Wissens und der Tiefe unserer Weisheit. Um die Vision zu verwirklichen, müssen wir unsere früheren Grenzen überschreiten und neue Maßstäbe für das, was wir zu leisten vermögen, setzen.

Sie müssen deshalb mutig und ehrlich mit sich selbst sein, wenn Sie eine persönliche Vision formulieren. Sie sollten nicht vorgeben, weniger zu sein, als Sie sind – aber auch nicht mehr. Gestehen Sie sich aufrichtig und zutreffend Ihre Grenzen ein, so dass Ihre Vision gerade einen Schritt über diese Grenzen hinausreicht. Wenn Ihre Vision allzu leicht zu verwirklichen ist – weil Sie Ihrem Ego schmeicheln wollen oder weil Sie zu versagen fürchten –, dann wird Ihr Bewusstsein nicht wachsen, selbst wenn Sie Ihr Ziel erreichen.

Das folgende Diagramm veranschaulicht den Prozess des Wachstums durch die Überwindung von Grenzen. Wenn A der gegenwärtige Gleichgewichtspunkt Ihres Bewusstseins ist, dann können Sie B nur erreichen, indem Sie über Ihre Grenzen hinausgehen. Auf gleiche Weise können Sie von B aus fortschreiten und immer weiter – durch eine Reihe von Visionen mit immer weiter gesetzten Zielen.

Das helle weiße Licht in diesem Diagramm steht für die Richtlinie Ihrer Vision. Die Natur der Vision muss positiv sein und letztlich auf ein allen Menschen gemeinsames Ziel ausgerichtet sein. Wenn Sie also eine Vision formulieren, dann stellen Sie sicher, dass diese in Einklang mit der Vollendung Ihrer Seele ist. Ansonsten könnten Sie vielleicht Ihre Vision verwirklichen, dies jedoch aus den falschen Gründen tun.

Welche Art von Vision sollte ich haben?

Fragen Sie sich zuerst einmal, wie viel Wachstum Sie in diesem Leben anstreben. Sagen wir einmal, Sie haben bei 200 begonnen und haben 400 erreicht. Wenn Sie sich mit 400 als der Ebene, die Sie in diesem Leben erreichen wollen, zufrieden geben, dann werden Sie keine weiteren Fortschritte machen. Um weiter fortschreiten zu können, müssen Sie sich ein noch höheres Ziel setzen. Was ist dann also die höchste Vision, die Sie für sich selbst formulieren können? Nehmen wir einmal den Maßstab aus der Arbeit von Dr. Hawkins, dann ist es die Ebene von 1.000 Lux. Dies ist die Ebene göttlicher Güte, auf der Hong-Ik, der Wunsch anderen zu nützen, seinen maximalen Ausdruck findet.

Eine Welt zu schaffen, die auf unserer inneren Göttlichkeit basiert, sowie eine friedfertige globale Gemeinschaft, die auf einem höheren kollektiven Bewusstsein des Menschen basiert, ist die höchste Vision, die alle Menschen gemeinsam haben – ob sie sich dessen nun bewusst sind oder nicht. Wenn wir diese gemeinsame Vision bewusst anerkennen und uns darin vereinen, werden unsere tiefsten spirituellen Instinkte befriedigt.

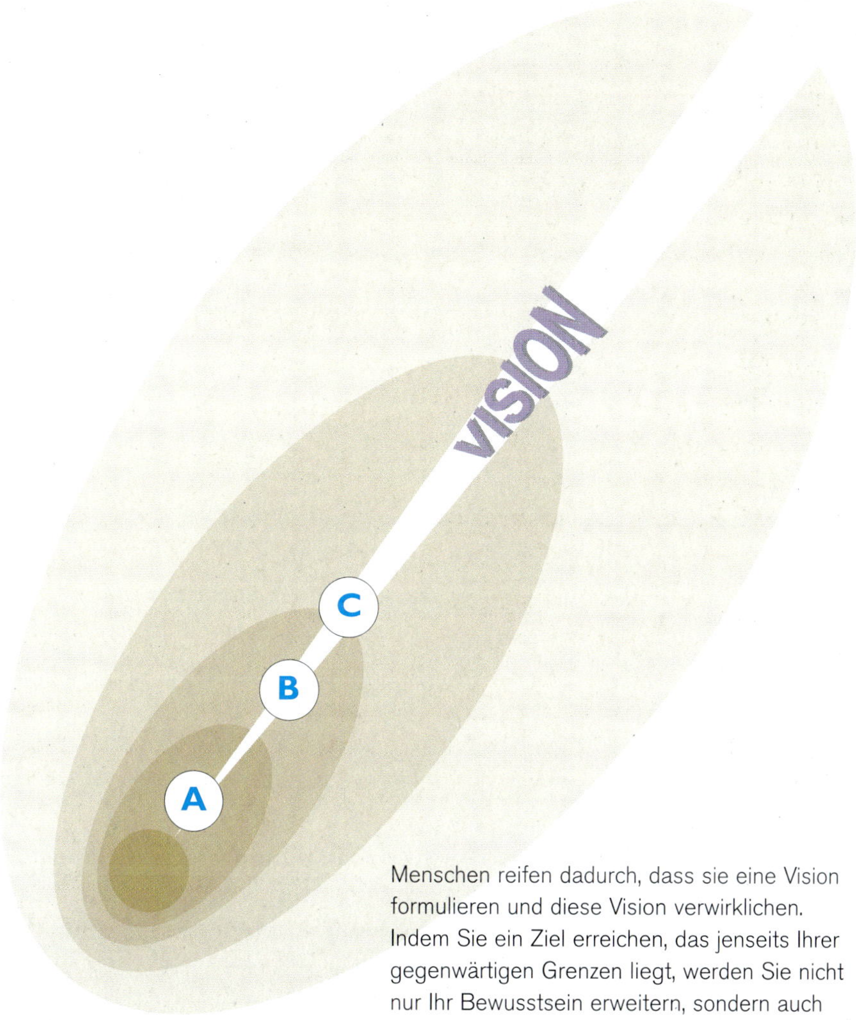

Menschen reifen dadurch, dass sie eine Vision formulieren und diese Vision verwirklichen. Indem Sie ein Ziel erreichen, das jenseits Ihrer gegenwärtigen Grenzen liegt, werden Sie nicht nur Ihr Bewusstsein erweitern, sondern auch die Fähigkeiten Ihres Gehirns vergrößern.

Der Sinn des Bewusstseinswachstums

Fünfte Phase: Die Vollendungsphase der Gehirnatmung

Meisterung des Gehirns

Das Gehirn ist der Punkt, an dem unsere Seele und der Kosmos sich begegnen. Auf der physischen Ebene jedoch ist das Gehirn die zentrale Station für die Verarbeitung all der Informationen, die unseren Körper aktivieren und bewegen. Je nachdem, wie Sie das immense Potenzial des Gehirns benutzen, kann man es als ein „Goldenes Gehirn" oder als ein „Dunkles Gehirn" charakterisieren.

Ein Goldenes Gehirn ist kreativ, friedfertig und produktiv. Es verarbeitet und erzeugt positive Informationen, um sich selbst und andere zu heilen. Ein Dunkles Gehirn erzeugt dagegen destruktive oder unproduktive Informationen, was zum Schaden der eigenen Seele und der Seele anderer gereicht.

Wir haben gelernt, dass uns die Erfahrung, der im Stammhirn vibrierenden Essenz des Lebens zu begegnen, eine neue Sichtweise sowie das Selbstvertrauen verleiht, zu wählen, wer wir sein und was wir im Leben erreichen wollen. Diese Entscheidungen werden dazu führen, dass unser Gehirn zu einhundert Prozent benutzt wird, um unserer innersten spirituellen Sehnsucht gerecht zu werden.

Doch nur weil Sie an einem Tag früh aufwachen, heißt das noch nicht, dass Sie auch weiterhin jeden Tag früh aufwachen werden. Darum ist es auch notwendig, neue Informationen in Ihrem Kopf zu verstärken, damit sie zur Gewohnheit werden können. Ansonsten kann es leicht geschehen, dass Sie wieder in ihr altes Wertesystem, alte Unsicherheiten und Ihre alte Identität zurückfallen. Es braucht Mut, um aus dem Gewohnten auszubrechen, aus dem, was sich bequem und sicher anfühlt, selbst wenn es unsere Seele abwürgt. Um die Erleuchtung zu einer alltäglichen Gewohnheit zu machen, müssen wir so lange üben, bis unser Gehirn so weit neuverdrahtet ist, dass es zum Wohle anderer wirkt. Wir müssen unser Gehirn dazu trainieren, stets im Sinne von „Hong-Ik" zu funktionieren.

Die fünfte Phase der Gehirnatmung ist das Stadium, in dem wir lernen, die Erleuchtung, die wir in den vorausgegangenen Stadien verwirklicht haben, in die Tat umzusetzen. Wie gelangen wir dazu, einhundert Prozent der Kapazität unseres neu integrierten Gehirns zu nutzen? Der Schlüssel dazu ist, das Gehirn mit Informationen zu versorgen, die positiv sind, Spaß machen, erfrischend und vergnüglich sind – mit Informationen, die das Gehirn dazu motivieren, sein gesamtes Leistungsvermögen auszuspielen. Solche Informationen nennen wir Vision. Nur wenn das Gehirn für eine Vision arbeitet, wird es auf einem optimalen Level funktionieren.

Zur Meisterung des Gehirns haben wir drei Trainingsprogramme: die „Meditation der Vision", die ein Gehirn hervorbringen soll, das durch eine Vision ausgerichtet ist; die „Selbsterschaffung", die benutzt wird, um Ihr neues Ich zu stärken, indem Ihrem Gehirn positive und bestätigende Informationen zugeführt werden; und „Die Erde fühlen", eine Übung, die Sie lehrt, Ihre Erleuchtung im Alltagsleben umzusetzen. Durch ständige Wiederholung dieses Trainings wird die Erleuchtung zu einem natürlichen Teil Ihres Lebens und Ihr Gehirn zu einem integrierten Gehirn, das kreativ, friedfertig und produktiv ist.

Wenn Sie die Informationen auswählen wollen, die kreativ, friedfertig und produktiv sind, brauchen Sie einen Maßstab, der Ihnen diese Entscheidung ermöglicht. Doch den zu finden ist leicht. Die Antwort ist „Erde" und „Frieden". Die Frage, die Sie sich stellen sollten, wenn Sie eine Entscheidung zu treffen haben, ist nicht: „Ist dies gut für mich, für mein Land oder für meine Religion?" Wir müssen uns vielmehr fragen: „Ist dies gut für die Erde?" Und statt uns zu fragen: „Wird mich dies im Wettbewerb stärker machen?", sollten wir fragen: „Wird dies die Chance für Frieden in dieser Welt erhöhen?"

„Erde" und „Frieden" sind die beiden Passwörter, die uns Zugang zu den wahren Fähigkeiten unseres Gehirns verschaffen, denn die Erde ist von unmittelbarerem Wert für uns als das Überleben oder die Bekanntheit irgendeines Nationalstaats oder einer Religion. Und der Frieden ist der Quell sämtlicher Werte, die für uns von Bedeutung sind.

1. Die Meditation der Vision und das Visionsgebet

In der buddhistischen Tradition gibt es eine Lehre, nach der der Wachzustand und der Traumzustand von ein und derselben Art sind; außerdem heißt es, wir sollten immer einhundert Prozent unsere Geistes und Körpers geben, um unsere Ziele zu erreichen. Wir träumen oft von Projekten oder der Arbeit, die wir im Wachzustand verrichten. Durch Träume empfangen wir auch Botschaften oder Inspirationen, die sich auf die Arbeit beziehen, die wir tun, während wir schlafen. Das zeugt von unserem Grad der Konzentration auf ein bestimmtes Ziel.

Vision gehört zu einer Kategorie von Informationen, die die Kraft besitzt, unser Gehirn zu erwecken. Wenn sich unser Gehirn zu einhundert Prozent auf ein bestimmtes Projekt konzentriert, dann wird das volle Potenzial des Gehirns zu dessen Vollendung mobilisiert. Wenn unser Gehirn integriert ist, dann ist es uns sogar möglich, zu der Lebenskraft, die im Stammhirn gespeichert ist, Zugang zu gewinnen. Die im Gehirnstamm gespeicherte Lebenskraft ist Teil des Gewebes des Lebens des gesamten Kosmos. Mit anderen Worten: Die Energie des Universums setzt sich in Bewegung, um unsere Vision zu manifestieren.

Jedermann kennt glückliche Zufälle, bei denen uns ein entscheidender Mosaikstein von Information buchstäblich in den Schoß fällt. Doch dies sind, genau genommen, keine Zufälle. Es handelt sich vielmehr um das Ergebnis unserer Ernsthaftigkeit und Konzentration, die „Himmel und Erde in Bewegung setzen" und die kosmische Energie so kanalisieren, dass wir ein bestimmtes Ziel erreichen. Wenn etwas, das uns unmöglich erschien, sich plötzlich als möglich erweist, dann hängt das oft mit der schöpferischen Kraft unseres Gehirns zusammen. Bei der Übung der Meditation der Vision geht es darum, Zugang zur Macht des Gehirns zu erlangen, indem wir eine spezifische Vision tief in unser Gehirn einpflanzen, so dass das gesamte Gehirn dazu angestachelt wird, auf deren Verwirklichung hinzuarbeiten.

Fordern Sie Ihr Herz auf, sich mit dem Gehirn zu beraten

Denken wir einmal daran, was unsere Seele wirklich will. Stellen wir uns vor, was uns dazu motivieren könnte, unsere persönlichen Grenzen zu überwinden und uns einer erfüllenden Arbeit zu widmen. Wir können eine Vision in Hinsicht auf unsere Lebenszeit, aber auch für morgen, für die kommende Woche und so weiter formulieren.

Für die Formulierung einer Vision müssen wir die folgenden Bedingungen in Betracht ziehen. *Zuerst* einmal muss eine Vision gescheit und „visionär" genug sein, um uns beim bloßen Gedanken daran mit großer Freude zu erfüllen. *Zweitens* muss eine Vision endlose Motivation geben können, also den Einsatz all unserer Zeit und Kraft wert sein. *Drittens* muss eine Vision uns abverlangen, unsere Kräfte und Fähigkeiten bis an ihre Grenzen auszuschöpfen. *Viertens* muss eine Vision interessant und attraktiv genug sein, um unsere äußerste Aufmerksamkeit zu fesseln. *Fünftens* muss eine Vision für andere nützlich sein, damit sie Zustimmung und Unterstützung erhält. *Sechstens* muss eine Vision realistisch genug sein, so dass man sie mit konkreten Kriterien beurteilen kann. Fragen Sie sich immer, ob eine Vision aus dem Wahren Selbst oder aus dem Falschen Selbst kommt. Wenn eine Vision von Ihnen verlangt, Ihr bisheriges Leben zu ändern, werden Sie zweifeln und zögern. Doch grübeln und sich Sorgen machen wird Ihnen Ihre Entscheidungen nicht leichter machen. Eine Entscheidung läuft letztlich darauf hinaus, dass Sie eine Wahl treffen.

Im Grunde ist die Frage ganz einfach. Was wollen Sie wirklich? Was erfüllt Ihr Herz mit Freude und Entzücken? Fragen Sie Ihr Herz, fragen Sie Ihre Seele ... denn es gibt niemand anderen, der Ihnen sagen könnte, ob die Vision, für die Sie sich entschieden haben, die richtige ist. Um das für sich entscheiden zu können, haben Sie Ihr eigenes Gewissen.

Wenn Ihr Herz Ihnen sagt, was Sie wirklich wollen, dann fragen Sie Ihr Gehirn, wie Sie es angehen können. Sprechen Sie mit Ihrem Gehirn, haben Sie ein spirituelles Rendezvous mit Ihrem Gehirn. Das Gehirn ist das Hilfsmittel, das uns gegeben wurde, um unsere Reise des spirituellen Wachstums zum Abschluss zu bringen. Bei der „Meditation der Vision" können Sie ein Gespräch mit Ihrem Gehirn führen, um zu der Kraft und den Ideen zu kommen, die notwendig sind, um Ihre Vision Wirklichkeit werden zu lassen. Unsere Seele benutzt unser Gehirn, um uns ihre Botschaft zu übermitteln. Wenn wir Zweifel haben, dann können wir immer unser Herz befragen, ob die Botschaft echt ist oder nicht.

Das Visionsgebet

Es gibt vier grundlegende Arten des Gebets, je nach Ihrem Bewusstseinsstand. Das erste ist das *Gebet der Bußfertigkeit*, das zweite ist das *Gebet der Vergebung*, das dritte ist das *Gebet der Dankbarkeit* und das vierte ist das *Visionsgebet*. Welche Art von Gebet praktizieren Sie zurzeit?

Zu echtem Gebet kommt es erst dann, wenn Sie die Fähigkeit entwickelt haben, Ihre eigenen Fehler zu beobachten, und den Mut haben, sie sich einzugestehen. Dies ist die Ebene des Gebets der Bußfertigkeit. Wenn Sie weiter wachsen und reifen, wird das Gebet der Bußfertigkeit zum Gebet der Vergebung, auf das dann das Gebet der Dankbarkeit folgt. Wenn die neue gefundene Freude und Wertschätzung des Lebens Ihr Herz erfüllen, werden Sie spirituell ausreichend gewachsen sein, um für das Wohl aller Wesen zu beten. Dies ist das Visionsgebet. Für ein Ende des Leidens aller Lebewesen auf Erden zu beten, so zu beten, als seien die Probleme dieser Erde unsere eigenen Probleme, das ist das Gebet einer Person von Hong-Ik.

Das Visionsgebet ist ein Gebet der Kreativität und Stärke. Es ist kein passives Gejammer angesichts eines unüberwindbaren Hindernisses. Letztlich wird Ihr ganzes Leben zu einem einzigen Visionsgebet. Die stärksten Gebete kennen keinen Zweifel, dass sie gehört und beantwortet werden. Und die wichtigste Rolle unseres Gehirns ist es, uns zu helfen, unsere Visionen und Träume zu verwirklichen. Die Verfolgung einer Vision weckt das unserem Gehirn innewohnende Potenzial, stärkt unser Selbstvertrauen und lässt die Visionen, die wir alle in unserem spirituellen Einssein gemeinsam haben, Wirklichkeit werden.

Anleitung zur Meditation der Vision

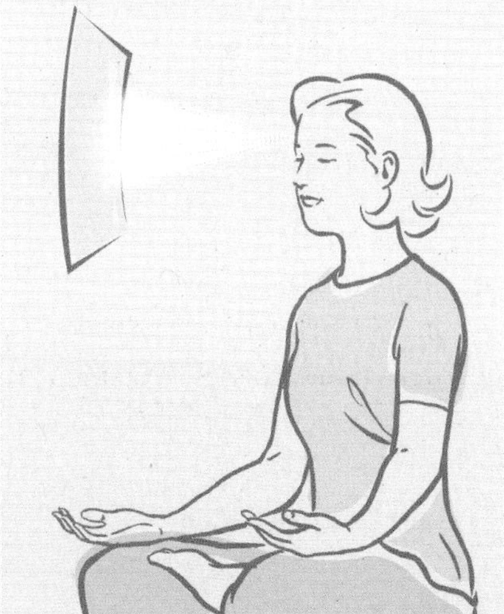

1. Reservieren Sie eine bestimmte Zeit für die Meditation.
2. Sitzen Sie bequem da und atmen Sie dreimal ein und aus.
3. Heben Sie die Hände auf Brusthöhe und beginnen Sie mit dem Ji-gam-Training.
4. Sobald Sie das Sie umgebende Energiefeld spüren und Ihre Gedanken und Gefühle beruhigt haben, senken Sie die Hände und lassen sie auf den Knien ruhen.
5. Stellen Sie sich vor, dass durch das Baek-hwe an Ihrem Scheitelpunkt ein Strom von Energie eintritt und durch den In-dang-Punkt zwischen Ihren Augenbrauen nach vorn schießt. Stellen Sie sich vor, dass diese Energie einen hellen Bildschirm vor Ihnen projiziert, auf dem ein Film läuft, der Ihre Vision darstellt.
6. Stellen Sie sich vor, dass Sie von Freude erfüllt werden, indem Sie Ihre Vision verwirklichen.
7. Bleiben Sie konzentriert, und vielleicht kommen Ihnen Ideen, wie Sie zur Verwirklichung Ihrer Vision gelangen können.
8. Atmen Sie dreimal ein und aus und öffnen Sie die Augen.
9. Schreiben Sie Ihre Ideen und Gedanken in ein Tagebuch.

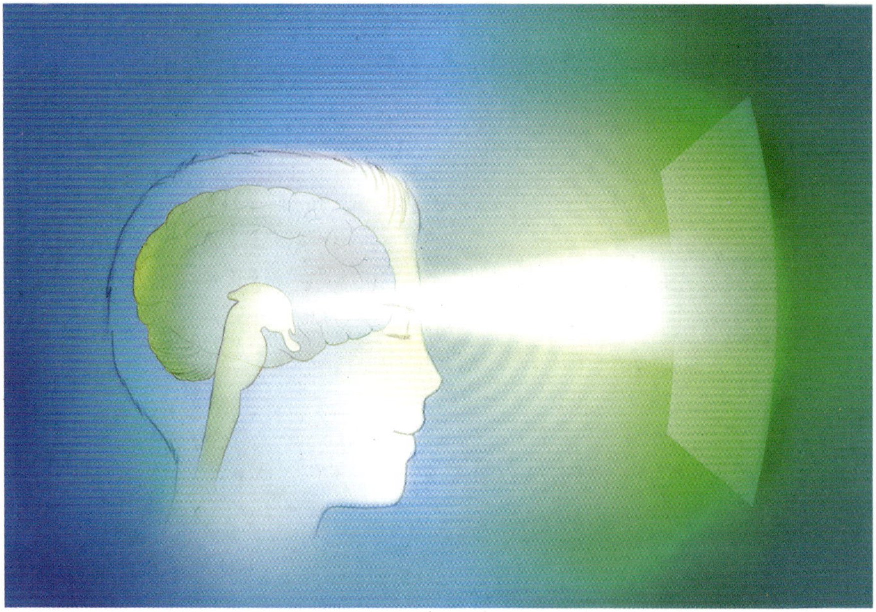

Stellen Sie sich vor, dass durch den Baek-hwe an Ihrem Scheitelpunkt ein Strom von Energie eintritt und durch den In-dang-Punkt zwischen Ihren Augenbrauen nach vorn schießt. Stellen Sie sich vor, dass diese Energie einen hellen Bildschirm vor Ihnen projiziert.

Gehirn-Bildschirm

2. Selbsterschaffungs-Übung

Zur Selbsterschaffungs-Übung gehört die Entwicklung eines kreativen, friedfertigen und produktiven Gehirns, indem wir unser Gehirn mit Informationen von unserem Wahren Selbst versorgen. Diese Informationen offenbaren, was Ihre Seele wirklich sein und schaffen will. Sie befinden sich nun in der Schlussphase eines Prozesses, in dem Sie, der wahre Meister Ihres eigenen Gehirns, Ihr Gehirn in ein integriertes Gehirn umwandeln.

Die neue Identität, für die Sie sich entschieden haben, wird, zusammen mit Ihrer Vision, am besten im Alltagsleben umgesetzt. Wer wir sind, definieren wir durch unser Tun. Unser Tun ist das Resultat der Informationen in unserem Gehirn. Und die Informationen in unserem Gehirn werden wiederum durch unser Tun bestätigt. Es entsteht ein Kreislauf der wechselseitigen Verstärkung, in dem die „erleuchtenden" Informationen in unserem Gehirn eine Art des Verhaltens induzieren, die Hong-Ik ist. Dies verstärkt dann wiederum unsere Identität als ein Hong-Ik-Mensch.

Wenn Informationen in unser Gehirn gelangen, dann sind sie anfangs nicht verifiziert. Das Gehirn hat kein volles Vertrauen oder Zutrauen zu diesen bestimmten Informationen und übersetzt sie deshalb nicht in Aktion. Wenn das Gehirn jedoch Zutrauen zu diesen Informationen gewinnt, dann überträgt es sie in Aktion. Die Informationen sind der Umsetzung in Aktion wert. Werden die Informationen als Aktion zum Ausdruck gebracht und erweisen ihren Wert, dann erlangen sie schließlich den Status maßgeblicher Informationen. Maßgebliche Informationen haben die Kraft, unmittelbar das Stammhirn zu stimulieren, wenn sie sich als vertrauenswürdig erwiesen haben. Solche maßgeblichen Informationen vermögen alle Energie, die wir haben, zu aktivieren, denn diese Art von Informationen bildet die Grundlage unserer Identität. Deshalb ist von entscheidender Bedeutung, dass unsere neue Identität verifizierte Information ist. Sie muss durch wiederholte Verstärkung den Status von maßgeblicher Information erlangen.

Bringen Sie Ihre Vision durch Ihren Körper zum Ausdruck

Wie können wir Informationen so verstärken, dass sie zu maßgeblichen Informationen werden, die in der Lage sind, die Lebensenergie, die den Kosmos belebt, hervorzurufen? Der beste und effektivste Weg ist, sie durch unser Verhalten und unser Tun zum Ausdruck zu bringen. Denn Informationen, die wir durch Erfahrung erlangen, sind sehr viel glaubwürdiger als Informationen, die wir durch bloßes Buchwissen erlangen. Wenn unsere Worte und unsere Taten ein und dasselbe werden, dann wird die Natur der Erfahrung unserem Gehirn dauerhaft eingeprägt. Und erweisen sich die Informationen zweifelsfrei als glaubwürdig, dann werden sie in den Bereich des Stammhirns vordringen. Hier werden sie mit anderen essenziellen Informationen verflochten – der Natur unseres schlagenden Herzens, dem Kreisen der Erde um die Sonne ... mit dem kosmischen Netzwerk von Informationen, welches das Universum selbst antreibt. Da der Gehirnstamm mit der ultimativen Kraftquelle des Kosmos verbunden ist, beeinflussen wir das Universum, wenn wir unser Stammhirn beeinflussen. Wir setzen zur Verwirklichung unserer Vision „Himmel und Erde in Bewegung".

Anleitung zur Selbsterschaffungs-Übung

1. Reservieren Sie morgens oder abends eine besondere Zeit für die Übung.
2. Sitzen Sie bequem und atmen Sie dreimal ein und aus.
3. Heben Sie die Hände auf Brusthöhe und machen Sie die Ji-gam-Übung.
4. Sobald Sie die Energie fließen fühlen, heben Sie die Hände zum Kopf. Machen Sie das Ji-gam-Training, indem Sie die Hände auf den Kopf zu und von ihm weg bewegen. Spüren Sie Ihr Gehirn, zusammen mit dem Rhythmus Ihres Atems.
5. Sprechen Sie Ihre Vision laut aus. Erzählen Sie Ihrem Gehirn von Ihrer persönlichen Vision und stellen Sie sich vor, dass die Vision von Ihrem Gehirn akzeptiert und bestätigt wird. (Sie können dies auch in der Gebetshaltung tun.)

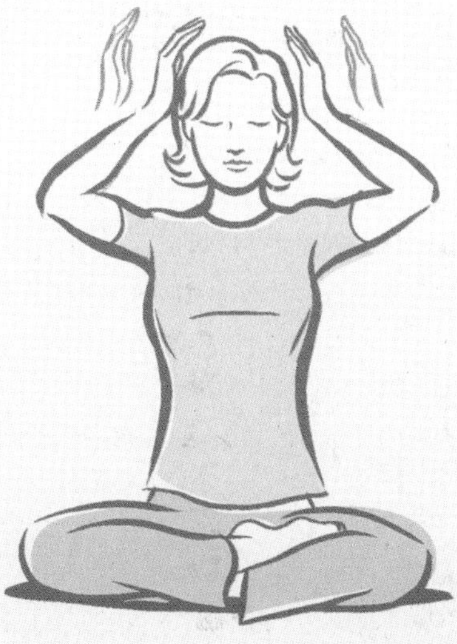

6. Stellen Sie sich vor, dass Ihre Worte, umgeben von einer goldenen Aura, in Ihr Gehirn eintreten, durch das Großhirn und das Limbische System hindurchgehen und den Gehirnstamm erreichen. Sie spüren, wie Ihr Gehirnstamm hell zu strahlen beginnt.
7. Wiederholen Sie die folgenden Sätze laut: „Mein Gehirn ist kreativ. Mein Gehirn ist friedfertig. Mein Gehirn ist produktiv."
8. Atmen Sie dreimal langsam ein und aus und beenden Sie dann die Übung.

3. Die Erde fühlen

Stellen Sie sich vor, Sie würden in der fernen Zukunft zu anderen Planeten im Weltraum reisen. Stellen Sie sich vor, dass Sie dort Außerirdischen begegnen und diese Sie fragen, woher Sie kommen. Was werden Sie ihnen sagen? Werden Sie sagen „aus Berlin“ oder „aus New York“? Wahrscheinlich nicht. Es ist wahrscheinlicher, dass Sie sagen werden, sie kämen von der Erde. „Erde“ ist die einzige Antwort, weil die Erde die Identität ist, die wir mit allen Menschen gemeinsam haben. Sie ist sehr viel grundlegender als unsere Nationalität, Rasse oder Religion. Wir sind zuerst einmal Menschenwesen von der Erde, bevor wir Amerikaner, Deutsche oder Chinesen sind. Alle Werte und Visionen, die wir verfolgen, wären nichts ohne die Erde, denn die Erde ist die Wurzel allen Lebens.

Mit der Erde eins werden

Die Erde ist im Grunde nur ein winziger, völlig unbedeutender Teil des Universums, ein winziger Planet in einem winzigen Sonnensystem in einer von vielen Millionen Milchstraßen, die es im Universum gibt. Und so ist auch ein einzelnes Individuum, wenn man die ganze Ere betrachtet, nichts Besonderes. Außerdem sind die Menschen nur eine von zahllosen Lebensformen, die die Erde bevölkern. Wenn wir jedoch bewusst mit der Erde eins werden, dann verwandeln wir uns in Hüter ihrer unglaublichen Schönheit und fühlen eine überwältigende Liebe und Verantwortung für die Erde. Mit der Erde eins zu werden ist eine wunderbare Erfahrung von Bewusstseinserweiterung. Wenn Ihnen klar wird, dass Sie ein Menschenwesen von der Erde sind, dann können Sie Nationalismus, Gruppenegoismus, religiöse Vorurteile und ethnische Überlegenheitsgefühle überwinden. Sie werden erkennen, dass alles eins ist, nicht in einem abstrakten Sinn des Wortes, sondern weil wir alle untrennbar mit der Erde verbunden sind.

Anleitung zur Übung des Fühlens der Erde

1. Sitzen Sie bequem auf einem Stuhl oder dem Boden, atmen Sie dreimal ein und aus und entspannen Sie Körper und Geist.
2. Heben Sie die Hände auf Brusthöhe und beginnen Sie mit dem Ji-gam-Training.
3. Stellen Sie sich vor, dass der blaugrüne Erdball zwischen Ihren Händen schwebt. Stellen Sie sich vor, dass er sich mit der Bewegung Ihrer Hände zusammenzieht und ausdehnt.
4. Bringen Sie die Erde auf Stirnhöhe und stellen Sie sich vor, dass sie die Größe eines Tischtennisballs hat und durch den In-dang-Punkt zwischen Ihren Augenbrauen in Ihren Kopf eintritt. Beobachten Sie, wie die Erde sich in Ihrem Kopf dreht und dabei blaugrünes Licht ausstrahlt. Legen Sie die Hände auf die Knie.
5. Bringen Sie die Erde zu Ihrer Brustmitte hinunter. Lassen Sie die Erde sich in Ihrer Brust einrichten und spüren Sie die Wärme und das goldene Licht der liebenden Energie der Erde in Ihrer Brust.
6. Lassen Sie die Energie der Erde in Ihren Kopf hinaufwandern und in Ihr Unteres Dahn-jon absteigen; sie bildet eine Säule von hellem, reinem Licht, das Ihren Körper der Länge nach verbindet. Sie verlieren die Empfindung Ihres Körpers und werden zu dem Licht selbst.
7. Stellen Sie sich vor, dass das Licht stärker wird und sich ausbreitet und alles um Sie herum erleuchtet. Nun stellen Sie sich vor, dass das Licht die ganze Erde wie ein Kokon umgibt und dass es enorme Heilenergie ausstrahlt.
8. Atmen Sie dreimal tief ein und aus und beenden Sie die Übung.

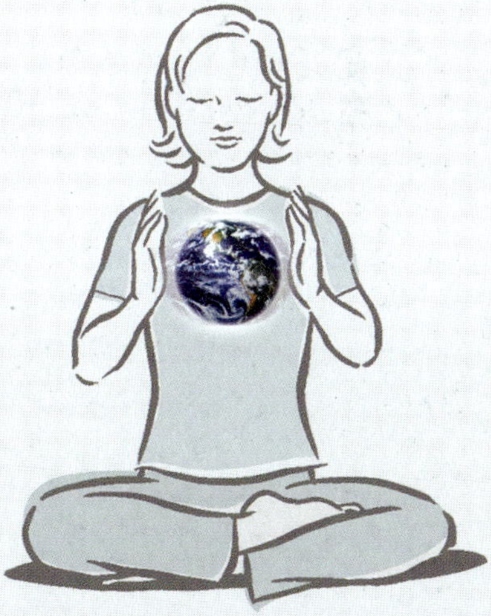

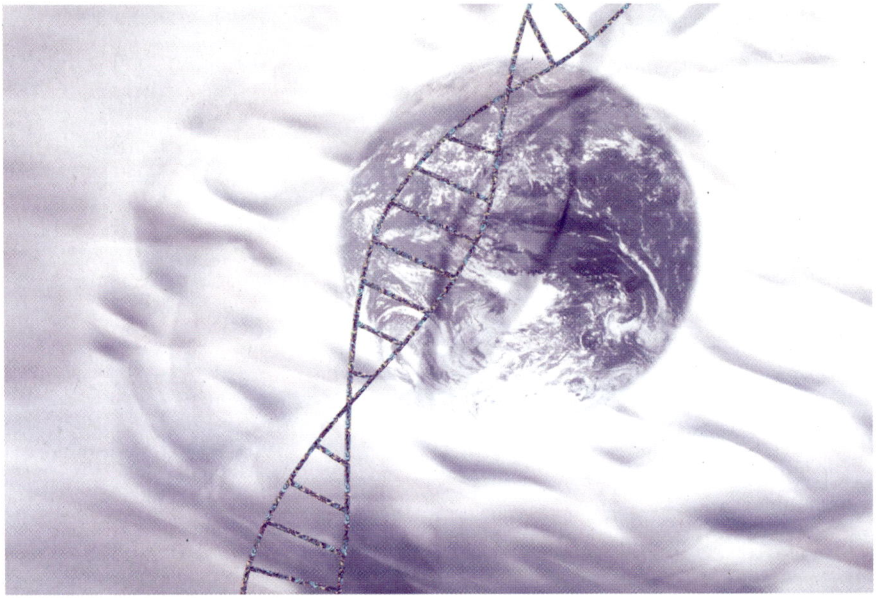

Stellen Sie sich vor, dass die Erde sich in Ihrem Gehirn dreht und darin kreist und dabei ein helles Licht ausstrahlt, das Ihr gesamtes Sein erhellt.

Die Erde in Ihrem Gehirn

Die Übung des Fühlens der Erde ermöglicht es ihnen, mit der Seele der Erde eins zu werden. Sie werden feststellen, dass die Erde für Sie nicht länger ein materielles, lebloses Objekt ist, sondern ein Lebewesen voller Energie und mit einer Seele. Ist dies erreicht, dann werden Sie Ihr Bewusstsein so weit erweitert und so viel Stärke entwickelt haben, dass Sie sich und andere heilen können.

Stimmen zur Gehirnatmung
Studien zur Gehirnatmung
Gehirnatmung mit Power Brain®
Gehirnatmung mit BR-Q®
Selbstschulungs-CD für die Gehirnatmung

I. Stimmen zur Gehirnatmung

Gehirnatmung – ein besseres Gehirn aufbauen

von Sarah Hayes,
Lehrerin an der K. R. Booker Grundschule in Las Vegas

In den Vereinigten Staaten von Amerika sehen sich Erzieher von „gefährdeten" Kindern heutzutage mit zahlreichen Herausforderungen konfrontiert. Viele von diesen „gefährdeten" Schulkindern kommen aus schwierigen Familienverhältnissen, die dazu führen, dass sie emotionale Probleme sowie eine geringe soziale Kompetenz haben und in ihrer intellektuellen Entwicklung zurückgeblieben sind. Genau diese Kinder haben oft auch Geburtsschäden, die zurückgehen auf eine Frühgeburt von einer minderjährigen Mutter, die an einer Mangelernährung und/oder Drogenkonsum litt. Diesen minderjährigen Müttern fehlt es oft auch an den Fähigkeiten, Kinder so aufzuziehen, wie es für deren gesunde Entwicklung nötig wäre. Gewalt, Missbrauch und das ständige Gefühl der Bedrohung führen oft dazu, dass diese Kinder defensiv und aggressiv sind und es ablehnen, sich von ihren Lehrern beim Lernen helfen zu lassen, was zu Störungen im Klassenverbund führt.

Der problematische familiäre Hintergrund der Kinder, die eingeschult werden, führt zu zahllosen Problemen, die ihre Lernfähigkeit behindern. Da es ihnen an sozialer Kompetenz fehlt und sie sich ständig bedroht fühlen, fällt es ihnen schwer, mit den anderen Kindern auszukommen. Ihr Mangel an Motivation zum Schulbesuch und an Interesse an der Schule führt dazu, dass sie lieber zu Hause bleiben, selbst wenn sie nicht krank sind. Da diese Kinder keine Sinngebung und Zielsetzung für ihr Leben kennen, sind ihre Noten schlecht und schneiden sie bei Tests im Landesdurchschnitt am schlechtesten ab.

Was können wir tun, um aus diesen Kindern kooperative Schüler zu machen, die gern in die Schule gehen, die bessere Noten erhalten und die bei Vergleichstest besser abschneiden – und die vor allem eine Vision von sich selbst als produktive Mitglieder der menschlichen Spezies haben? Gehirnatmung ist die Antwort. Gehirnatmung ist ein machtvoller Weg zur Energieaufladung des Gehirns. Nichts führt zu größerem Verständnis als das Gehirn. Die Gehirnatmung basiert auf Wissen und dem Funktionieren des Gehirns. Wissenschaftler haben herausgefunden, dass es Schlüsselbereiche im Gehirn gibt, die unterschiedliche Funktionssysteme steuern. Wenn diese Schlüsselbereiche nicht richtig integriert sind oder nicht richtig funktionieren, kommt es zu Problemen. Die Gehirnatmung ist dazu da, diese Probleme zu reparieren. Sie kann Kindern, die an allen möglichen Krankheiten und Fehlfunktionen des Gehirns leiden, helfen. Die K. R. Booker Grundschule in Las Vegas ist eine der Schulen, an denen Pilotprojekte mit Programmen in Gehirnatmung für Kinder im Alter von 3 bis 12 Jahren durchgeführt werden.

An der Booker Grundschule beginnen die Kinder den Tag mit Dehnungsübungen, die darauf abzielen, das Gehirn zu erwecken. Die ganze Schule nimmt gemeinsam daran teil: Alle sprechen den Treueschwur zu Staat und Fahne der USA, singen das Schullied und machen dann die morgendlichen Aufwachübungen. Jede Klasse hat einen Anführer für die Übungen, der eine Armbinde mit einem Bild des Gehirns und der Aufschrift „Gehirnatmungs-Aufweckführer“ trägt. Die Übungen energetisieren die Kinder und schmieden sie als Gruppe zusammen. Sie sind ein wunderbarer Anfang für den Tag. Die Lieblingsübungen der Kinder sind das Klatschen auf den Bauch und das Klopfen aufs Gehirn.

Jedermann an der Schule arbeitet daran, mehr zu lächeln und zu lachen und glücklicher und gesünder zu sein. Dies ist ein wichtiger Teil des Programms der Gehirnatmung. So hat man einen Erstklässler beobachtet, der zu einem weinenden Klassenkameraden sagte: „Ist schon gut, atme einfach ein und lächle nach außen, und du wirst dich besser fühlen.“ Das gemeinsame Mittagessen ist für viele Schüler an der Booker Grundschule zu einem großen Spaß geworden. Nach dem Essen können die Kinder den „Gehirntanz“ erlernen; das ist ein Tanz mit schnellen Schritten, mit vielen Überkreuzungsmustern, die helfen, die rechte und linke Gehirnhälfte ins Gleichgewicht zu bringen.

Außerdem nehmen die Lehrer sich in ihrem geschäftigen Tagesablauf die Zeit, den Kindern Übungen zur „Fokussierung des Gehirns“ beizubringen. Diese Bewegungen helfen den Kindern, ruhiger zu werden, in Kontakt mit der Energie in ihrem Körper zu kommen und zu lernen, wie sie ihre Energie auf bestimmte Körperbereiche konzentrieren können. Am Anfang konzentriert sich dieses Training auf die Handflächen, weil diese zu den sensibelsten Bereichen des Körpers gehören. Die Lehrer haben diese Übungen bei Fortbildungskursen vor Beginn des Schuljahres erlernt. Auch während des Schuljahres erhalten sie Weiterbildung in diesem Bereich.

Die Erstklässler der Grundschule haben vor der ganzen Schule eine Vorführung zum Thema des Gehirns gegeben. Sie trugen Spruchbänder über das Gehirn, demonstrierten den „Gehirntanz“ und hatten auch Sprechrollen, in denen sie Fakten darüber deklamierten, wie man zu einem glücklichen und gesunden Gehirn kommt. Die ganze Schule hat von ihrer Vorführung profitiert. Die Kinder besitzen ein neues Bewusstsein von ihrem Körper und ihr Vokabular hat sich um das Konzept der Verbesserung des Gehirns und anderer neuer Wörter erweitert.

Die Kinder an der Booker Grundschule beginnen gerade erst mit der Gehirnatmung. Seit Beginn des Trainings sind erst fünf Monate vergangen, aber die Kinder besitzen bereits ein größeres Bewusstsein ihres Körpers und Geistes und beginnen, ihre Energie auf neue, aufregende und positive Weise zu nutzen. Man bringt ihnen bei, dass die beste Gehirnatmung darin besteht, Liebe für einander und für die Erde, auf der sie leben, an den Tag zu legen. Sie beginnen auch die Vision zu haben, anderen zu helfen. Die Schule hat in diesem Jahr eine sehr erfolgreiche Sammelaktion von Lebensmittelkonserven für hungernde Amerikaner durchgeführt. Die Kinder brachten viele Konserven für die Hungernden mit in die Schule. Es war das erste Mal, dass diese Kinder daran dachten, anderen zu helfen, obwohl sie selbst nur sehr wenig zu essen haben. Sie waren aufgeregt und stolz darauf, anderen etwas geben zu können.

Viele andere aufregende Dinge sind für die Zukunft geplant. Wenn Ihr Gehirn durch die Gehirnatmung kreativ, friedfertig und produktiv ist, können Sie alles erreichen!

Gehirnatmung bringt positive Veränderungen für Schüler, Lehrer und ganze Schulen

von Dr. phil. Geoffrey K. Leigh

Im Oktober 1998 hörte ich zum ersten Mal von Dahn Hak und dem Ansatz zur Arbeit mit Kindern, zur Verbesserung der Gesundheit ihres physischen Körpers, zur Förderung ihrer Gehirnfunktion und um ihnen zu helfen, sich besser auf ihr wahres Selbst zu fokussieren. Dieser Ansatz interessierte mich sehr, da er meiner langfristigen Zielsetzung und meinen vorausgegangenen Forschungen über Kinder und menschliche Energiefelder entgegenkam. Deshalb nahm ich an der Dahn-Hak-Schulung teil, einschließlich der Trainer-Ausbildung im Dezember 2000.

Im Sommer 2001 organisierte ich ein Sommerlager für Kinder von Dahn-Mitgliedern des Dahn-Zentrums von Las Vegas und lehrte bei diesem Camp Gehirnatmung. In jenem Sommer nahmen sieben Kinder regelmäßig teil und wurden über 13 Wochen 3 Stunden pro Woche geschult. Die Schulung hatte positive Auswirkungen auf die Kinder; dazu gehörten gesündere Schlafmuster, verbesserte Aufmerksamkeit und positive Veränderungen in ihren Energiefeldern.

Später habe ich zusammen mit Sarah Hayes und Marianne Lampi an der Entwicklung des Gehirnatmungsprogramms für die Booker-Grundschule in

Las Vegas teilgenommen. Das Programm für die Schule hatte drei Teile: Aufweckgymnastik, Energiebündelung und Gehirnverbesserung. Wir machen die Aufweckgymnastik jeden Morgen für fünf Minuten mit der ganzen Schule, das sind etwa 480 Kinder vom Kindergartenalter bis zur fünften Klasse und ihre Lehrer. Sogar einige Mitglieder des Büropersonals kommen inzwischen ins Freie, um an den Übungen teilzunehmen. Außerdem haben wir mit sechs einzelnen Klassen im Bereich der ersten Schuljahre gearbeitet, um Kindern und Lehrern beizubringen, die Übungen zur Energiebündelung und Gehirnverbesserung auszuführen. In den Vor-Kindergarten-Klassen haben wir dreimal pro Woche Dehnungsübungen und andere Übungen gelehrt.

Im Sommer 2002 habe ich ein weiteres Sommerlager für Schüler der Booker Grundschule organisiert. 28 Schüler haben teilgenommen und durchschnittlich zwölf Schüler haben drei Wochen lang mehr als eine Stunde täglich geübt. In dieser Zeit haben wir mit den Kindern Gymnastik, Energiefokussierung und Bewegungen und Kunst geübt und ihnen Wissen über das Gehirn vermittelt. Zusätzlich haben sie zwei verschiedene Gehirntänze geübt, die unter anderem den Corpus Callosum stimulieren und Energie in verschiedene Bereiche des Gehirns leiten.

Die meisten Lehrer berichten von Beispielen dafür, dass ihre Schüler sich sehr viel mehr ihres Gehirns bewusst sind. Als etwa der Football-Trainer dem Team im letzten Sommer sagte, es müsse aufwachen, begannen alle Schüler sofort mit der Übung des Gehirnklopfens, die wir jeden Morgen ausführen. Als Resultat der Teilnahme an dem Programm zur Gehirnatmung sagte ein Kind, als es gefragt wurde, warum das Tragen von Schutzhelmen beim Fahrradfahren nötig sei, dass man sein Gehirn schützen müsse, denn „das Gehirn kontrolliert alles, was wir tun, und deshalb müssen wir darauf achten, dass es nicht verletzt wird".

Bei einer Klasse, in die der Lehrer uns regelmäßig eingeladen hat, fanden wir, dass die Kinder erhöhte Kreativität an den Tag legten und gelernt haben, die Intensität ihres Energiefeldes zu spüren und die Energie zu bündeln und zu verstärken. Eine große Anzahl der Lehrer berichtet, das Gehirnatmungs-Programm habe positive Auswirkungen auf ihre Schüler und auf sie selbst gehabt. Von den 27 befragten Lehrern und anderen Angehörigen des Personals, die die Fragebögen ausfüllten, sagten 67 Prozent, das Programm sei gut oder ausgezeichnet, um die Flexibilität und Gewandtheit der Schüler zu erhöhen, 63 Prozent sagten, das Programm habe eine gute oder ausgezeichnete Wirkung auf die Kinder, und 70 Prozent sagten, das Programm habe auf sie selbst in diesem Jahr eine gute oder ausgezeichnete Wirkung gehabt. 52 Prozent sagten, sie würden das Programm sehr wahrscheinlich anderen Lehrern empfehlen, und weitere 33 Prozent meinten, sie würden es eventuell weiterempfehlen. Wir sind dabei, die Lesefähigkeit der in Gehirnatmung geschulten Klassen mit der von vergleichbaren Kontrollklassen zu vergleichen. Wir werden die in Gehirnatmung geschulten Klassen mit jenen Klassen des letzten Jahrgangs vergleichen, die dieselben Lehrer hatten.

Gehirnatmung heilt uns selbst, unsere Familien und unsere Gemeinschaften

von Susana Nakamoto-Gonzales

Selbstheilung

Meine eigene Reise in die Welt der Gehirnatmung begann vor drei Jahren. Ich suchte nach einem Weg, mich selbst zu heilen, denn ich litt an Bauchschmerzen, Schlaflosigkeit und Angstzuständen, und ich fand zusammen mit der physischen und psychischen Heilung eine neue Definition meiner Identität. Als ein gemischtrassiger Mensch mit japanischen, peruanischen und europäischen Vorfahren war ich schon immer daran interessiert, Fragen im Zusammenhang mit Rasse und Identität zu erforschen.

Ich erfuhr die Gehirnatmung und lernte sie zu „fühlen“, bevor ich ihre Theorie zu verstehen vermochte. Meinen Körper und mein Gehirn mit den verschiedenen Übungen der Gehirnatmung zu energetisieren, wurde für mich zur täglichen Praxis. Während ich meine Gesundheit wiederherstellte, entdeckte ich die Welt einer donnernden Stille, die das Ego von Schmerz und Leid befreit. Und in dieser Stille fand ich die Welt des Yullyo. Yullyo ist die Heimat, in der wir Geborgenheit finden. Es ist eine Welt der Harmonie, in der alles als wechselseitig verknüpftes Gewebe von Beziehungen funktioniert. Hier fand ich auch die Antwort, die meiner langjährigen Suche nach Identität ein Ende machte. Die westliche Wissenschaft hatte definiert, wer ich bin, doch in dieser neuen Welt konnte ich erfahren und fühlen, dass es keine Grenzen gibt. Gefühle der Ausgrenzung, des Rassismus, der Marginalisierung und stereotype Fantasien verschwanden alle zusammen. Dies war die Welt der Einheit, von der die Wissenden und Weisen aller Kulturen und Traditionen berichtet haben. Es ist eine Welt, die man nur erfahren und leben kann. An diesem Ort fand ich den wahren Sinn von Identität, in der alles einfach *ist.*

Während ich die Gehirnatmung praktizierte, begann mein Körper zu heilen. Jene dunklen Begleiter, die mich seit vielen Jahren verfolgt hatten, begannen zu verblassen. Wenn sie einmal unerwartet wieder auftauchen, weiß ich, dass ich mich mit der Gehirnatmung heilen kann.

Die Heilung unserer Familien

Als ich etwa vier Monate Gehirnatmung geübt hatte, erhielt ich die beunruhigende Nachricht, dass meine Tante in Peru einen schweren Gehirnschlag erlitten hätte und im Koma liege. Als ich sie in ihrem Zimmer im Krankenhaus aufsuchte, lag sie wie ein Leichnam in ihrem Bett. Sie konnte weder die Augen öffnen noch sprechen. Ich hielt ihre Hand, beugte mich zu ihrem Ohr hinab und sagte leise, sie möge meine Hand drücken, wenn sie hören könne. Einige Sekunden später fühlte ich einen leichten Händedruck. Ich wusste also, dass sie mich spüren und hören konnte. Das war eine riesige Freude und ich war überglücklich.

Während ich mich um meine komatöse Tante kümmerte, wandte ich einige der Prinzipien und Techniken an, die ich in den Gehirnatmungs-Kursen gelernt hatte. Die Handflächen-Therapie, die ich bei ihr am ganzen Körper anwandte, erwies sich als wirksam, war jedoch nicht stark genug, um sie aus dem Koma zu holen. Ich hatte mit meinen Händen auf ihren Unterbauch geklopft, aber dann kam ich auf die Idee, die leblosen Arme meiner Tante anzuheben und ihr (mit ihren eigenen Händen) dreihundert Mal rhythmisch auf den Unterbauch zu klopfen. Zu meiner großen Freude erwachte sie aus ihrem langen Schlaf. Mit einem überraschten Ausdruck öffnete sie weit die Augen. Wir sagten kein Wort, aber ihre Augen verkündeten laut ihre Rückkehr. Es war ein wunderbares Beispiel für das uns allen eigene Potenzial, andere zu heilen.

Die Heilung unserer Gemeinschaften

Kürzlich hatte ich Gelegenheit, die Gehirnatmung in Peru zu lehren. Mein dort stattfindender Workshop betonte Gehirnatmung als innovative Methode, die sich in den täglichen Stundenplan an Schulen integrieren lässt. Die Übungen erzeugten eine positive Energie im Klassenraum, so dass weniger Notwendigkeit bestand, Stress erzeugende Disziplinarmaßnahmen zu ergreifen.

Schüler, Lehrer, das Verwaltungspersonal und die Eltern nahmen diese Lehren enthusiastisch auf. Die Teilnehmer verspürten eine pulsierende Atmosphäre der Lebendigkeit, Offenheit und Kooperation. Ein junger Schüler sagte: „Dies ist gut für uns alle, weil wir mehr Energie verspüren und auch mehr Glück, und darum können wir mehr verstehen und besser lernen. Ein Lehrer kommentierte: „Die Übungen sind geeignet für Kinder aller Altersstufen ab fünf Jahre, aber es wäre eine große Hilfe, wenn auch die Lehrer sie praktizierten, um die Anspannung des Alltags zu lindern.“

Ich habe die Praktiken der Gehirnatmung inzwischen in meinen Unterricht am College aufgenommen. Meine Schüler üben sie jeden Tag zu Beginn des Unterrichts. Einer meiner College-Studenten sagte: „Wir College-Studenten brauchen mehr Wissen um die Seele und weniger Buchwissen. Ich glaube, wenn mehr Studenten die Gehirnatmung praktizierten, dann würden sie durch Selbsterforschung viel mehr über sich lernen können. Das würde sie zu besseren Studenten und zu besseren Menschen machen.“

II. Studien zur Gehirnatmung

Ein Vergleich von menschlichen Energiefeldern bei Kindern, Jugendlichen, Erwachsenen und Dahn-Meistern

von Dr. phil. Geoffrey K. Leigh
und Catherine D. Leigh

Das Konzept von Energiefeldern hat in den fernöstlichen Kulturen eine lange Geschichte. Dort werden Gesundheit, Medizin, Selbstverteidigung und das Leben im Allgemeinen in Beziehung zum Fluss von Energie definiert. Erst in jüngster Zeit hat man begonnen, solche Konzepte auch in der westlichen Medizin in Forschungen über Gesundheit und Heilung einzubeziehen. Diese empirische Arbeit hat zur Entwicklung diverser Instrumente zur Messung von Energiefeldern und des Energieflusses geführt.

Eines dieser Geräte basiert auf der Arbeit von Kirlian, und Kirlian und bedient sich der Visualisierung von Koronaentladung mittels Hochfrequenter Hochspannungsphotographie (HHP). Diese Technik wird in vielen Ländern von Forschern und klinischen Praktikern angewendet (Korotov, 1999). Die aus der so genannten Kirlian-Photographie gewonnene Information basiert auf einem geringfügigen elektrischen Impuls, der das biologische Subjekt stimuliert und eine Reaktion in Form einer Emission von Elektronen oder Photonen hervorruft. Die Apparatur erzeugt ein Bild, welches einer Computeranalyse unterzogen werden kann, und dies macht das Gerät zu einem nützlichen Hilfsmittel für die Forschung. Deshalb ist das Gerät in Russland inzwischen auch offiziell als ein Mittel der medizinischen Diagnose anerkannt.

In der vorliegenden Studie ging es darum, die Kirlian-Photographie dazu zu nutzen, Aspekte des menschlichen Energiefeldes von drei verschiedenen Gruppen von Menschen zu messen und zu vergleichen: von Kindern, Jugendlichen und Erwachsenen. Die Kategorie der Erwachsenen wurde in zwei Gruppen unterteilt, in Dahn-Hak-Meister, die bewusst Praktiken zur Beeinflussung des menschlichen Energiefeldes anwenden, und Erwachsene aus der allgemeinen Bevölkerung, die wenig oder nichts zur Beeinflussung ihres menschlichen Energiefeldes unternehmen.

Methoden: Die Probanden für diese Studie waren 56 Freiwillige, die in vier unterschiedliche Gruppen unterteilt wurden. Die Gruppen wurden nach Alter beziehungsweise in Hinsicht auf systematische Energieaktivität eingeteilt. Für diese Studie wurde eine Gruppe von acht Kindern im Alter von zwei bis zwölf Jahren ausgewählt; weiterhin eine Gruppe von 16 Jugendlichen im Alter von 13 bis 19 Jahren. Eine dritte Gruppe von Erwachsenen im Alter von 21 bis 54 Jahren sollte dem Vergleich mit den beiden jüngeren Gruppen dienen. Schließlich wurde eine Gruppe von 16 Dahn-Hak-Meistern im Alter von 20 bis 46 Jahren einbezogen. Letztere praktizierten täglich Übungen der Gehirnatmung und andere Aktivitäten, die auf die Öffnung des Meridiansystems und die Bündelung subtiler Energien gerichtet sind, und sie wurden wegen ihrer Ausrichtung und Arbeit auf diesem Gebiet einbezogen. Natürlich ist diese Versuchsgruppe aufgrund Ihres Interesses für die Gehirnatmung nicht repräsentativ, aber es war zu erwarten, dass dieses Interesse als solches keine Unterschiede im menschlichen Energiefeld, wie sie mit der Hochfrequenten Hochspannungsphotographie gemessen werden, hervorruft.

Resultate: Von den 13 in dieser Analyse berücksichtigten Parametern der HHP zeigten bei der SPSS Einweg-Analyse der Varianz sieben signifikante Unterschiede zwischen den Gruppen. Zu diesen Parametern gehörte die Aura, der vereinheitlichte Bereich, die Form, die Entropie der

Helligkeit, die Entropie der Geometrie, die fraktikale Helligkeit und die fraktikale Geometrie. Außerdem zeigten alle sieben Chakras im Vergleich der Versuchsgruppen signifikante Unterschiede. Es wurde eine Post-hoc-Analyse durchgeführt, um zu identifizieren, wo Unterschiede zwischen den Gruppen auftraten.

Interessanterweise zeigte sich bei den Unterschieden ein Muster, das über elf der 14 signifikanten Parameter konsistent war. Anders als bei den Unterschieden im Bereich der allgemeinen Aura und der Entropie, entsprach der Mittelwert bei den Dahn-Meistern sehr viel eher dem Mittelwert der Kinder und Jugendlichen als dem Mittelwert der anderen Erwachsenen. Bei den anderen Erwachsenen waren die Energiefelder tendenziell individueller, während die Energiefelder der Dahn-Meister in manchen Fällen mehr denen der Kinder, in anderen Fällen mehr denen der Jugendlichen entsprachen. Das traf in Hinsicht auf die Form, die Fraktikale und die Chakras des Feldes zu. Besonders bei den Chakras fiel auf, dass die Dahn-Meister, ähnlich wie die Kinder, oft sehr viel offenere Chakras hatten. Dies galt besonders für das zweite und das fünfte Chakra, Chakras, die bei den Jugendlichen eher denen der normalen Erwachsenen glichen. Das vierte Chakra (Herz-Chakra) war bei Kindern, Jugendlichen und Dahn-Meistern offener als bei den normalen Erwachsenen, bei denen die Werte signifikant niedriger waren.

Bewertung: Diese Resultate zeigen einige interessante Abweichungen von dem, was man vom Gesichtspunkt der Entwicklung her vermuten würde. Man sollte annehmen, dass die Dahn-Meister mehr den anderen Erwachsenen glichen, doch die Energiefelder dieser Gruppe glichen mehr denen der Kinder und Jugendlichen. Da all diese Individuen erst im Erwachsenenalter mit der Dahn-Praxis begonnen haben, scheint es unwahrscheinlich zu sein, dass ihre Energiefelder einfach so geblieben sind wie die von Kindern und Jugendlichen. Es ist wahrscheinlicher, dass die Energiefelder durch die Dahn-Praxis, die einen starken Einfluss auf das Feld selbst hat, verändert wurden.

Eine Schwäche der vorliegenden Studie ist, dass die Gruppen einen unterschiedlichen kulturellen Hintergrund haben. Während es bei den Kindern, Jugendlichen und Erwachsenen einen kleinen Prozentsatz von Amerikanern asiatischer, afrikanischer oder lateinamerikanischer Abstammung gab, kamen die Dahn-Meister vorwiegend aus der koreanischen Kultur. Da in den ersten drei Gruppen eine Kultur vorherrschte und bei der Gruppe der Dahn-Meister eine andere Kultur, könnte es kulturelle Einflüsse geben, die das Ergebnis in einem gewissen Maße verzerren. Wir hoffen, in Zukunft eine ähnliche Studie innerhalb ein und derselben Kultur durchführen zu können.

Forschungen zum Einfluss der Gehirnatmung auf die Abnahme von Stress-Hormonen

von Dr. phil. Kun Hoo Lee, Dr. phil. Sang Kyu ParK
und Dr. phil. Duck Hwan Kim

Diese Studie untersuchte die Wirkung von Gehirnatmung auf die Ausschüttung von Stress-Hormonen im menschlichen Körper durch ein Experiment. Zu diesem Zweck wurde eine Gruppe von 14 Menschen (sechs Männer und acht Frauen im Alter von 23 bis 60 Jahre) als Probanden ausgewählt, die eine Stunde lang ein Training in Gehirnatmung erhielten. Die Blutwerte solcher Hormone wie Cortisol, Beta-Endorphin und Catecholamine wurde zu vier verschiedenen Zeiten vor und nach dem Training untersucht. Die Resultate zeigten, dass die Blutwerte der Mehrzahl dieser Stress-Hormone deutlich ($p<0,05$) abnahmen. Besonders signifikant war der Blutwert des Cortisol, der drastisch abnahm ($p<0,01$). Die Blutwerte des Beta-Endorphin und des Epinephrin nahmen geringfügig zu, während die von Cortisol und Norepinephrin unverändert blieben oder abnahmen. Das Resultat dieses Experiments deutet darauf hin, dass die Gehirnatmung wirksamer ist als die anderen Methoden der Ki-Praxis und als TM.

Die Gehirnatmung kann auch die neuro-physiologischen Funktionen des menschlichen Körpers verändern, indem sie die Hypophyse und den Adrenalkortex beeinflusst, die direkt mit der Produktion von Stress-Hormonen in Zusammenhang stehen. Die genannten Forschungsergebnisse sind also ein Beleg dafür, dass die Gehirnatmung ein machtvolles Hilfsmittel zur Lockerung der physischen und mentalen Spannungen, die unser oft so gestresstes modernes Leben mit sich bringt, sein kann.

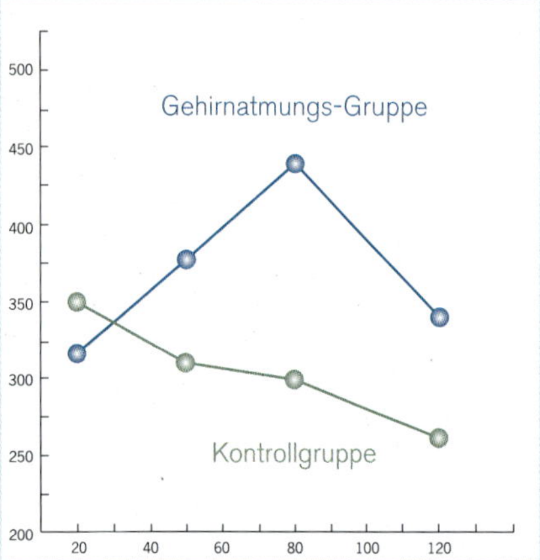

Wirkung auf Norepinephrin-Werte vor dem Gehirnatmungs-Training, während des Trainings und danach

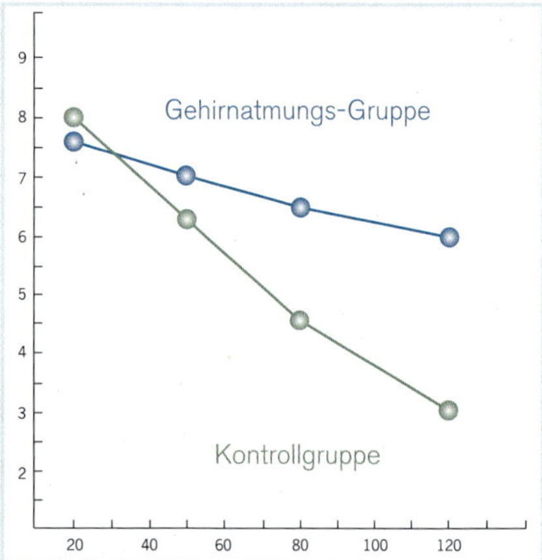

Wirkung auf Cortisol-Werte vor dem Gehirnatmungs-Training, während des Trainings und danach

Mögliche Beziehung zwischen der Gehirnatmung und der Verbesserung bei Indikatoren der akademischen Leistungsfähigkeit

von Dr. phil. Kun Hoo Lee, Dr. phil. Sang Kyu ParK
und Dr. phil. Duck Hwan Kim

Es wurde gezeigt, dass die Gehirnatmung das Gedächtnis, die Intuition und den Emotionalen Quotienten (EQ) von Schülern verbessert und damit deren Lernfähigkeit und Leistung vergrößert. Eine achtwöchige Studie mit 282 Schülern von Grund- und Mittelschulen zeigte, dass die Gruppe, die Gehirnatmung praktizierte, signifikant bessere Ergebnisse als die Kontrollgruppe bei Tests erzielten, mit denen Gedächtnis, Intuition und EQ gemessen werden. Der Unterschied beim EQ lag im Schnitt bei 3,8 %, beim Gedächtnis bei 16,6 % und bei der Intuition bei 94,5 %.

Vergleichstabelle der Auswirkung von Gehirnatmung auf Schlüsselfaktoren der akademischen Leistungsfähigkeit

Gemessener Faktor	Kontroll-gruppe	Gehirn-atmungs-Gruppe	Unter-schied	Unterschied in Prozenten
EQ	3,61	4,01	0,14	3,88
Kurzzeitgedächtnis	22,54	26,29	3,57	16,64
Erinnerung an Zahlenfolgen	3,12	4,23	1,11	36,58
Erinnerung an Symbolfolgen	1,73	2,57	0,84	48,55
Erinnerung an Zahlendiagramme	4,85	5,60	0,75	15,46
Erinnerung an Wortdiagramme	6,84	7,31	0,47	6,87
Erinnerung an komplexe Diagramme	5,99	6,59	0,60	10,02
Intuition	0,37	0,72	0,35	94,59

Veränderungen im EEG von Kindern durch Training in Gehirnatmung

von Dr. phil. Soo Yong Kim,
in *American Journal of Chinese Medicine*

Training in Gehirnatmung ist eine einzigartige Atem-Arbeit, welche die Entwicklung der Fähigkeiten des menschlichen Potenzials fördert, indem sie die Gehirnfunktionen verbessert. Es ist als eine wirksame Methode zur Verbesserung der schulischen Leistungen und zur Stabilisierung der Gefühle von Kindern bekannt. In der hier beschriebenen Studie wurden die Charakteristika des EEG von Kindern untersucht. Zur Untersuchung der durchschnittlichen relativen Stärke im EEG von zwölf Kindern, die Gehirnatmung praktizierten, wurde die Spektralanalyse angewendet, um die Werte mit denen von zwölf jeweils entsprechenden Kontrollprobanden, die sich während der Zeit des Gehirnatmungs-Trainings einfach nur entspannten, zu vergleichen. Die Gruppe der mit Gehirnatmung Geschulten zeigte einen niedrigeren Theta-Rhythmus als die Kontrollgruppe vor dem Training und eine geringere Beta-2-Stärke als die Kontrollgruppe vor dem Training, während des Trainings und nach dem Training. Andererseits war die mittlere relative Alpha-1-Stärke in der linken Frontalregion bei den in Gehirnatmung Geschulten während des Gehirnatmungs-Trainings deutlich größer als bei der Kontrollgruppe; sie blieb während des Trainings auf einem hohen Niveau und hielt auch nach der Phase an, in der die Augen geschlossen waren. Auf der Grundlage mehrerer Forschungsergebnisse, die einen Zusammenhang zwischen EEG-Werten und mehreren anderen Faktoren, einschließlich der Emotionen und der erzieherischen Evaluierung von Kindern belegen, zeigte sich, dass Theta- und Beta-Wellen positiv mit der Veränderung von Emotionen korrelieren, während die Alpha-Frequenzen positiv mit starker erzieherischer Evaluierung korrelieren. Zusammengenommen weisen die Veränderungen in den EEG-Werten der Gehirnatmungs-Probanden darauf hin, dass die Gehirnatmung einen positiven Einfluss auf die am EEG von

Kindern ablesbaren Emotionen und die Reifung hat. Diese Ergebnisse erweitern unser Verständnis der neuro-physiologischen Grundlagen der Auswirkungen von Gehirnatmung auf Emotionen und Reifung von Kindern.

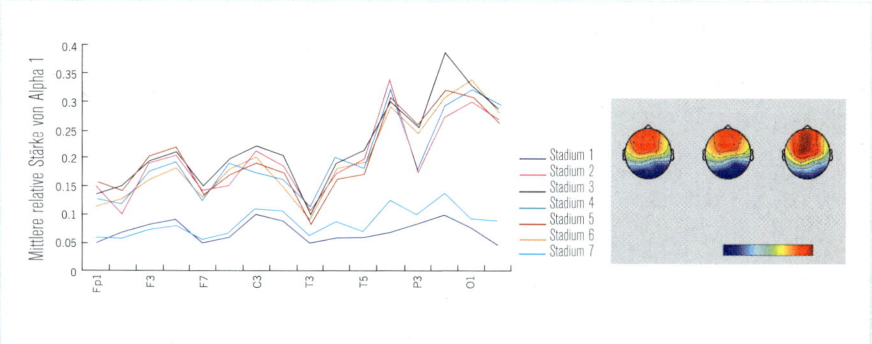

Alpha-Gehirnwellen-Aktivität in der Gehirnatmungs-Gruppe

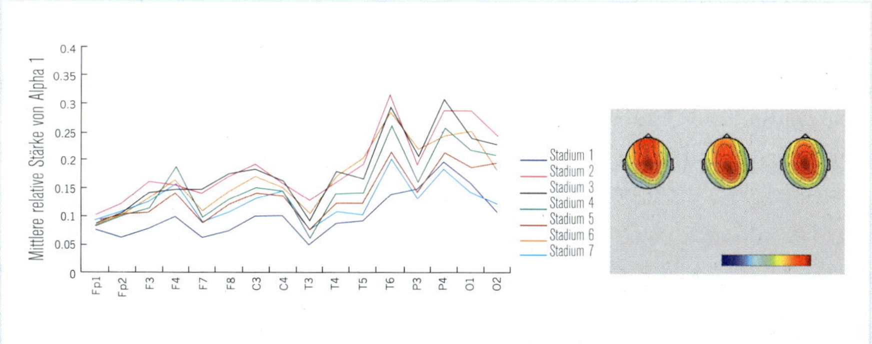

Alpha-Gehirnwellen-Aktivität in der Kontrollgruppe

Raum-zeitliche Muster im EEG von jungen Kindern, die im System der Gehirnatmung geschult wurden

von Dr. phil. Soo Yong Kim,
in American Journal of Chinese Medicine

Wir haben die Wirkung der Gehirnatmung auf die Gehirnaktivität mit Hilfe der Karhunen-Loève-Hauptkomponentenanalyse als Methode zur raum-zeitlichen Analyse des Elektroenzephalogramms (EEG) untersucht. Das Training in Gehirnatmung ist eine Atemarbeit, welche die Gehirnfunktionen dadurch optimiert, dass Ki-Energie im Gehirn konzentriert wird. Die raum-zeitliche Analyse zeigte einen signifikanten Unterschied zwischen der EEG-Dynamik von in der Gehirnatmung Geschulten und der Kontrollgruppe, und zwar im rechten vorderen Stirnlappenbereich, im rechten Inferior-Frontalbereich, im rechten Posterior-Frontalbereich sowie im Parietal- und Occipitalbereich. Im Bereich des frontalen, temporalen und occipitalen Cortex war die Amplitude (außer im parietalen Cortex) bei in Gehirnatmung geschulten Kindern größer als bei ungeschulten Kindern, mit einer bemerkenswert hohen Amplitude der Alpha-Kohärenz über die gesamte Kopfhaut hinweg. Verglichen mit der Kontrollgruppe befand sich das EEG der in Gehirnatmung Geschulten in einem Zustand mit globaler Kohärenz, was dazu führt, dass während des Gehirnatmungs-Trainings eine ruhigere höhere Alpha-Aktivität aufrechterhalten wird. Diese Resultate weisen darauf hin, dass die Gehirnatmung die Gehirnfunktionen möglicherweise dadurch aktiviert, dass Veränderungen im frontalen Assoziationsbereich, in dem sich die höhere mentale Integration und kreative Aktivitäten abzeichnen, hervorgerufen werden.

Kulturtechnischer Ansatz zur Gehirnatmung als ein Lehrmittel

von Dr. phil. Shin Hye Sook,
aus einer Doktorarbeit für die Nationaluniversität von Seoul

Wir haben die Bedeutung der Schulung in Gehirnatmung für die Erziehung von Kindern bewertet und sind zu dem Schluss gekommen, dass die Gehirnatmung ein wirksamer Weg zur Entwicklung des Charakters eines Kindes ist. Die Studie wurde als Grundlage für weitere Analysen durchgeführt, indem wir Kinder im Alter unter zehn Jahre interviewt und den Prozess ihres Trainings in der Gehirnatmung beobachtet haben. Wir sind zu den folgenden Schlussfolgerungen gelangt:

1. Gehirnatmung ermöglicht den organischen Austausch von Kooperation zwischen Lehrer und Schülern und erlaubt es ihnen, die Freude des Lehrens und Lernens miteinander zu teilen und die wahre Bedeutung von Erziehung zu verstehen.
2. Im Prozess des gegenseitigen Austauschs entwickeln die Schüler einen gesunden Sinn für ihre eigene Identität, ein Gespür für direktes Lernen durch Erfahrung und ein Gefühl der Selbstbestätigung.
3. Die Schüler lernen, eine Theorie oder ein Prinzip auf Situationen des alltäglichen Lebens anzuwenden. Die Schüler lernen, mit gegebenen Bedingungen, mit denen sie sich konfrontiert sehen, umzugehen, was ihnen hilft, das Gefühl zu gewinnen, etwas geleistet zu haben, während gleichzeitig Ausdauer und Flexibilität entwickelt werden.

III. Gehirnatmung durch Power Brain®

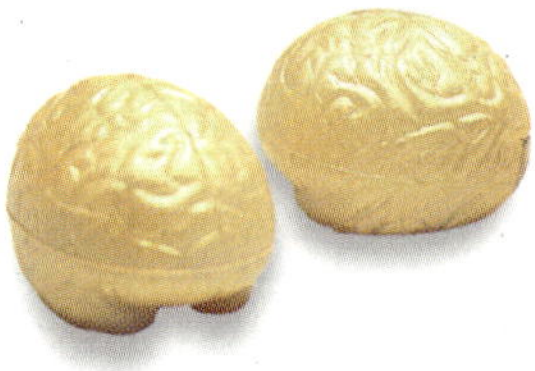

Nach der August 2001 Ausgabe von *Nature*, einem der führenden Wissenschaftsjournale in der Welt, hat eine sanft vibrierende Stimulation die Wirkung, die Dichte des weichen Knochengewebes zu erhöhen. Der Zweck von Power Brain® ist, das Gehirn zu entspannen und ruhig zu stellen, indem man ihm durch sanfte, regelmäßige vibrierende Stimulierung hilft, in den Alpha-Zustand einzutreten.

Power Brain® ist ein tragbares Gerät, das die Praxis der Gehirnatmung durch die Anwendung von Vibrationen einer bestimmten Frequenz unterstützt. Diese Frequenz senkt die Frequenz der Gehirnwellen in den Alpha-Zustand ab und stimuliert die Hauptmeridiane im gesamten Körper, was es dem Benutzer erlaubt, die Gehirnatmung und die Meditation mit relativer Mühelosigkeit zu praktizieren. Das Gerät hat die Form eines goldenen Gehirns, um ein positives Selbstbild anzuregen, und ist so klein, dass man es in einer Hand halten kann. So ist Power Brain® nicht nur effektiv, sondern auch bequem anzuwenden.

Wenn Sie an Power Brain® interessiert sind, besuchen Sie bitte www.HealingPlaza.com. Nähere Informationen in Deutschland erhalten Sie bei: HSP Zentrum Düsseldorf, www.hspholistic.de

IV. Gehirnatmung mit BR-Q®

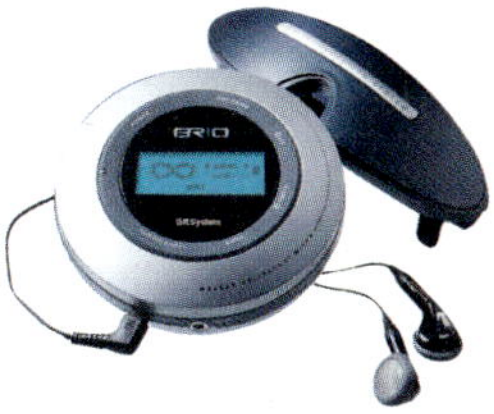

BR-Q ist das weltweit erste wissenschaftliche System zur Erneuerung des Gehirns, das Gehirnatmungs-Übungen mit einer Technologie der Gehirnwellensynchronisation verbindet. Anleitungen, die Sie durch sechs verschiedene Gehirnatmung-Programme führen, werden mit rhythmischen Klängen, pulsierendem Licht und Musik verbunden. BR-Q optimiert die Gesundheit des Gehirns und verbessert systematisch mit dem Gehirn zusammenhängende Funktionen wie Konzentration, Gedächtnis, Lernvermögen, Kreativität und andere Potenziale des Gehirns.

BR-Q besteht aus den folgenden Programmen: Aktivierung der Gehirnfunktion, Stärkung der Konzentration, Verbesserung des Gedächtnisses, Entwicklung verborgener Potenziale, Selbst-Entspannung und Praktische Anwendung.

Die Licht-Komponente des BR-Q (pulsierendes Licht) ist ein wichtiger Reiz, der eine Veränderung der Gehirnaktivität induzieren kann. Es werden verschiedene Frequenzmodulationstechniken angewendet, um ein pulsierendes Licht zu erzeugen, das die Gehirnwellen im Bereich der Alpha-Wellen stabilisiert. Die Klang-Komponente (Rhythmen) besteht aus Schallwellen, die die Gehirnwellen sehr schnell stabilisieren.

Dazu gibt es unterstützende Bildkarten mit wichtigen Bildern, welche die für ein bestimmtes Programm der Gehirnatmung relevanten Gehirnfunktionen aktivieren.

Wenn Sie mehr über BR-Q® wissen wollen, dann besuchen Sie bitte www.HealingPlaza.com. Die Anleitungen gibt es bisher nur in englischer und koreanischer Sprache. Nähere Informationen unter: www.hspholistic.de

V. CD für die Selbstschulung in Gehirnatmung

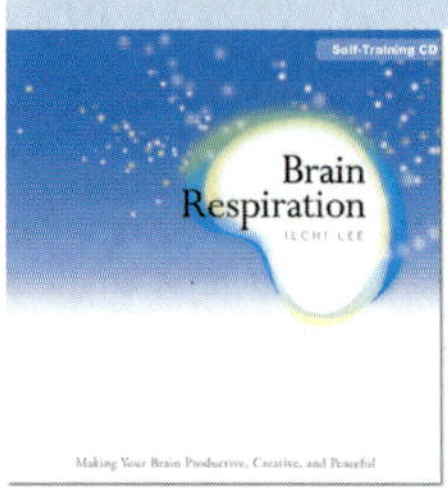

Wenn Sie Ihr Gehirn erwecken wollen ... Wenn Sie neue Tiefen der Meditation der Gehirnatmung entdecken wollen ...

Während Sie den geführten Sitzungen auf der Gehirnatmungs-CD folgen, werden Sie die Essenz der Gehirnatmung erfahren und Ihr Gehirn in ein integriertes Gehirn transformieren.

Die Gehirnatmungs-CD enthält knappe und präzise Anleitungen zu allen Schlüsselphasen der Gehirnatmung, einschließlich des Ji-gam-Trainings zur Sensibilisierung für Energie und der fünf Hauptphasen der Gehirnatmung. Es empfiehlt sich, dass Sie Ihren Körper erst durch die in diesem Buch beschriebenen Gehirnatmungs-Übungen lockern. Sie können sich auch dadurch vorbereiten, dass Sie vorher entspannende meditative Musik hören. Sie können die Übungszeit kurz halten, indem Sie jeweils nur einen Abschnitt der CD anhören, oder Sie können die ganze CD hören.

Die Auswahl und Komposition der Hintergrundmusik der Gehirnatmungs-CD wurde mit großer Sorgfalt durchgeführt. Die CD enthält keine elektronischen Klänge, es wurden nur akustische Instrumente und natürliche Klänge verwendet.

Wenn Sie an der CD für die Selbstschulung in GA interessiert sind, besuchen Sie bitte www.HealingPlaza.com. Die CD gibt es bisher nur in englischer Sprache.

Über Ilchi Lee

Seit nunmehr 30 Jahren widmet Ilchi Lee sein Leben der Suche nach Wegen und Möglichkeiten, um das Potenzial des menschlichen Gehirns auszuschöpfen. Das „Brain Education System Training" (BEST), eine Sammlung von Geist-Körper-Trainingsprogrammen, die das wahre Potenzial des Gehirns zu erschließen helfen, ist die erste Frucht seiner Suche. Der letztendliche Zweck der Gehirnentwicklung besteht Lee zufolge in der Schaffung eines dauerhaften Weltfriedens. Zurzeit arbeitet Lee als Präsident der „University of Brain Education". Er ist zugleich Präsident des „Korea Institute of Brain Science" und Präsident der „International Brain Education Association". Lee ist Autor von 30 Büchern und sein der Friedensstiftung und der Erziehung verpflichtetes Werk fand sowohl in seiner Heimat Korea als auch international breite Anerkennung.

Wenn Sie mehr Informationen über Ilchi Lee wünschen, besuchen Sie bitte seine offizielle Webseite http://german.ilchi.com

Gehirnatmung & Gehirnbildung in Deutschland

„Brain Education", Gehirnerziehung, ist ein Weg, um unsere angeborenen menschlichen Fähigkeiten zur Erlangung von Gesundheit, Wohlbefinden, optimaler Leistung und Friedfertigkeit durch ein besseres Selbstmanagement des Gehirns zu entwickeln.

Es gibt fünf wesentliche Schritte in der Gehirnerziehung. Durch Sensibilisierung erwecken wir unsere Sinne und lernen unser Stress-Reaktionssystem zu steuern. Der Gewandtheitsschritt hilft uns, größere Flexibilität zu erlangen, um uns an wechselnde Umstände anpassen zu können. Durch Erfrischen befreien wir uns von der Last negativer oder nutzloser Erinnerungen, Emotionen oder Konzepten. Der Integrationsschritt soll uns dazu verhelfen, Zugang zum unendlichen Potenzial des Gehirns zu finden. Der Schritt zur Meisterschaft setzt ein fortgeschrittenes Funktionieren voraus, wobei wir auf die vorherigen vier Schritte in einem Prozess fortwährender Qualitätsverbesserung zurückgreifen.

Alle Schritte werden vor dem Hintergrund der Schlüsselfunktionsweisen des Gehirns und der Neurowissenschaften erläutert. Gehirnerziehung trägt zu verbesserter Konzentration, größerer kreativer Kraft, Empathie und zum Zusammenhalt der Menschen bei.

HSP Zentrum
Quirinstraße 10
40545 Düsseldorf

Tel: 0211 16 63 56 93

Webseite: www.hspholistic.de

Das HSP Zentrum bietet an:

- Unterricht
- Wochenendseminare
- Jahreskurs: Ausbildung zum HSP Übungsleiter
- Meditationstouren nach Korea, dem Ursprung von HSP
    - nach Kanada – ganz nah an der Natur
    - nach Mago Garden, in Sedona, Arizona (USA)

Weitere Literatur aus dem Arbor-Verlag

Ilchi Lee

Die Erfahrung des Menschseins

Ein Werkzeugkasten für den Weg zu einem authentischen Leben

DAS Standardwerk von Ilchi Lee, in dem er seine Arbeit, das gesamte Spektrum der von ihm eingesetzten Heilpraktiken und den philosophisch-geistigen Hintergrund seines Ansatzes vorstellt.

ISBN 9783936855-73-9

Weitere Informationen zur Arbeit von Ilchi Lee sowie ausführliche Leseproben seiner Bücher finden Sie auf unserer Website unter
http://www.arbor-verlag.de/ilchi-lee

Daniel J. Siegel

Das achtsame Gehirn

Was bedeutet es eigentlich, im „Hier und Jetzt" zu leben, gegenwärtig zu sein und „ganz da" zu sein?
Der Psychologe Daniel J. Siegel erschließt uns erstmals das wissenschaftliche Verständnis der spezifischen Funktionsweise eines achtsamen Gehirns. Im Mittelpunkt seiner visionären Synthese von Wissenschaft und Praxis steht die Idee, dass die Art und Weise, in der wir uns unserer momentanen und gleichsam fortlaufenden Erfahrung bewusst sind, in uns selbst eine Art von Einstimmung oder Resonanz bewirkt, die spezifische soziale oder emotionale „Schaltkreise" des Gehirns „verkabelt". Diese „Resonanzschaltkreise" werden durch Achtsamkeitspraxis zum Wachstum angeregt. Ein Wachstum, das den nur momenthaften Status eines achtsamen Gehirns in dauerhafte Resilienz wandelt.

Diese grundlegende Transformation unseres körperlichen und geistigen Lebens kultiviert Wohlbefinden. Einen Geisteszustand also, der unser emotionales Gleichgewicht stabilisiert, der die Funktion von Herz und Immunsystem positiv unterstützt und uns zudem einen verfeinerten Sinn für Mitgefühl und Selbsterkenntnis erschließt. Ermöglicht wird dies durch eine sehr weitgehende, lebenslange Anpassungsfähigkeit des Gehirns, die erst vor kurzem entdeckte „Neuroplastizität".

Siegel erschließt uns in „Das achtsame Gehirn" eine neue Wahrnehmung unserer inneren Welt, unserer interpersonellen Beziehungen und der Entwicklung von Wohlsein und Glück in unserem täglichen Leben. Dabei zeigt er uns auf, wie die erlernbare Fähigkeit der Achtsamkeit unser Leben bereichern kann und wie wir dank ihrer Hilfe den Herausforderungen des Lebens ungewohnt gelassen und klar begegnen können.

ISBN 978-3-936855-88-3

Arbor Verlag GmbH • D-79348 Freiamt
Tel. 0761. 401 409 30 • info@arbor-verlag.de

arbor